Marmatherapie

Verlagsgruppe Random House FSC-DEU-0100
Das für dieses Buch verwendete FSC®-zertifizierte Papier
Profibulk von Sappi liefert 2H-Papier.

Dieser Ratgeber gibt Ihnen Anregungen dafür, wie Sie für Ihre Gesundheit vorsorgen, sich bei leichten Beschwerden selbst helfen und Ihr Wohlbefinden stärken können. Die Übungen, Anwendungen und Rezepte wurden sorgfältig ausgewählt und haben sich in der Praxis bewährt. Sie ersetzen jedoch keinesfalls die Behandlung gesundheitlicher Störungen durch einen erfahrenen Arzt oder Heilpraktiker. Eine Haftung der Autoren bzw. des Verlags und seiner Beauftragten für Personen-, Sach- und Vermögensschäden ist ausgeschlossen.

2. Auflage

Gestaltung: Thomas Dreher, Simone Mühlbacher
Umschlagmotiv: IMAGEMORE Co., Ltd.
Umschlaggestaltung: Thomas Dreher, dreher@gestaltungswelten.de
Fotografie: © 2009 Werner Bauer, www.bauerwerner.com
Illustrationen: Maria Veronika Schrott
Fotomodelle: Katrina Tausch, Stefan Schrott
Textredaktion: Annette Baldszuhn
Bildredaktion: Christa Jaeger
Reproduktion: Lorenz & Zeller, Inning a. Ammersee
Druck und Bindung: Aprinta Druck GmbH & Co. KG, Wemding
Printed in Germany
ISBN 978-3-442-39179-0

www.mosaik-verlag.de

Bildnachweis
Getty Images: S. 7; Südwest Verlag/Matthias Tunger: S. 25; Ernst Schrott: S. 26;
Kai Figdor: S. 28; iStockPhoto: S. 11 f., 14, 31, 43, 69 – 72, 74, 76, 79, 81, 83 f., 86 – 89, 98, 130 ff., 134, 136, 139; Till Gläser: S. 110; Heidi Roloff: S. 112; Blütenillustrationen: iStockPhoto

Dr. med. Ernst Schrott

Dr. J. Ramanuja Raju • Stefan Schrott

Marmatherapie

Die heilende Kraft der Vitalpunktmassage aus dem *Ayurveda*

mosaik

Inhalt

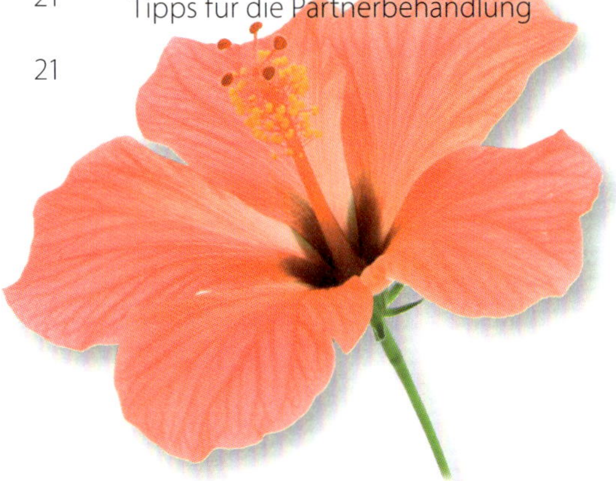

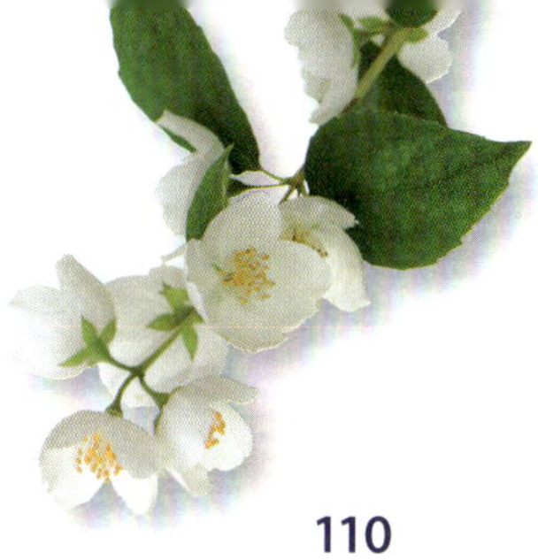

Vorwort

Es war wohl Fügung, dass mein Zimmermädchen in dem südindischen Hotel eines Morgens ganz versunken in ihre Arbeit eines ihrer gefühlvollen Lieder anstimmte. Sie ist eine dieser unschuldigen Seelen, wie man sie wohl nur in diesem Land mit seiner starken Verwurzelung in Tradition und Achtung vor der Schöpfung findet. Sie studierte nebenbei traditionellen indischen Gesang, den sie ganz im Geiste der Hingebung an das Göttliche und seine verschiedenen Ausdrucksformen vortrug. Die Melodien, die sie sang, berührten unmittelbar, sie hoben auf eine feine göttliche Ebene, und sie vibrierten unzweifelhaft in den Marmas.

Klang, Melodie, die ewige Musik der Natur, sind nach Ayurveda die subtile Grundlage der menschlichen Physiologie. Die Melodien des Herzens schwingen in den Marmas und erfüllen ihr Bewusstsein mit Glück und Frieden. Diese Erfahrung und die Anwendung der Marmabehandlung an unseren Patienten bestätigten mir die große Bedeutung und das noch weitgehend unerforschte Potenzial der Marmas, dieser Vitalpunkte und Energiefelder für Gesundheit, Glück und langes Leben in spiritueller Erfüllung.

Marmatherapie wird heute in den traditionellen indischen Naturheilsystemen vielfach nur noch begrenzt angewendet. Auch konzentriert sich die Behandlung oft weniger auf das Energiefeld des Marmapunktes als vielmehr auf seine Gewebestrukturen, die bei einer Massage großflächig miteinbezogen werden. Diese Behandlung gleicht in manchem der Muskel-, Sehnen- und Triggerpunktmassage der westlichen Physiotherapie.

Wir beschreiben in diesem Buch eine sehr sanfte Behandlungstechnik der Marmas, die wir entwickelt haben. Sie führt zur inneren Stille und wirkt daher primär auf der Ebene des Bewusstseins und sekundär im Körper und seinen Organen. Wir nennen sie daher Sukshma, die sanfte Marmabehandlung. Im Vordergrund stehen vor allem die energetischen Aspekte der Marmapunkte, das Bewusstseinsfeld der Marmas mit ihrer Aura.

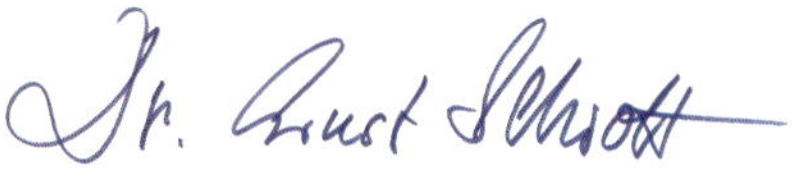

Dr. med. Ernst Schrott

Sanfte Therapie von Energiepunkten

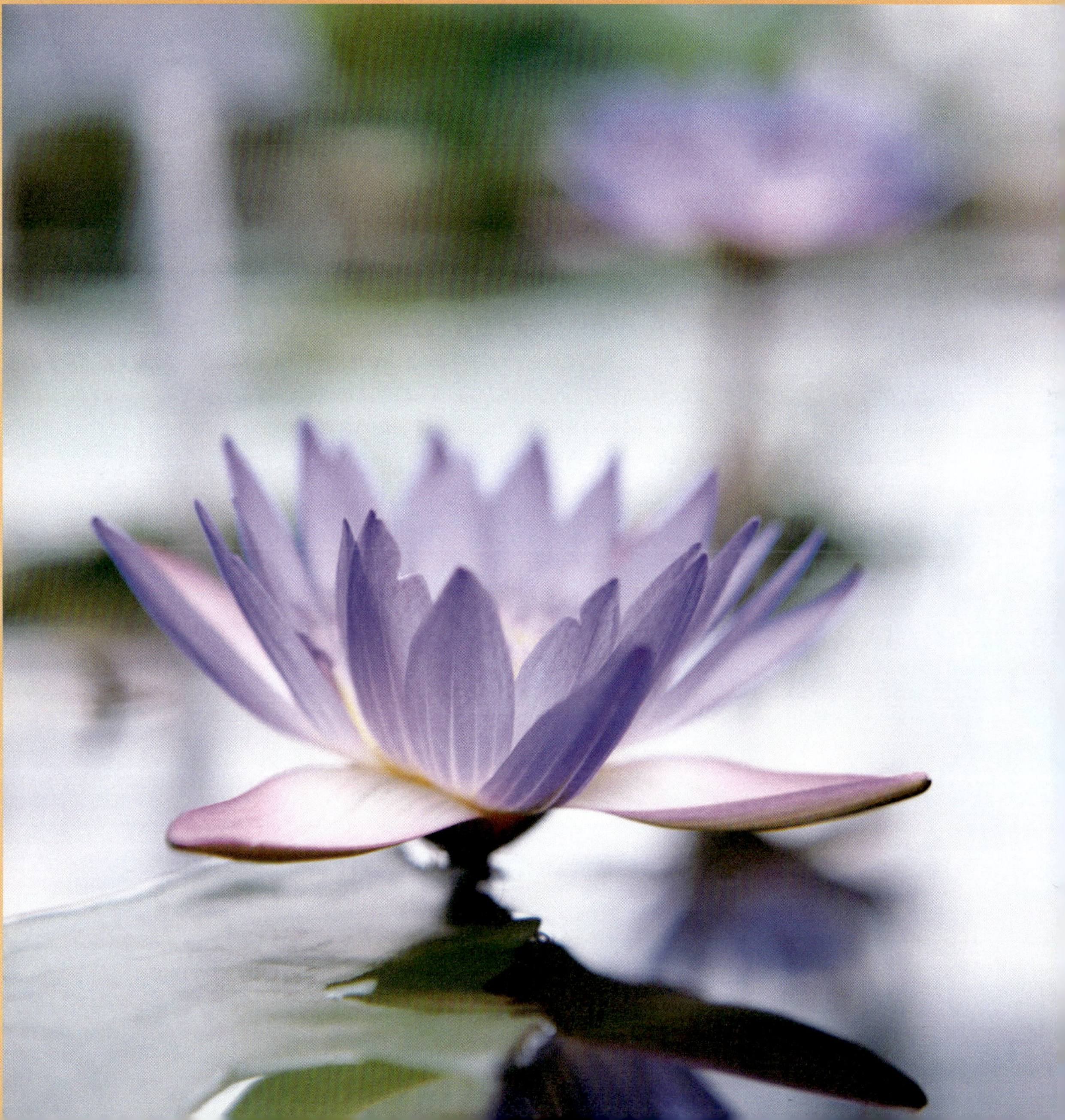

Marmas und die Heilkraft der Hände

Marma ist der Sitz des Lebens.

Sushruta Samhita,
klassisches Lehrbuch der ayurvedischen Medizin

Marmatherapie ist eines der großen Heilungsgeheimnisse des Ayurveda, die Kunst der Behandlung ganz besonderer Vitalpunkte am Körper des Menschen. Sie kann genützt werden, um den Körper zu entgiften, zur Stärkung und Vitalisierung, zur Verjüngung und Entspannung oder zum Lösen von Energieblockaden. Über die Energiepunkte können wir die Funktion innerer Organe anregen, die Selbstheilungskräfte stärken und Geist und Körper harmonisieren. Wir können damit die Sehkraft verbessern, unser Verdauungssystem in Ordnung bringen, Kopfschmerzen mildern, Verspannungen abbauen und viele andere Alltagsbeschwerden lindern oder heilen.

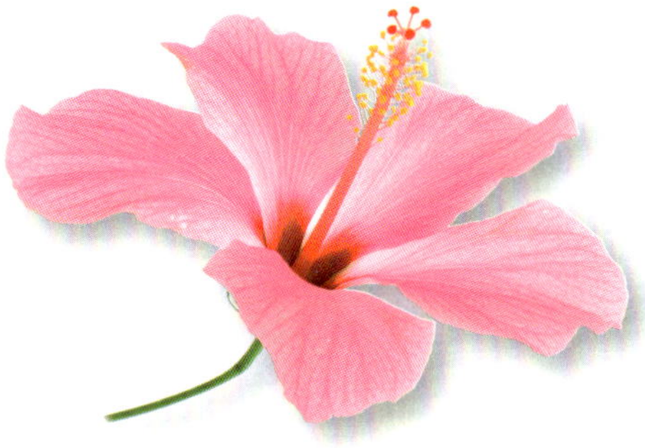

Marmatherapie umfasst ein weites Spektrum an Anwendungsmöglichkeiten: von der einfachen Selbstbehandlung bis zur aufwendigen klinischen Therapie, die große ärztliche Erfahrung und speziell ausgebildete Therapeuten erfordert. Als eigenständige Therapieform wird sie fast ausschließlich in Südindien praktiziert. Aber generell schließen fast alle ayurvedischen Behandlungen die Marmas als Schlüsselstellen von Körper und Geist mit ein: Massagen und Ölanwendungen, Kräuterauflagen und Wärmepackungen oder Reinigungskuren. Selbst Meditation mit Mantren, das Tragen von Edelsteinen, die Behandlung mit Licht und Farben oder heilende Düfte zielen auf bestimmte Marmas ab und nützen ihr Heilpotenzial.
Die in diesem Buch vorgestellte sanfte Methode der Marmabehandlung eignet sich besonders zur Selbst- und Partnerbehandlung. Sie erfordert nur wenige Grundkenntnisse, etwas Körpergefühl und vor allem Freude an Berührung, Massage und Wohlbefinden.

Prana, die heilende Energie

Marmatherapie im ureigenen Sinn ist Be*hand*lung, heilen mit den Händen. Dazu müssen wir keine Wunderheiler sein! Denn die Heilkraft der Hände schlummert in jedem von uns! Diese subtile Energie, die aus dem Handteller und aus den Fingern strömt, ist physiologisch, natürlich, ja sogar lebensnotwendig. Ohne sie wäre Leben nicht vorhanden.
Im Ayurveda nennen wir diese besondere Heilenergie *Prana*. Prana ist die erste Vibration, der erste Beweger, der die Stille des Universums in manifestes Leben transformiert und in allen Lebewesen als vitaler Atem und als Ausdruck von Bewusstsein existiert. Dieses Prana fließt in allen *Nadis*, den feinsten Energiekanälen des Körpers, und sitzt konzentriert in seinen Energiepunkten, den *Marmas*.
Auch unsere Hände sind voller solcher Marmas, großer und kleiner, die uns das Feingefühl verleihen, die Fähigkeit zu spüren, geistig wie körperlich, ebenso uns mitzuteilen, in der Art, wie wir unsere Hände bewegen und wie wir berühren. Prana in den Händen ermöglicht es uns, Liebe zu schenken. Es ist die Energie, durch die wir im täglichen Leben ganz natürlich uns selbst und andere behandeln und auch heilen.

Sensoren für feinere Wahrnehmung und Kraftzentren

Marmas sind subtile, intelligente und sehr wirksame Steuerpunkte für Körper und Geist. An diesen Vitalpunkten treten konzentriert Informationen des Organismus, seiner Organe und Organsysteme, aber auch Bewusstseinsinhalte und Gefühle an die Körperoberfläche. Marmas wirken jedoch nicht nur innen, es sind unsere Antennen nach außen, Messfühler für feinere Wahrnehmung. Sie lassen uns die Aura eines Menschen spüren oder sehen. Sie erahnen Zukunft und teilen sie uns mit, vielleicht nur als ein vages, mulmiges Gefühl im Bauch, im Nabelmarma, *Nabhi*, wenn etwas Ungutes droht, etwas, das wir nicht in Worte fassen können, eine feine Ahnung eben. Oder sie schenken uns Einsicht und Weitsicht, eine klare Vision für die Zukunft. Das Meistermarma hierfür ist das »Dritte Auge«, *Sthapani*, wenn es voll entwickelt ist.
Marmas sind die Kraftzentren des Körpers, vergleichbar den Kraftorten der Erde an bestimmten energetischen Schnittstellen unseres Planeten.

In Marmas vibriert der Urklang der Schöpfung

Mensch, Natur und Kosmos werden in der vedischen Medizin als Einheit betrachtet. Man erkennt die unzähligen Wechselwirkungen zwischen Individuum und Umwelt. Diagnose und Therapie schließen daher auch das Wohnumfeld, das soziale Leben, die Kräfte der äußeren Natur, den Einfluss der Tages- und Jahreszeiten und schließlich sogar die kosmischen Einflüsse durch Planeten und Galaxien mit ein. Die Marmas stehen ganz im Mittelpunkt dieser Wechselwirkungen. Die Phasen des Mondes verändern den Energiezustand von Marmas wie die Gezeiten des Meeres. Die Planeten des Sonnensystems prägen mit ihren kosmischen Qualitäten die Hauptmarmas in der Körpermitte und stärken oder schwächen ihre Eigenschaften zyklisch in ihren Umläufen.
Die Marmatherapie ist daher eine der intelligentesten Heilansätze der vedischen Medizin, aber auch die delikateste, denn an den Marmas berühren wir Bewusstsein, *Veda* und Kosmos.

Kosmische Schaltpulte

Marmas sind die Verbindungspunkte von Geist, Körper und Bewusstsein. Mehr noch: Es sind die Nahtstellen von Kosmos und Individuum. Der große vedische Gelehrte unserer Zeit, Maharishi Mahesh Yogi († 2008), bezeichnete sie als die kosmischen Switchboards, als kosmische Schaltpulte im menschlichen Organismus. In ihnen sind die Urklänge der Veden lebendig. Jedes einzelne Marma ist wie ein spezielles Instrument mit individueller Klangfarbe in einem Orchester, das die Symphonie des Lebens spielt. Marmas kommunizieren über ein komplexes System unzähliger Nadis, wörtlich Klangkanäle. Die alten vedischen Texte, die frühesten Upanishaden (7. bis 8. Jh. v. Chr.), sprechen von 72 000 solcher Energiebahnen, die dem Herzen entspringen und in denen der Lebensatem Prana fließt.

Wie viele Marmas gibt es?

In der »Sushruta Samhita« (1000 v. Chr.), dem Lehrbuch für Chirurgie der ayurvedischen Medizin, werden 107 wichtige Energiepunkte genannt. Sie bilden das Grundgerüst einer regulativen und balancierenden Behandlung mit Ölen, Salben, Aromaessenzen, bestimmten Massagetechniken und anderer Anwendungen. Darüber hinaus gibt es Tausende weiterer über den Körper verteilter kleiner und kleinster Steuerpunkte. In der alten vedischen Kampfkunst, die heute noch in der Kalari-Tradition in Südindien ausgeübt wird (Seite 21), sind 365 Punkte bekannt. Eine ähnliche Anzahl hat sich die Traditionelle Chinesische Medizin (TCM) zunutze gemacht. Sie entwickelte darauf aufbauend ein eigenes Behandlungskonzept, die Akupunktur, und hat damit über Jahrtausende hinweg erfolgreich Krankheiten behandelt und geheilt. Die alten chinesischen Ärzte nannten diese Punkte wörtlich »weiterleitende Öffnung«. *Marma*, ein Sanskritwort, bedeutet so viel wie »empfindliche, verborgene oder auch lebenswichtige Stelle«.

Der Veda

Veda ist der Urklang der Schöpfung, reines Wissen, die ordnende Intelligenz, die allem Leben zugrunde liegt. Veda ist die unverfälschte Erkenntnis der großen Seher und Weisen, der *Maharishis*, der vedischen Zeitepoche. Sie haben vor Tausenden von Jahren in der Stille ihrer Meditation die Gesetzmäßigkeiten der Natur und des Lebens tief in sich selbst, im eigenen Bewusstsein, geschaut. Sie erlebten sich dabei als Einheit im Universum, verbunden mit allem, durch die ewige Existenz reinen Seins. Dieses Sein, die stille Intelligenz der Natur, den Veda, beschrieben sie als gemeinsamen und universellen Ursprung aller Ordnung der Natur und des Lebens selbst.

Die Ordnungsstruktur der Marmas

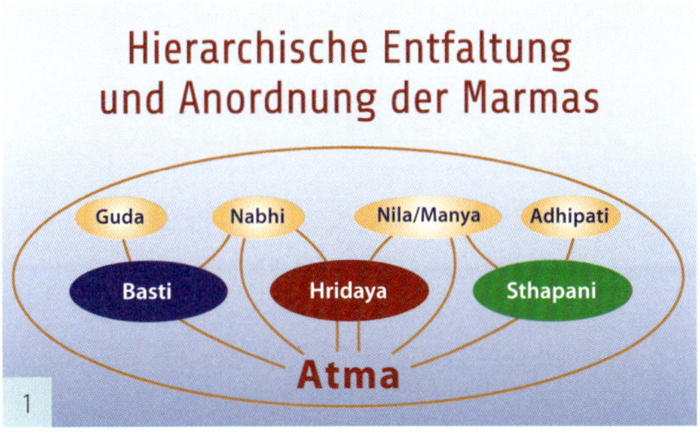

1

Aus reinem, ungeteiltem Bewusstsein, dem Selbst oder Atma, gehen drei, dann weitere vier, insgesamt sieben zentrale Marmas hervor. Sie sind wie übergeordnete Steuerzentren für alle anderen Marmas des Körpers.

Wenn wir uns mit den Marmas näher befassen, erkennen wir ein logisches System, eine klare Hierarchie im Aufbau 1. Es gleicht einem staatlichen System mit verschiedenen Ministerien, Unterabteilungen mit Spezialisten, lokalen Repräsentanten, Außenstellen der Regierung und einem absoluten Herrscher an der Spitze. Dieser ist unser Selbst, im Ayurveda als *Atma* bezeichnet. Es ist das Ur-Marma, das allen anderen zugrunde liegt. Aus diesem gehen alle anderen Marmas hervor und sind mit ihm verbunden.

In einem ersten Manifestationsschritt sind das die **drei** großen *Mahamarmas* in der Körpermitte: *Sthapani, Hridaya* und *Basti*. Sie haben im Kopf, im Herzen und im Unterleib ihren Herrschaftssitz (in Abbildung 2 sind sie mit gelbem Lichtschein gekennzeichnet). Diese drei werden unterstützt von vier weiteren Ministerien, die ebenfalls zentral im Körper angeordnet sind und sich zwischen den ersten drei Marmas anordnen. Es sind das Wurzelmarma, *Guda*, am Anus, das Nabelmarma, *Nabhi*, die Halsmarmas *Nila* und *Manya* und schließlich »Der oberste Herrscher«, *Adhipati*, der an der höchsten Stelle des Kopfes sitzt.

Alle anderen Marmas gruppieren sich um diese **sieben** Hauptzentren und unterliegen ihrem Herrschaftsbereich. Wie wir später sehen werden, stehen diese zentral angeordneten Marmas mit den sieben *Chakras* der Yoga-Lehre in Verbindung (siehe Seite 81). Beziehungen gibt es außerdem zu den im Ayurveda beschriebenen sieben Körpergewebetypen *(Dhatus)*, verschiedenen Unterformen der ayurvedischen Bioregulatoren *(Doshas)* 2, den sieben Auraschichten und den sieben Hauptplanenten der vedischen Astrologie.

Der Hauptsitz der drei Doshas und die drei Hauptmarmas

2

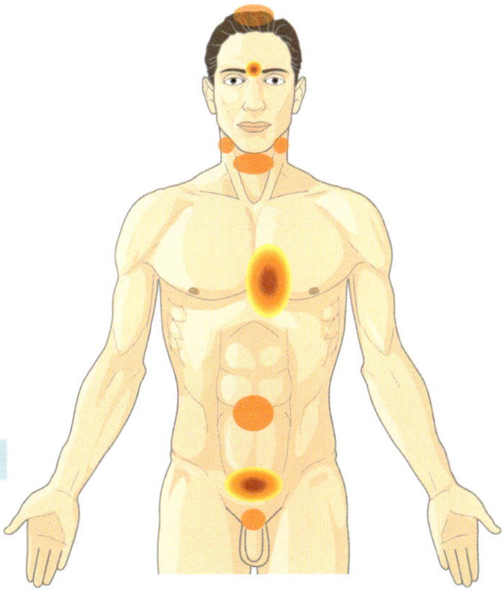

Kapha: Kopf
Sthapani, das Stirnmarma, Zentrum des Kopfes, »Drittes Auge«, Rishi

Pitta: Solarplexus und Brustraum
Hridaya, das Herzmarma, Devata

Vata: Unterbauch
Basti, das Blasenmarma, Chhandas

Die fünf Regierungsbezirke der sieben Hauptenergiezentren

Die Abbildungen unten zeigen schematisch den Herrschaftsbereich dieser übergeordneten Energiezentren des Körpers. Jedes von ihnen regiert unmittelbar über eine Gruppe weiterer Marmas in seiner Umgebung und steht zusätzlich in Verbindung mit allen zentralen und peripheren Energiezentren an den Armen und Beinen. Die auch anatomisch in sich abgeschlossenen fünf Körperabschnitte oder Hauptherrschaftsbereiche sind das kleine Becken, Bauch, Brustraum, Hals und Kopf. Sie sind die Hauptlokalisationen und Zentren der fünf Ausdrucksformen von Prana-Energie: Apana-Vata (Becken, Guda und Basti), Samana-Vata (Nabhi), Vyana-Vata (Hridaya), Udana-Vata (Nila/Manya) und Prana-Vata (Sthapani und Adhipati).

Hauptherrschaftsbereiche der Mahamarmas

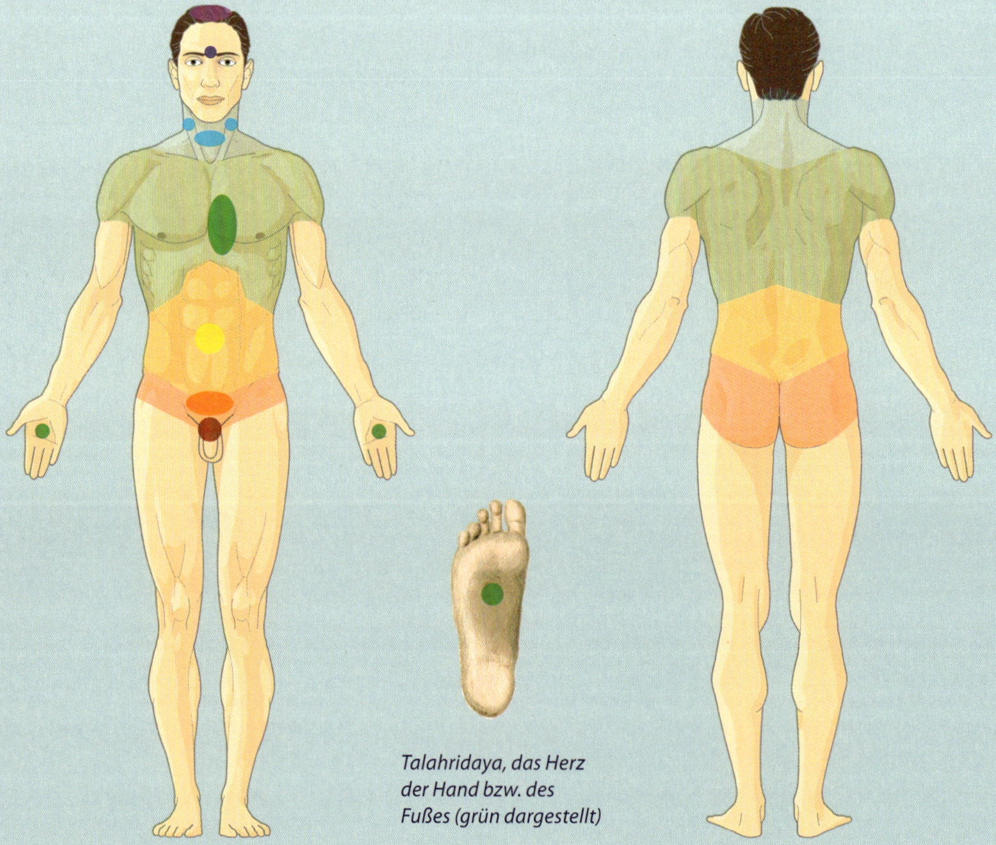

Talahridaya, das Herz der Hand bzw. des Fußes (grün dargestellt)

Die fünf Hauptherrschaftsbereiche der sieben Hauptenergiezentren

Korrespondierende Herrschaftsbereiche der sieben Hauptmarmas an der Körperrückseite

In Händen und Füßen ist der gesamte Körper abgebildet

Die Marmas der Hand und des Fußes sind Repräsentanten der großen Marmas der Körpermitte. Die Hand ist sozusagen die Außenstelle der Regierung, und deren Ministerien sind hier ebenfalls vertreten. Der Mittelpunkt des Handtellers und der Fußsohle sind die Außenstelle des Herzmarmas und des Solarplexus (siehe Abbildung Seite 12). Dieses Marma heißt bezeichnenderweise »Herz der Hand«, *Talahridaya* (*tala* = Hand, *hridaya* = Herz). Wir werden ihm im Therapieteil des Buches (ab Seite 41) noch häufig begegnen, da es, wie das Herzmarma selbst, wegen seiner zentralen Stellung eine große Bedeutung hat.

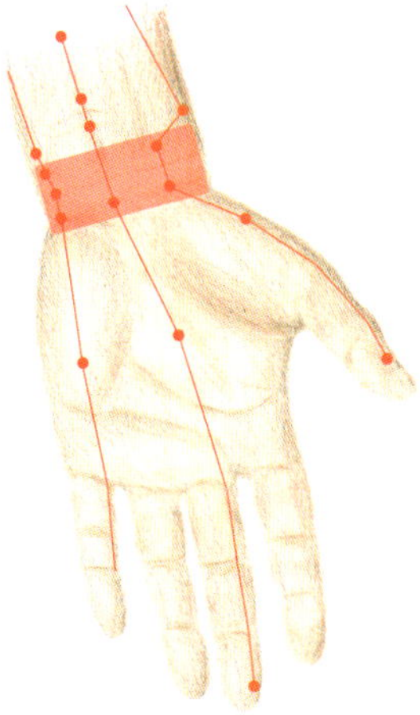

Auf den von der TCM beschriebenen Energiebahnen Lunge (Daumen), Kreislauf-Sexus (Mittelfinger) und Herz (kleiner Finger) liegen kleine Vitalpunkte. Sie werden von dem übergeordneten Handgelenkmarma kontrolliert.

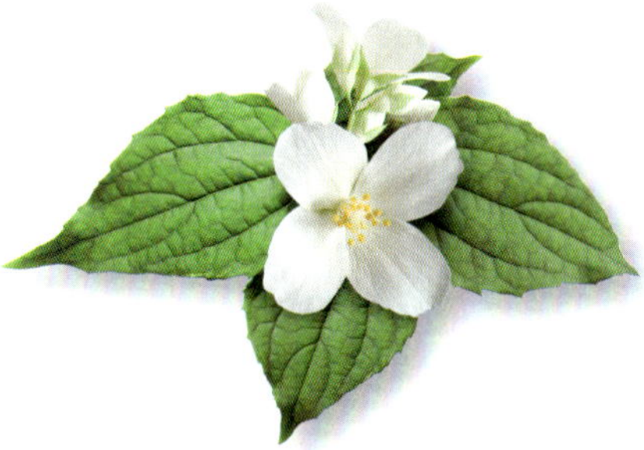

Die Zahl 108 hat Bedeutung

Insgesamt beschreiben wir so 108 Energiepunkte, wenn wir Atma als Ur-Marma miteinbeziehen. Diese 108 sind aus der großen Zahl an Energiepunkten, die sich über den ganzen Körper verteilen, die Hauptpunkte. Sie koordinieren die unzähligen weiteren kleinen und kleinsten Vitalpunkte des Körpers. In der Abbildung links ist das am Beispiel des Handgelenkmarmas *Manibandha* veranschaulicht. Hier sitzen eine Reihe von kleinen Vitalpunkten entlang von Meridianen, manche werden in der südindischen Siddha-Medizin beschrieben. Die genaueste Lokalisierung und Zuordnung gibt die TCM (Traditionelle Chinesische Medizin) als Grundlage der Akupunktur. Das Handgelenkmarma ist diesen übergeordnet, koordiniert sie.

Da diese Hauptmarmas zum Teil große Areale sind (siehe Seite 11), können wir sie, anders als die kleinen Punkte, leichter auffinden. Bei ihrer Behandlung erreichen wir gleichzeitig die kleineren Unter- oder Akupunkturpunkte, was die Vorgehensweise erheblich vereinfacht.

Die Marmas des Mondes

Es gibt einen sehr bemerkenswerten weiteren Grund für die Zahl von 108 Marmas, die als die wichtigsten erachtet werden. Es ist der Mond! Unser Erdtrabant hat nämlich den stärksten Einfluss auf Prana, die Energie der Marmas und Meridiane. Ein Marma können wir mit einem See aus Energie vergleichen, der den Gezeiten des Mondes unterliegt (siehe Abbildung unten). Die tiefste Stelle ist sein Mittelpunkt, *Bindu*, es ist der zentrale und wirksamste Punkt eines Marmas. Zum Ufer hin läuft der Marmasee flach aus. Mit wachsendem Mond nimmt die Energie im Marma zu, der Energiesee wird breiter, bei abnehmendem Mond werden die Marmas kleiner.
Während seiner Reise durch den Sternenhimmel durchschreitet der Mond in 27 Tagen die Sternbilder. Die westliche und die vedische Astrologie unterteilen die Ekliptik entsprechend in 27 Abschnitte, sogenannte Mondhäuser oder *Nakshatras*. Dabei wird nun ein Marma nach dem anderen mit Pranaenergie aufgeladen, beginnend bei den Marmas an den Füßen (beim Mann rechts, bei der Frau links; siehe auch Seite 138/139), ansteigend über die Körpermitte bis zum Kopf bei Vollmond. Mit abnehmendem Mond verringert sich dann Prana in den Marmas wieder, während der Mond seine »Häuser« durchwandert, bis beim nächsten Neumond alles wieder von vorne beginnt. Übrigens gibt es Entsprechungen der 27 Nakshatras zu Zellgruppen im Stammhirn, Ansammlungen von Neuronen, die eine große Bandbreite von Funktionen besitzen und mit dem gesamten Nervensystem vernetzt sind. Es sind ebenfalls genau 27 an der Zahl (siehe Literatur Seite 140, T. Nader).
Jedes Mondhaus wird aber auch noch in vier Zeitabschnitte, *Padas*, unterteilt. Diese besitzen definierte astrologische Eigenschaften. Jedem Pada können wir jeweils ein Marma zuordnen. Ihre Gesamtzahl beträgt somit viermal 27, also insgesamt 108. Wenn Atma, das Selbst, reines, ungeteiltes Bewusstsein, als das Ur-Marma mit eingeschlossen wird, kommen wir also exakt auf die Anzahl an Marmas, die Sushruta und andere klassische Autoren als besonders bedeutend beschrieben haben.

Einfluss des Mondes auf die Gezeiten der Marmas

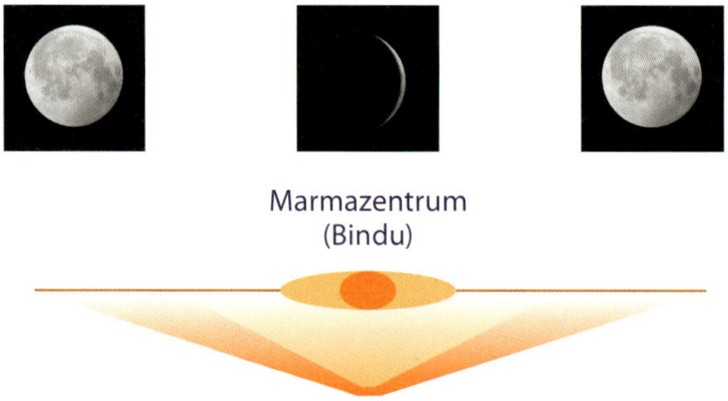

Der Einfluss der Phasen des Mondes auf die Marmas gleicht seinem Einfluss auf die Gezeiten. Bei zunehmendem Mond wächst Prana in den Marmas und Nadis an, bei abnehmendem Mond nimmt die pranische Energie wieder ab.

Die drei Superministerien

Blicken wir noch einmal auf die ersten drei großen Marmas. Sie bilden die drei Hauptresonanz- oder Energiezentren, aus denen auch alle Nadis, Energiekanäle, hervorgehen und Verbindungen zu allen anderen Marmas herstellen. Alle Meridiane oder Energiekanäle münden und kommen aus ihnen. Sie sind wie drei Superministerien in einem durchorganisierten staatlichen System. Und sie sind der Hauptwohnsitz ganz grundlegender Gefühls- und Intelligenzqualitäten (siehe Abbildung Seite 11). Denn Marmas sind unterschiedliche Ausdrucksformen von Bewusstsein im Körper.

1. **Das Kopf- oder Shiromarma.** Der Kopf als Ganzes ist ein eigenes Wahrnehmungssystem und trägt eine Form des Ichbewusstseins. Sein Mittelpunkt und Zentrum bildet das Marma des »Dritten Auges«, *Sthapani*. Wenn wir die Augen schließen, empfinden wir uns hinter den Augen. Hier wohnen wir sozusagen als *sehendes* Bewusstsein oder in der Sprache des Ayurveda als *Rishi*. Der Kopf ist der Hauptort der Sinne und des Verstandes. Er ist der Sitz von *analytischer Intelligenz*.

2. **Das Herzmarma** oder *Hridaya*. Das Herz gilt als der Hauptwohnsitz der Seele. Wir deuten mit der Hand direkt darauf, wenn wir sagen »ich«. Hier wohnt unser *fühlendes* Bewusstsein. Dieses Marma ist der Ort von *emotionaler Intelligenz*, ihm entspricht *Devata*.

3. **Das Unterleibs- oder Blasenmarma,** *Basti*. In ihm wohnt eine Art *instinktives* Bewusstsein *(Chhandas)*. Hier verbinden wir uns mit den irdischen Dingen des Lebens, den Ahnungen und Instinkten, auch mit dem Bereich der Begierde und des Triebhaften. Der Unterleib, mit *Basti*, seinem energetischen Zentrum, ist der Sitz von *archaischer Intelligenz*. Hier manifestieren sich Urvertrauen, genetisch vorgeformte Automatismen, die Muster der Stammesgeschichte des Menschen.

Die drei großen Marmas sind eng mit den drei Bioenergien des Ayurveda, den Doshas *Vata, Pitta* und *Kapha*, verbunden (siehe Abbildung Seite 11).

Alles ist mit allem verbunden

Was ist die wichtigste Konsequenz, die wir aus dieser hierarchischen Anordnung der Marmas ziehen können? Es gibt für ihre Behandlung mehrere wichtige Schlussfolgerungen:

- Wenn wir eines dieser ganz zentralen und übergeordneten Marmas behandeln, dann beeinflussen wir gleichzeitig alle weiteren Marmas im Umfeld und Einflussbereich dieser großen Energiezentren.
- Wenn wir ein peripheres Marma behandeln, dann therapieren wir gleichzeitig das mit ihm in direkter Beziehung stehende zentrale Marma.
- Wenn wir ein Marma behandeln, dann wirken wir gleichzeitig auf alle anderen Marmas mit ein. Nichts existiert isoliert voneinander, alles steht in permanenter Wechselwirkung zueinander.

Ayurvedische Prinzipien und Marmas

Es gibt enge Beziehungen zwischen Marmas und anderen ayurvedischen Konzepten, die wir hier kurz besprechen wollen, da sie einerseits helfen, die Funktion der Marmas noch besser zu verstehen und weil wir im Behandlungsteil (ab Seite 41) immer wieder auf sie zurückgreifen werden. Wer sich aber darüber hinaus ausführlich über die folgenden Begriffe der ayurvedischen Medizin informieren möchte, dem empfehlen wir die auf Seite 140/141 genannte Literatur.

Marmas und die drei Doshas

Die drei Hauptmarmas stehen in enger Beziehung zu drei Bioregulatoren, den drei Doshas, die ihre Hauptsitze ebenfalls in diesen Regionen haben: *Vata* im Unterleib, *Pitta* im Solarplexus- und Herzgebiet und *Kapha* in der Kopfregion (siehe Abbildung Seite 11).

Doshas sind wie ein Dreiklang unserer Persönlichkeit. Sind sie in Harmonie, gut gestimmt, dann fühlen wir uns wohl und gesund, glücklich, leistungsfähig, voller positiver Energie und Schaffensfreude. Ist ein Dosha dagegen verstimmt, wie die Saite eines Instruments, dann entstehen Missklang und Disharmonie, wir fühlen uns im wahrsten Sinne des Wortes »verstimmt«. Bei anhaltendem Ungleichgewicht der Doshas treten zunehmend körperliche und geistige Symptome auf, was wir schließlich Krankheit nennen. Das Ziel aller ayurvedischen Therapien ist daher, die Balance der Doshas aufrechtzuerhalten oder wiederherzustellen. Auch und vor allem die Marmatherapie ist hierfür ein hochwirksamer Ansatz. Denn in den Marmas selbst sitzen auch die Doshas und bestimmen über ihr perfektes Funktionieren oder über Blockaden, Fehlfunktionen oder energetische Schwächen. Die Doshas bestimmen unmittelbar den Charakter und die Funktion eines Marmas.

Dynamisches Gleichgewicht und wechselseitige Abhängigkeit der Doshas

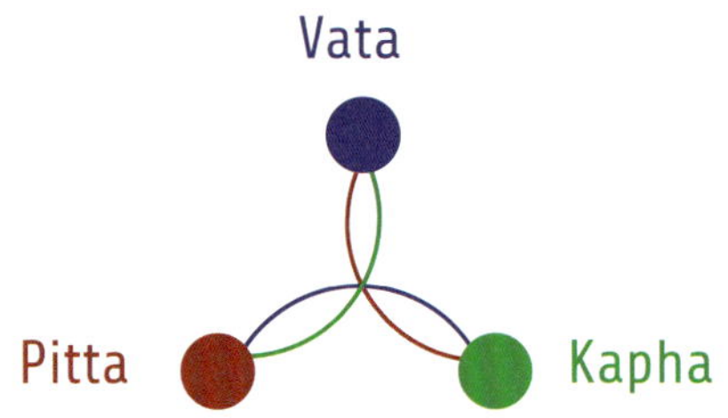

Die drei Doshas sind wie ein Dreiklang der Persönlichkeit. Gut gestimmt, erzeugen sie Wohlklang, geistig-körperliche Harmonie. Gesundheit ist Ausdruck der individuellen Harmonie dieser psychophysischen Regelprinzipien.

Die drei Doshas
kurz charakterisiert

Die drei Doshas und die fünf Elemente

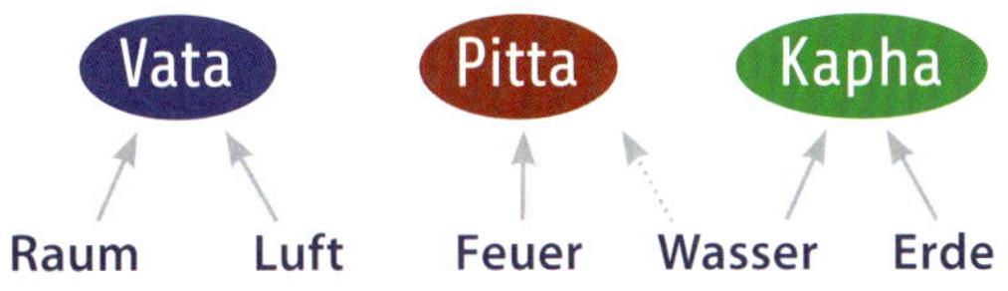

Die drei Doshas und ihre Eigenschaften werden von den fünf Bausteinen des Lebens, virtuellen Elementen, geformt und geprägt.

▶ **Vata** ist die Kraft, die bewegt, verändert und kommuniziert. Jede Art von Lebendigkeit ist Ausdruck der Aktivität von Vata: sprechen, denken, die Finger bewegen, der Fluss des Atems, der Rhythmus des Herzens, der Transport von Stoffen zwischen den Zellen, die Kommunikation mit der Umwelt, die Kommunikation der Marmas untereinander. Marmas, die von Vata dominiert werden, steuern all diese Funktionen. Vata ist vor allem mit dem Nervensystem assoziiert. Seine Natur ist leicht, entsprechend der Elemente Luft und Raum, die es formen.

▶ **Pitta** erzeugt Energie, Wärme, Transformation und Stoffwechsel. Ein mit viel Pitta ausgestatteter Mensch hat Temperament, Energie, Dynamik, handelt zielgerichtet, leidenschaftlich und emotional. Pittas Element ist das Feuer, gering auch Wasser. Marmas mit vorherrschendem Pitta sind zuständig für Stoffwechsel, Energie- und Wärmebildung, und sie sind der Sitz von Emotionen, wie zum Beispiel das Herzmarma oder das Herz der Hand, Talahridaya.

▶ **Kapha** strukturiert den Körper, ist Grundlage der Flüssigkeiten und festen Teile. Kaphabestimmte Personen handeln ruhig, ausdauernd, gleichförmig und stetig. Sie sind geistig stabil und körperlich schwer und kräftig. Erde und Wasser formen Kapha-Dosha. Marmas mit vorherrschendem Kapha steuern hauptsächlich diese Funktionen.

Subdoshas – fünf Unterformen der Bioregulatoren

Die drei Doshas haben jeweils fünf Unterfunktionen, Subdoshas, die wir dann, wenn wir sie bei den Marmas brauchen, benennen und erklären.
Hier nur kurz drei Beispiele:
▶ Eine wichtige Teilfunktion von Vata ist die Ausscheidung. Das Subdosha hierfür heißt *Apana*, von *Apa-an*, Bewegung nach unten. Es hat seinen Hauptsitz im Unterbauch in den dort sitzenden Marmas. Apana im Wurzelmarma *Guda* reguliert die Ausscheidung von Stuhl und Winden. Apana im Blasenmarma *Basti* steuert die Harnentleerung, aber auch die Menstruation und den Geburtsvorgang. Apana steuert aber auch das geistige Loslassen, das in diesen untersten Energiezentren verwirklicht wird.
▶ Das Subdosha *Sadhaka-Pitta* hat seinen Hauptsitz im Herzen, daneben aber auch im Herz der Hand, *Talahridaya*, und in *Sthapani*, das sozusagen das Herz des Kopfes ist. Hier grübeln wir, machen uns Sorgen, ein Ort von Herzensgefühlen also. Prinzipiell ist Sadhaka jedoch in jedem Marma gegenwärtig, wegen der zentralen Funktion des Herzens für alle Marmas.
▶ *Prana-Vata* schließlich ist nicht nur die Energie und Intelligenz der Marmas und Nadis, sondern auch die geistige Aktivität an sich, das Denken.

Der Punkt– eine übergeordnete Steuerzentrale

Wie sieht eigentlich ein Marmapunkt aus? Marmas sind keine anatomischen Gebilde, es sind Areale in der Anatomie, wo sich Bewusstsein mit dem Körper verbindet und den Körper und seine Funktionen koordiniert. Oder anders gesagt: Marmas sind die Orte, in denen sich Intelligenz in Materie, in Körper verwandelt.
Jeder Punkt ist zudem ein holografisches Abbild aller Marmas, das heißt, alle Informationen eines Marmas sind auch in allen anderen enthaltent 1.

Energetische Struktur eines Marmas

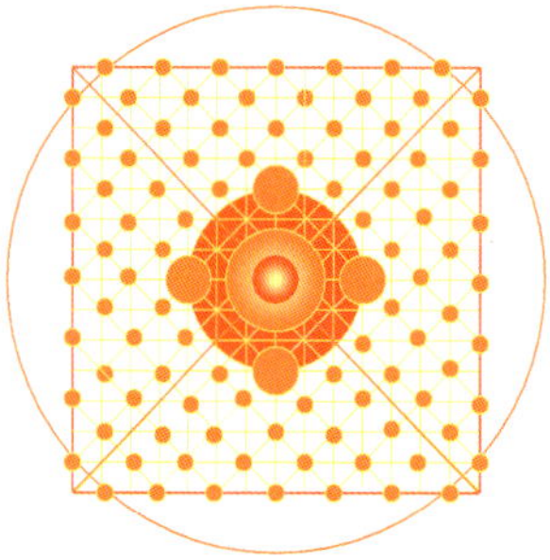

1

Ein Marma schließt kleinere Punkte ein und wirkt als Koordinationszentrum und Umschaltstelle für die Energiebahnen. Energetisch sind alle 108 Marmas repräsentiert. In seinem Zentrum, dem Bindu, liegen die 7 Mahamarmas.

Weniger einzelner Punkt als Areal, schließt ein Marma oft mehrere kleinere Punkte ein und wirkt hier wie ein übergeordnetes Koordinationszentrum, das alle Signale überwacht, die von diesen kleineren Punkten ausgehen. Auch fließen immer mehrere Meridiane, im Ayurveda Nadis genannt, in einem Hauptmarma zusammen, das wie ein Sammelbecken der Energieflüsse wirkt. In Indien heißt der Zusammenfluss von Flüssen *Sangam*. Obwohl dies kein traditioneller Begriff in der Marmatherapie ist, wollen wir ihn hier einführen, weil er genau die Bedeutung und Funktion dieser übergeordneten Marmas beschreibt.
Wie viele Punkte und Nadis allein in der Hand zu finden sind, zeigt die koreanische Handakupunktur. Sie beschreibt eine große Zahl kleiner Vitalpunkte der Hand entlang von Mikromeridianen und behandelt sie entsprechend ihrer Zuordnung zu den Organen 2. Das Marma »Herz der Hand« in der Mitte des Handtellers verbindet alle diese Punkte und Meridiane und koordiniert sie. Auch am Handgelenkmarma *Manibandha* versammeln sich mehrere Punkte, und es fließen Meridiane, die von diesem Marma übergeordnet koordiniert und gesteuert werden.

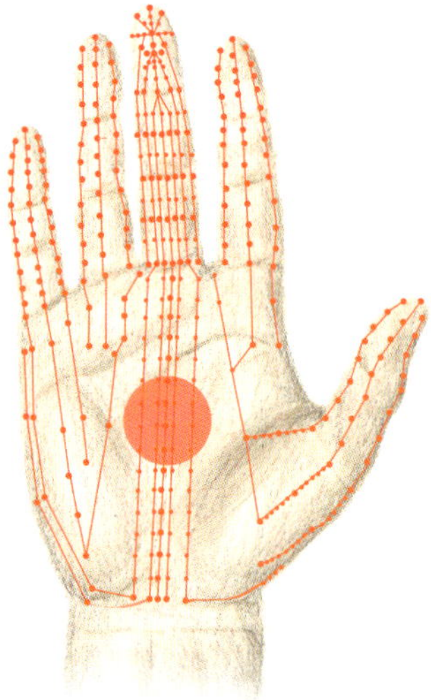

2

Schematische Darstellung der Vitalpunkte der koreanischen Handakupunktur (frei nach Dr. Dr. Yoo Tae Woo). Zahlreiche Vitalpunkte werden durch Mikromeridiane verbunden. Talahridaya wirkt als Koordinationszentrum.

Das Marmahaus

Ein Marma ist wie ein Haus, in dem alle Bewohner ihre Zimmer und Aufgaben besitzen. Hier finden wir alle ayurvedischen Prinzipien wieder: die drei Doshas als Bioregulatoren, die fünf Elemente als Bausteine der Marmas, die Stoffwechselenergie Agni, die Glücks- und Nährsubstanz Ojas, die sieben Gewebearten (Dhatus) und geistige Eigenschaften (siehe Abbildung unten). Sie alle kennzeichnen die individuelle Wirkung und Bedeutung eines Marmas, und wir können darauf aufbauend eine sinnvolle Einteilung vornehmen, die uns bei der Behandlung nützlich wird.

In jedem Marma sind alle Prinzipien vereint

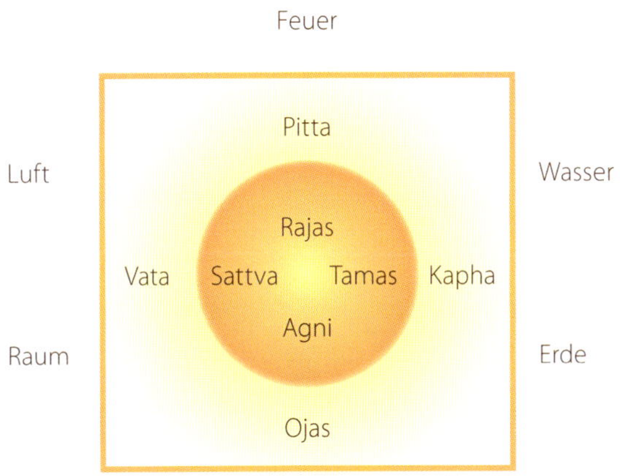

In einem Marma wirken alle ayurvedischen Prinzipien und sind in ihm gegenwärtig.

Die drei Doshas als Bioregulatoren: Sie kennzeichnen die Funktion eines Marmas. In manchen hat vorwiegend Vata das Sagen, zum Beispiel in Marmas, die in den Gelenken sitzen. Ihre Aufgabe ist es, die Bewegungsabläufe und Orientierung im Raum zu steuern und zu koordinieren. Pittabeherrschte Marmas sind für Stoffwechsel, Energie- und Wärmeentwicklung verantwortlich. Kapha-Marmas sorgen für Stabilität, Ausdauer und halten die Körperstruktur aufrecht.

Die fünf Elemente als Bausteine der Marmas: Alle fünf Elemente sind prinzipiell in einem Marma vertreten, aber eines oder zwei können, je nach Marmatyp, dominieren. *Feuer-Marmas* erwärmen oder erhitzen. Während ihrer Behandlung empfinden wir ein Wärme- oder Hitzegefühl, das sich sogar entlang der zugehörigen Energiebahn ausbreitet. Es gibt aber auch kühlende Marmas, in denen *Wasser* das vorherrschende Element ist. Wenn *Luft* oder das Raumelement in einem Marma dominiert, dann ist es besonders empfindsam und wahrnehmungsfähig und steuert Bewegung, etwa bei den Gelenkmarmas.

Gewebetypen im Marma: Ayurveda teilt die Gewebearten des Körpers in sieben grundlegende Strukturmuster ein. Manche wirken dadurch mehr auf Plasma und Lymphe, andere auf Blut, Muskeln, Fettgewebe, Knochen und Stützgewebe des Körpers, oder sie haben einen besonderen Bezug zum Gehirn oder zu den Fortpflanzungsorganen.

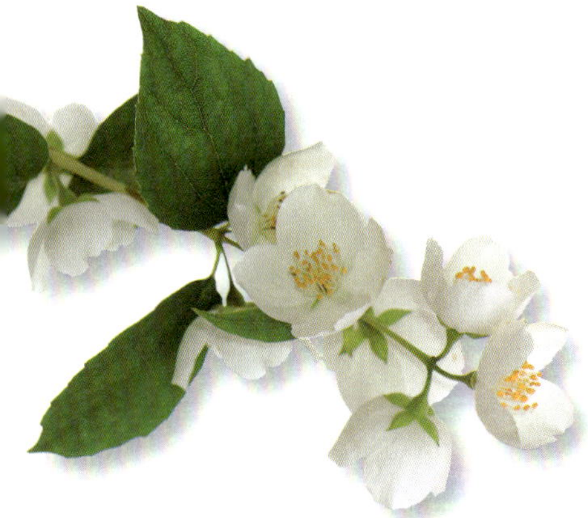

▶ **Agni – die Lebensflamme im Marma:** In jedem Marmapunkt ist auch Licht und Energie, Agni, vorhanden. Agni ist das Feuer des Lebens, das der belebten und unbelebten Natur als Energie- und Wärmeprinzip zugrunde liegt. Es ist verantwortlich für Energie, Transformation und Reifung, auch im geistigen Sinne. Im Körper finden wir Agni am stärksten wirksam als das Verdauungsfeuer. Es »brennt« in den Verdauungsorganen, in allen Zellen und überall, wo Stoffe verarbeitet und umgewandelt werden, und eben auch in den Marmas.

▶ **Ojas – die Glücks- und Nährsubstanz im Marma:** Es ist die »verbindende Substanz« zwischen Bewusstsein und Körper im Marma. Es ist dort aber auch wie das Licht, das vom Bewusstsein in den Körper und vom Körper in das Bewusstsein leuchtet. Ojas ist weiterhin eine Glückssubstanz, das beste und natürlichste Antidepressivum. Und Ojas ist subtilste nährende und ordnende Grundlage für die Körpergewebe. Als feinster Aspekt von Kapha ist Ojas wie das Ambrosia für die Bewohner des Hauses Marma.

▶ **Die drei geistigen Qualitäten:** Ayurveda beschreibt drei geistige Eigenschaften, die die Persönlichkeit eines Menschen prägen und ebenso die Marmas charakterisieren. Es sind die sogenannten drei *Gunas*. *Sattva-Marmas* sind von besonderer spiritueller Bedeutung. Sie reflektieren und unterstützen einen reinen Geist, ein reines Herz, dienen der Verwirklichung von spirituellen Zielen (zum Beispiel das große Herzmarma oder der oberste Herrscher Adhipati). *Rajas-Marmas* energetisieren und entfachen die Leidenschaft (zum Beispiel das Leisten- und Schambeinmarma *Lohitaksha* und Vitapa). *Tamas-Marmas* sind die konservativen Minister im Staat. Sie wollen bewahren, erhalten, auch zurückhalten, sind unempfindlicher, materieller und wirken oft wie Schutzschilder (zum Beispiel das Schulterblattmarma Amsaphalaka).

▶ **Ama – die Toxine im Marma:** Ama ist das Gegenteil von Ojas, es sind die Unreinheiten in Körper und Geist, die damit bezeichnet werden. Wörtlich heißt *A-ma* »nicht verdaut«. Alles was wir geistig und körperlich nicht verdaut haben, wirkt als Ama. Oder wir nehmen Toxine von außen in den Körper auf, wie Umweltgifte, manche Medikamente oder giftbelastete Nahrungsmittel. Ama kann sich in den Nadis ansammeln und den Energiefluss dort blockieren. Oder es sitzt in den Marmas, macht sie stumpf, nimmt ihnen ihre Wahrnehmungsfähigkeit und Wachheit, erzeugt Reizzustände oder Fehlfunktionen in diesen Steuerzentren des Körpers.

Traditionell werden Marmas noch nach zwei weiteren Kriterien unterschieden: nach Verletzungsfolge und vorherrschendem Gewebetyp.

Unterscheidung der Marmas nach **Verletzungsfolge**

Traditionell werden Marmas ganz wesentlich nach den Folgen einer Verletzung eingeteilt. In der Tat gründet das medizinische Wissen von den Marmas auf der altindischen Kampfkunst Kalari, die noch heute in Südindien praktiziert wird. In Kerala werden die jungen Männer im traditionellen Kalari Payat unterrichtet und lernen hier Disziplin, Körperbeherrschung, geistige Konzentration und den integrierten Bewusstseinszustand von Einheit in sich herzustellen. Im angrenzenden Bundesstaat Tamil Nadu, am südlichsten Zipfel des indischen Subkontinents, heißt die überlieferte vedische Kampfkunst Kalari Payirchi.

Diese Einteilung erscheint beim ersten Hinsehen, zumindest in Friedenszeiten, nicht so bedeutend. Aber die Reaktionsart nach einer Verletzung gibt umgekehrt Aufschluss über die Art der Reaktion und Sensibilität bei einer heilenden Behandlung. Es sind die fünf Elemente, die darüber entscheiden. Marmas, die von Feuer bestimmt sind, reagieren heftig auf Verletzungen, Luftmarmas sind sehr schmerzempfindlich, Wassermarmas reagieren langsam, eine Störung verursacht Schwäche.

Auch für die moderne Chirurgie ist dieses Wissen nicht unerheblich. Ein Schnitt durch ein Marma kann als Störfeld wirken und zu Beschwerden oder wiederkehrenden Blockierungen führen.

Marmas und die Folgen einer Verletzung

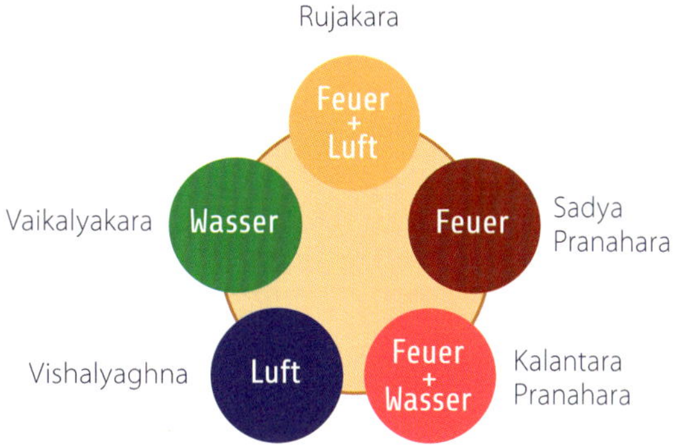

Die fünf Elemente bestimmen die energetische Qualität und die Reaktionsweise der Marmas.

Unterscheidung der Marmas nach vorherrschendem **Gewebetyp**

Ein Marma-Areal ist definiert als ein Ort, an dem fünf Gewebearten aufeinandertreffen: Muskeln, Blutgefäße, Sehnen, Knochen und Gelenke. Manchmal werden Nerven als weiteres Gewebe genannt. An jedem Punkt dominiert eines dieser Gewebeelemente. So unterscheiden wir 11 Muskel-, 41 Blutgefäß-, 27 Sehnen-, 8 Knochen- und 20 Gelenkmarmas (siehe Übersicht auf Seite 22).

Die Marma-Typen

Mamsa – Muskel

- Stanarohita (2x)
- Indrabasti (4x)
- Talahridaya (4x)
- **Guda** (1x)

Geben Kraft, stärken Agni, sind Energiespeicher, liegen zentral.

Besitzen vorwiegend Kapha-Pitta-Qualitäten

Sira – Blutgefäße

- Apanga (2x)
- **Sthapani** (1x)
- Shringataka (4x)
- Phana (2x)
- Sira Matrika (8x)
- **Manya** (2x)
- **Nila** (2x)
- Apalapa (2x)
- Lohitaksha (4x)
- Apastambha (2x)
- Stanamula (2x)
- Brihati (2x)
- **Hridaya** (1x)
- **Nabhi** (1x)
- Parshvasandhi (2x)
- Urvi (2x)
- Bahvi (2x)

Steuern die Blutversorgung, Durchblutung und den Wärmehaushalt.

Besitzen vorwiegend Pitta-Qualitäten

Asthi – Knochen

- Shankha (2x)
- Amsaphalaka (2x)
- Nitamba (2x)
- Katikataruna (2x)

Schützen die sensitiven und schmerzempfindlichen Bereiche des Körpers, verleihen Stabilität.

Besitzen vorwiegend Vata-Kapha-Qualitäten

Sandhi – Gelenk

- **Adhipati** (1x)
- Simanta (5x)
- Avarta (2x)
- Krikatika (2x)
- Kurpara (2x)
- Manibandha (2x)
- Kukundara (2x)
- Janu (2x)
- Gulpha (2x)

Sind die Messfühler im Gelenk, koordinieren Standfestigkeit, Tanz, Bewegung, Feingefühl, Vata-Sensitivität und Raumorientierung.

Besitzen vorwiegend Vata- und Shleshaka-Kapha-Qualitäten

Snayu – Sehnen

- Vidhura (2x)
- Utkshepa (2x)
- Kakshadhara (2x)
- Amsa (2x)
- Ani (4x)
- **Basti** (1x)
- Vitapa (2x)
- Kurchashira (4x)
- Kurcha (4x)
- Kshipra (4x)

Vermitteln Elastizität, Schnelligkeit, Anpassung und Schnellkraft.

Besitzen vorwiegend Vata-Kapha-Qualitäten

Alle 107 Marmas in der Übersicht, traditionell geordnet nach dem Gewebetyp, den sie kontrollieren und an dem sie vorwiegend lokalisiert sind. Die sieben Mahamarmas sind fett hervorgehoben (Nila und Manya werden als ein zentrales Marma betrachtet).

Vielfältige Formen der Marmatherapie

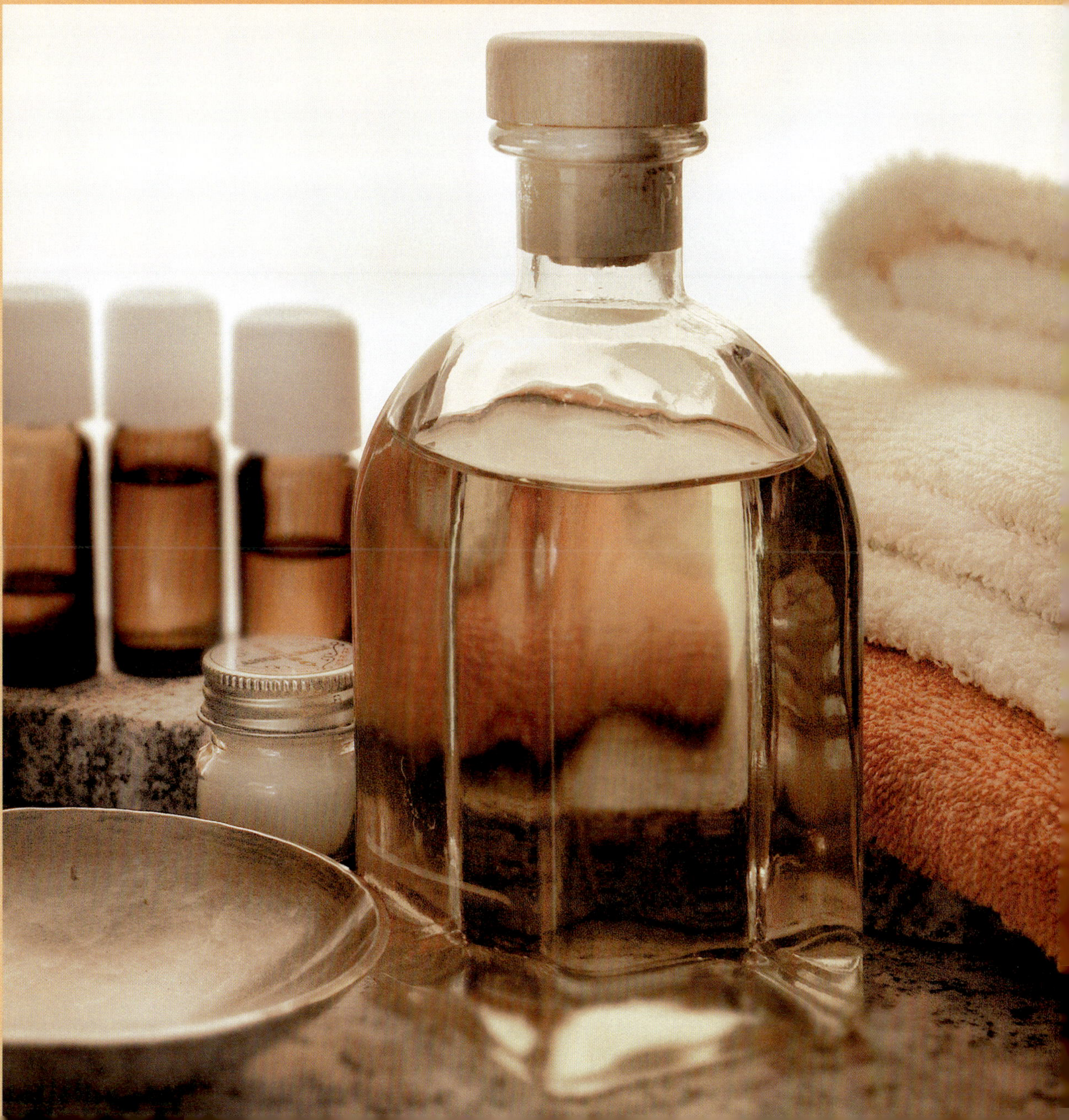

Die unterschiedlichen Therapiemöglichkeiten

Marmapunkte können auf ganz unterschiedliche Weise behandelt werden. Massage mit und ohne Öl ist zunächst der übliche Weg. Aber selbst Aufmerksamkeit auf dem Punkt, ohne ihn überhaupt zu berühren, hat schon einen starken und eigenen Effekt. Um diesen zu spüren, sitzen Sie bequem, aber aufrecht, schließen die Augen, atmen einmal tief und ruhig durch die Nase ein und aus. Dann richten Sie Ihre Aufmerksamkeit auf ein Marma. Es kann ein relativ kleines sein, wie etwa das Marma zwischen Daumen und Zeigefinger, *Kshipra,* oder ein großes wie das Herz- oder Blasenmarma. Wenn Sie ganz natürlich dort hinfühlen, werden Sie es beleben. Sie spüren seine Energie, vielleicht sogar die Gefühle, die in ihm gespeichert sind, oder einen Teil seiner Funktionen. Manchmal ist es sogar möglich, den Verlauf eines Meridians, der aus dem Marma kommt oder dorthin führt, zu verfolgen.

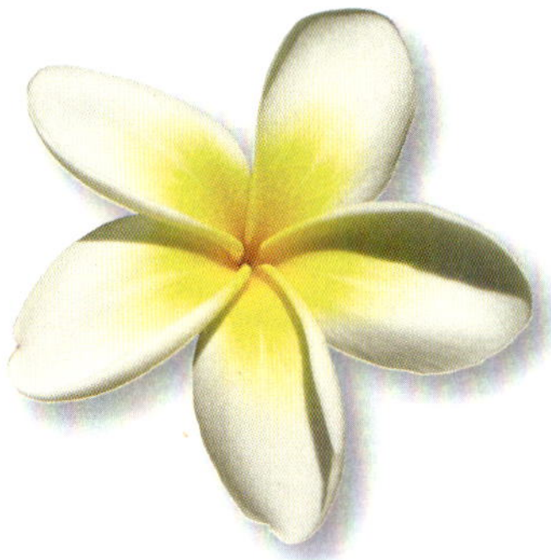

20 Möglichkeiten zur Behandlung der Marmas

1. Reine Aufmerksamkeit ohne Berührung
2. Berühren mit Aufmerksamkeit
3. Marma-Massage mit und ohne Öl
4. Ölbad am Marma: Basti
5. Salben am Marma: Ahjana
6. Gussbehandlung des Marmas mit Öl, Ghee, Lassi oder anderen Flüssigkeiten: Marmadhara
7. Breiauflage, Kräuterumschlag: Lepam
8. Farben, lokale Wärmeanwendung, Rotlicht, Hotstone-Therapie
9. Edelstein-Lichttherapie und Farbtherapie
10. Klangschale
11. Pflanzliche und mineralische Präparate, Rasayanas
12. Ernährung, Tees und mit unterschiedlichen Pflanzen und Mineralien versetzte Heilwässer
13. Metalle, Ringe, Schmuck
14. Aromen
15. Vedische Musik- und Klangtherapien: Ghandharva-Veda, Rezitation vedischer Texte
16. Vedische Zeremonien zur Stärkung positiver Einflüsse: Yagyas
17. Yogaübungen: Asanas
18. Finger- und Körperstellungen: Mudras
19. Atemübungen: Pranayama
20. Sammlung und Meditation

Richtige **Berührung** heilt

Geistige Berührung ist sicher die subtilste Form der Marmatherapie. Einfaches Berühren mit der Hand kommt dem aber an Feinheit und Subtilität sehr nahe. Im Alltag berühren wir meist unbewusst bestimmte Marmas. So legen wir bei Leibschmerzen instinktiv unsere Hand auf den Bauch, den Handteller genau über dem Nabel. Damit beruhigen und stärken wir das Nabelmarma, *Nabhi,* den Herrscher über den Bauch und seine Organe. Bei Kopfschmerz fassen wir uns an die Schläfe oder reiben daran und befreien so den gestauten Energiefluss in *Shankha,* dem Schläfenmarma. Auch eine Mutter behandelt häufig die Marmas ihres Kindes! Wenn es weint, streicht sie ihm liebevoll und tröstend über den Kopf, dort wo *Adhipati,* das Scheitelmarma, sitzt. Es hat den beruhigendsten Einfluss von allen Marmas auf das erregte Nervensystem.

Salben, Kräuter und Öle **am Punkt**

Ganz bekannte Marmaanwendungen, auch in unserer westlichen Naturheilmedizin, sind Salben, Wärmepackungen oder Kräuterauflagen. Denken Sie an die Brustsalbe bei einer Erkältung. Sie öffnet die Atemwege, unterstützt das Abhusten von Schleim und hat einen befreienden Effekt auf Bronchien und Lunge. Wir reiben die Salbe ja genau auf dem Herzmarma, *Hridaya,* ein. Es ist das energetische Zentrum für den gesamten Brustraum mit all seinen Organen.

Ayurveda arbeitet viel mit ausgeklügelten Ölen, die an Marmas aufgetragen werden. Gemeint ist nicht nur der inzwischen auch im Westen sehr bekannte Stirnguss mit warmem Öl, *Shirodhara,* oder kühlendem Joghurtwasser, *Takradhara,* oder mit Ghee. Es gibt daneben sehr einfache, aber wirksame Anwendungen, auch für den Hausgebrauch. Wenn Sie etwa an Schlaflosigkeit, Angst oder Nervosität leiden, nehmen Sie einige Tropfen eines nervenberuhigenden Kräuteröls und reiben es abends vor dem Schlafengehen mit der flachen Hand sanft und beruhigend am Scheitel ein. Hier sitzt das *Adhipati*-Marma, es fördert Ruhe, Schlaf und gute Nerven.

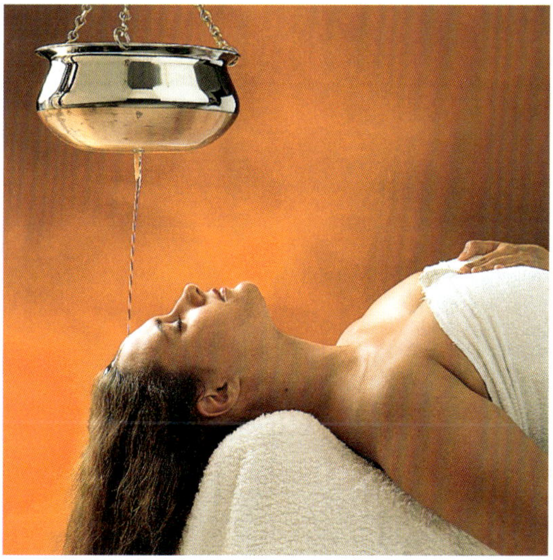

Shirodhara: warmer Ölguss auf dem Stirnmarma, Sthapani

Rasayanas – Verjüngungsmittel des Ayurveda

Ayurveda befasst sich intensiv mit der Erhaltung von Jugend und Gesundheit. Ein wichtiger vorbeugender Therapieansatz dabei ist die Behandlung mit solchen Pflanzen- und Mineralpräparaten, die Körper und Geist mit den feinsten lebensförderlichen Nährstoffen der Natur versorgen, den Rasayanas. Die zum Teil aufwendig hergestellten Mittel bewirken, dass der Nährsaft des Lebens, das *Rasa*, zu allen Zellen und Organen transportiert wird und die ordnende Intelligenz und wache Bewusstheit im Organismus aufrechterhalten wird. Rasayanas wirken dabei immer auch gezielt auf die Marmas und die Nadis, die sie klären und funktionstüchtig halten. Besonders wichtig ist ihr verjüngender Einfluss auf die großen Bewusstseinsfelder des Körpers, die Mahamarmas. Die Frucht des überall in Indien wachsenden Amlabaumes zum Beispiel klärt das Dritte Auge, *Sthapani*, und stärkt das Ojas im Herzen und im Nabelmarma. Die Brahmipflanze ist ein wertvolles Nerven- und Gehirnmittel, fördert Gedächtnis und Konzentration und wirkt spezifisch auf das Scheitelmarma, *Adhipati*. Langkornpfeffer (Sanskrit: Pippali) ist eine der besten Heilpflanzen zur Stärkung des Verdauungsfeuers; es hat eine äußerst klärende Wirkung auf die Transportkanäle des Körpers, auch auf die Energiebahnen und die Marmas im Allgemeinen. Pippali stärkt vor allem das Nabelmarma, aber auch die beiden Augenmarmas *Avarta* und *Apanga*. Im Kapitel »Marmatherapie bei Alltagsbeschwerden« (ab Seite 127) werden wir auf die Rasayanas zurückkommen und sie gezielt einsetzen.

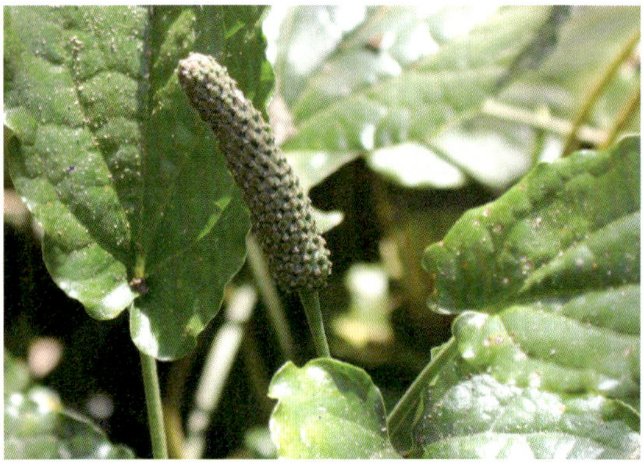

Langkornpfeffer, Blätter und Frucht

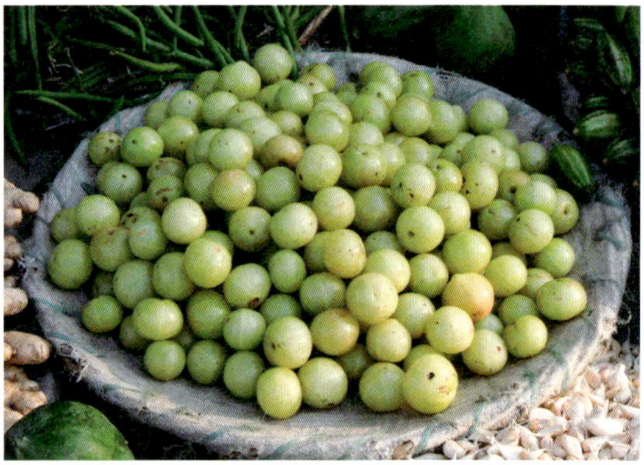

Früchte des Amlabaums

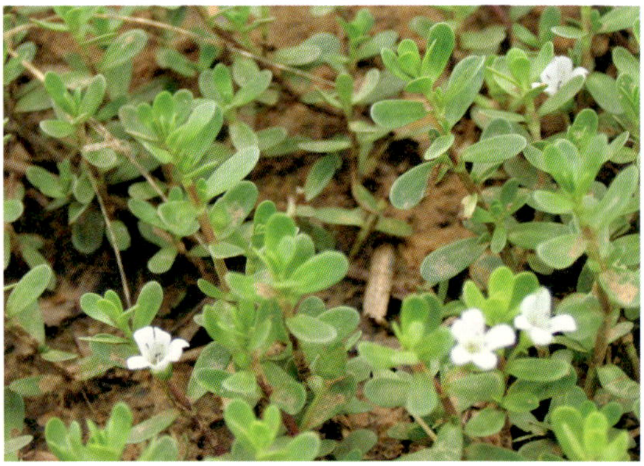

Brahmi-Pflanze mit Blüten

Das Ölbad am Marma

Im Ayurveda gibt es eine weitere Spezialität mit Ölen, die tief greift und ebenfalls direkt über einem Marma angewendet wird. Man nennt diese Therapie ein lokales *Basti*, also eigentlich einen »Einlauf«. Basti hat im Ayurveda mehrere Bedeutungen: die Blase, das Blasenmarma, ein Einlauf oder eben ein Ölbad über einem Körperteil. In der Abbildung rechts oben wird ein sogenanntes *Kati-Basti,* das Ölbad über den Marmas am unteren Rücken, gezeigt. Aus Mehl und Wasser wird zunächst ein ölundurchlässiger Ring um die Stelle geformt. Dann wird gut warmes Heilkräuteröl eingegossen, das für etwa 20 Minuten verbleibt und einwirkt.

Öl und Heilpflanzen wirken in dieser Zeit äußerst wohltuend und heilend in allen Schichten des Körpers: in der Bewusstseinsschicht der Aura an der Grenze zur Haut, in der Haut selbst mit ihren Reflexzonen zu den inneren Organen und in den tieferen Schichten bis hin zur Muskulatur. Beim *Kati-Basti* werden vor allem die Marmas des Kreuz-Darmbein-Gelenks, die beiden *Kukundaras,* und verschiedene kleinere Vitalpunkte seitlich und in der Mitte der Wirbelsäule erfasst. Alle Punkte werden mit den heilenden Essenzen harmonisiert und energetisiert, und der Missklang, die dissonante Schwingung, die bei einer Krankheit vorherrscht, wird vom Öl absorbiert und neutralisiert.

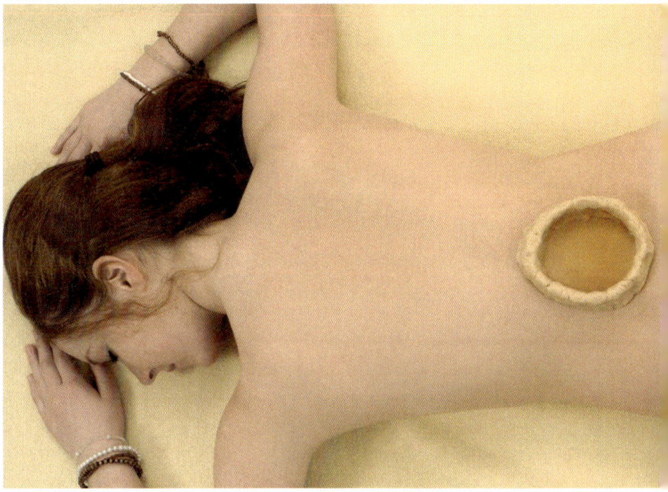

Kati-Basti, das Ölbad über den Marmas des unteren Rückens

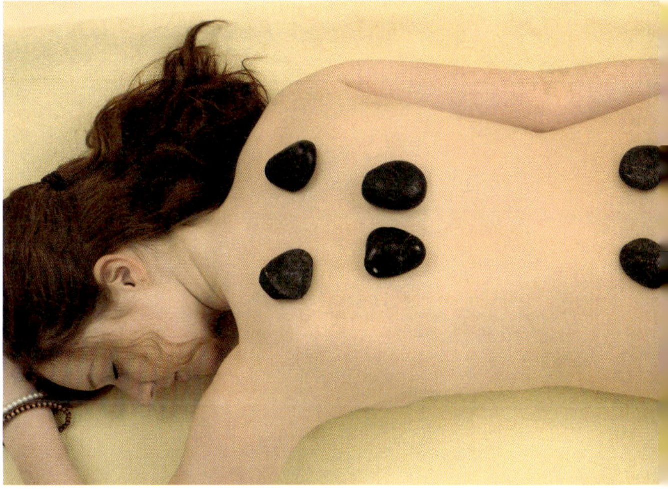

Auch die Hotstone-Therapie kann direkt an Marmas angewendet werden.

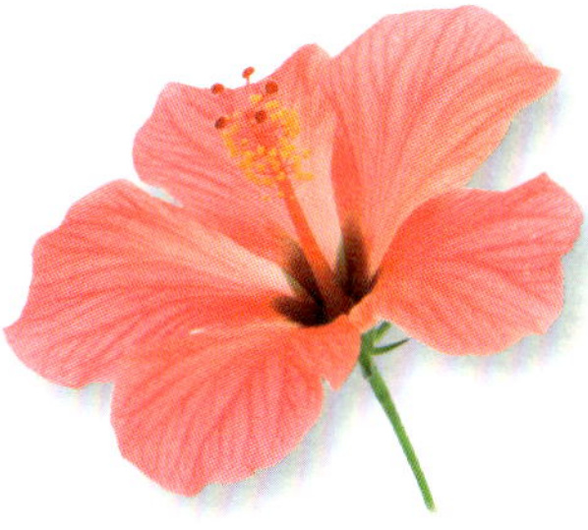

Die Behandlung über die fünf Sinne

Unsere Sinne sind die Pforten zu unserem Bewusstsein, das alle Marmas miteinander verbindet. Jede Sinneswahrnehmung, ob Farbe, Duft, Geschmack, Klang oder Berührung, wirkt unmittelbar auf Marmas. Wenn wir Rot sehen oder rotes Licht auf unsere Haut fällt, dann wird Pitta in den Marmas angeregt. Blau kühlt das Pitta dagegen, vermehrt aber Vata. Grün wiederum beruhigt angeregtes Vata, stärkt aber Kapha. Farbmischungen aus diesen drei Grundfarben der additiven Farbmischung beeinflussen auf diese Weise das System der Doshas und Marmas, und zwar entsprechend ihrem Farbanteil. Auch die verschiedenen Lichtspektren und Heilenergien von Edelsteinen bieten sich für eine Marmatherapie an. Wir können sie direkt am Punkt auflegen, am geeigneten Finger als Ring tragen oder mit Edelsteinlicht-Strahlern die Marmas bestrahlen.

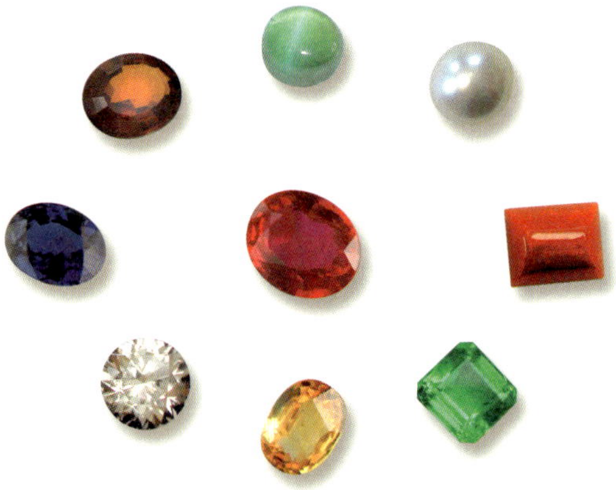

Die Navaratnas, die neun wichtigsten Edelsteine der ayurvedischen Medizin

Auf jeden Sinnesreiz reagiert unser Geist-Körper-System mit seinen Marmas. Der bewusste Einsatz eines bestimmten Geschmacks in einem Tee, etwa bitter, süß oder scharf, der beruhigende Duft von Lavendel, bestimmte Melodien, die Frequenzen von Klangschalen oder die Klänge der Natur treten in Resonanz mit den Marmas und harmonisieren sie. Klangschalen können sogar direkt mit Hautkontakt oder über einem Marma angewendet werden.

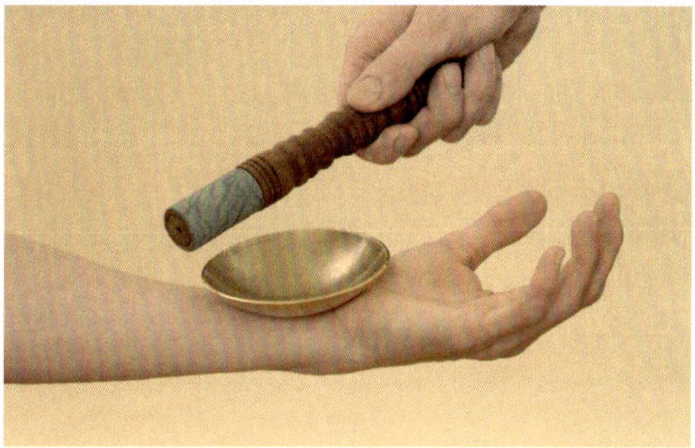

Behandlung des Handgelenkmarmas mit einer Klangschale

Marmas reagieren auf
Klang und Musik

Die Marmas sind wie hochsensible Sende- und Empfangsstationen, die zwischen dem inneren Wesen des Menschen und den Frequenzen der Umwelt Informationen austauschen. Jede Veränderung im Bewusstsein, die unsere Schwingung beeinflusst, ruft unmittelbar Auswirkungen auf die Information und das Schwingungsverhalten der Marmapunkte hervor.
Ein Experiment zeigt einen verblüffenden Effekt 1. Misst man den Hautwiderstand der kleinen Marma- oder Akupunkturpunkte an Fingern oder Zehen und stellt sie grafisch dar, dann hat jeder Mensch seine individuelle Messkurve, sozusagen einen Fingerabdruck der Energieladung dieser Marmas 2. Sie erlaubt eine Aussage über die energetische Balance, über Gesundheit und Kranksein. Die Ausgangskurve bei der Testperson ist eingeengt (blaue Kurve), die Energie der Vitalpunkte ist schwach, und der Messkreis ist unrund, unausgewogen. Die Testperson hörte dann wenige Minuten vedische Klänge, eine Rezitation des Rik-Veda. Danach verbesserte sich das Bild erstaunlich. Der Kreis der Messpunkte hat sich deutlich vergrößert, das Energieniveau wurde angehoben, und die Messkurve ist nun nahezu rund, fast perfekt. Das bedeutet: Die gemessenen Marmas sind jetzt energetisch sehr ausgeglichen, was einer großen Harmonie im Organismus entspricht.

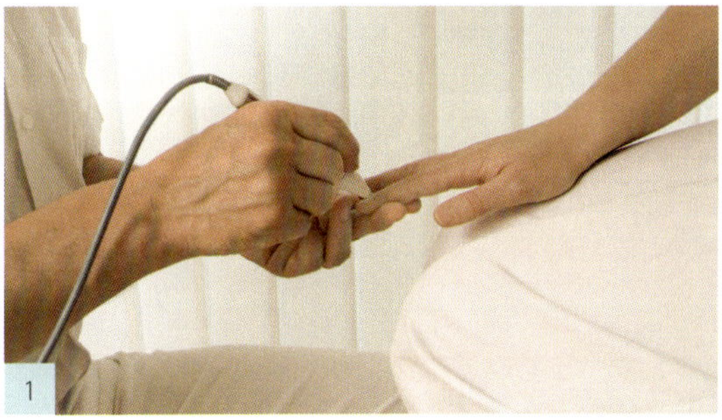

1

Messung des Hautwiderstands an Marmapunkten

Wirkung vedischer Rezitation auf das Energieniveau von Marmapunkten

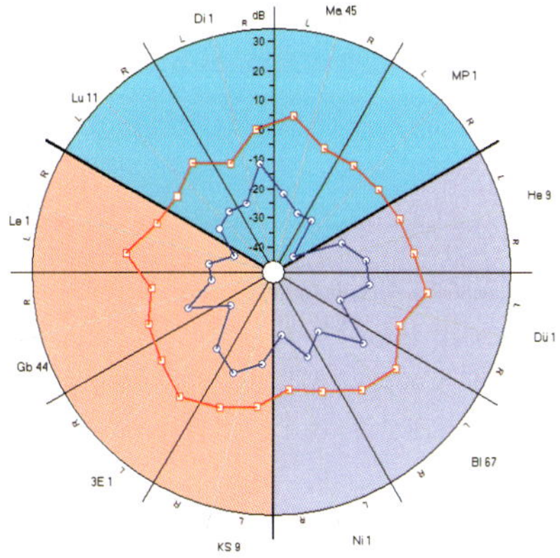

2

Messkurve der Hautwiderstände an Marmapunkten. Blaue Kurve vor, rote Kurve sechs Minuten nach dem Hören von Rik-Veda-Rezitation. Die Kurve ergibt fast einen idealen Kreis im Normbereich.

Sehr einfach anzuwenden ist die vedische Musiktherapie, Gandharva-Veda. Nach den Tageszeitenrhythmen komponiert, gibt es auf Tonträgern sanfte Melodien und Klänge für jede Stunde des Tages. Ob instrumental oder Gesang, die Musik beruhigt den Geist minutenschnell und unmittelbar, führt ihn nach innen, zurück zur Quelle aller Marmas, zum Selbst. Schon fünf bis zehn Minuten dieser Heilmusik sind ausreichend, um die Marmas wirksam und spürbar zu harmonisieren (siehe »Die heilenden Klänge des Ayurveda«, Seite 140).

Marmas und Meditation

Meditation ist ein sehr wirksamer geistiger Weg, die verschiedenen Marmas in unserem Organismus zu harmonisieren, mit Prana, Lebensenergie, aufzuladen und die Ordnung und Gesundheit in Geist und Körper zu stärken oder wiederherzustellen. Transzendentale Meditation, die direkt aus der vedischen Tradition hervorgeht, benützt ein Klangwort, ein *Mantra,* das den Geist von den groben Ebenen des Denkens mühelos und ohne Konzentration zur Stille ohne Gedanken führt. Das Mantra ist hier nicht nur ein bequemes Fahrzeug für den Geist, es hat auch direkte heilende Wirkung auf die Marmas im Körper.

Yoga, Mudras und Atemübungen

Die Körperübungen des Yoga, die *Asanas,* dienen dazu, den Marmas Raum zu geben. Sie laden sie mit Energie auf und unterstützen die körperlich-geistige Aufarbeitung der in Marmas gespeicherten Erfahrungsmuster. Auch bestimmte Körper- und Fingerstellungen, die *Mudras,* können ganz gezielt und effektiv zur Harmonisierung von Marmas eingesetzt werden. Wir widmen den Mudras und Asanas zwei eigene kleine Kapitel (Seite 110 ff. und Seite 119 ff.). Dort werden auch einfache Atemübungen für die Marmas beschrieben, durch die wir Prana allgemein stärken und harmonisieren und damit den Marmas und Nadis Energie zuführen können.

Die Yagya-Zeremonie

Eine Zeremonie, die sich an das Göttliche in der Schöpfung wendet und unser Bewusstsein in Verbindung mit ihm bringt, wird im vedischen Gesundheitsansatz *Yagya* genannt. Ein Yagya ist eine zeremonielle Handlung, die traditionell von sogenannten *Pandits* ausgeübt wird. Sie dient dazu, dem Betreffenden, für den sie ausgeübt wird, einen heilenden, schützenden und segnenden Einfluss zu bringen. Auch jedes Gebet, jeder gute Gedanke oder jede Meditation, die uns zurück zur Stille des Herzens führt, kann als Yagya bezeichnet werden. Das Gleiche gilt für ein gutes Leben im Einklang mit sich und den Gesetzen der Natur oder das Ritual eines Priesters vor seinem Altar. Jedes Marma repräsentiert nach der vedischen Lehre ein göttliches Wirkprinzip, ein Naturgesetz, *Devata.* Marmas, die oft aufgeladen sind mit negativen Gefühlen und Erfahrungsmustern, können durch das Yagya-Prinzip geheilt werden.

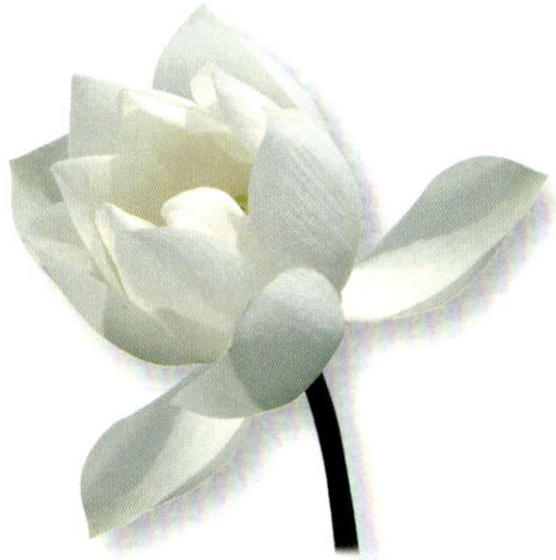

Die Behandlungs-techniken

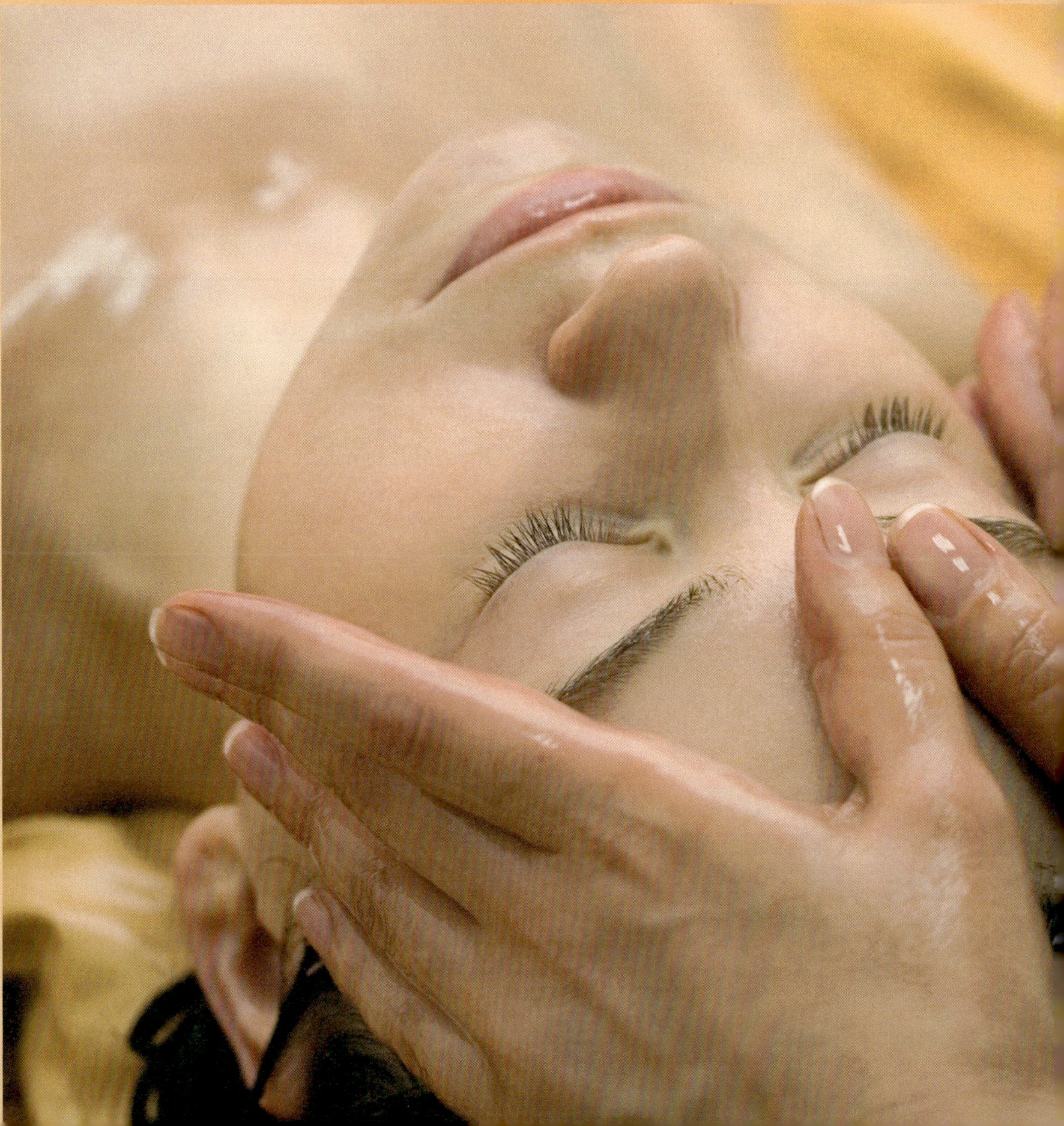

Allgemeine Regeln für die Marmabehandlung

Die Marmatherapie ist dann am wirksamsten, wenn sie einfach bleibt und ganz natürlich wirkt. Die verschiedenen Techniken, der Einfluss der einzelnen Finger der therapierenden Hand, das passende Öl, die Wahl und die Reihenfolge der zu behandelnden Punkte – all das erweitert die Möglichkeiten und verbessert die Wirkung. Aber nichts von alledem ist so wichtig wie Sie selbst, Ihre Einstellung, Ihre Aufmerksamkeit und Ruhe bei der Behandlung und die Natürlichkeit, mit der Sie Marmas berühren, fühlen und behandeln. Ihre Finger sollten natürlich fließen und gleiten, und Sie sollten grundsätzlich mit der Absicht herangehen, Wohlbefinden zu erzeugen.

Äußere Bedingungen und Vorbereitung

Der Behandlungsraum sollte angenehm temperiert sein, denn während der Behandlung sinkt der Stoffwechsel ab, und der Körper wird leicht frieren. Halten Sie deshalb auch eine warme Wolldecke bereit, und sorgen Sie dafür, dass die Behandlung ruhig und ungestört vonstattengehen kann. Ihre Hände sollten warm sein. Um sie zu energetisieren, können Sie die Hände, am besten gleich mit dem Öl, das Sie zur Behandlung verwenden, kurz aneinanderreiben.

Bevor Sie beginnen, stimmen Sie sich für einen Augenblick ein. Schließen Sie die Augen, atmen Sie einmal tief aus und ein und sammeln sich, bis Ihre Gedanken etwas zur Ruhe gekommen sind. Zu Beginn der Behandlung können Sie (oder Ihr Partner) das Pranayama (Seite 126) für zwei oder drei Minuten anwenden. Die subtile Atemtechnik beruhigt, harmonisiert nachgewiesen zwischen linker und rechter Hirnhälfte und führt den Marmas und Nadis vermehrt Heilenergie, Prana, zu.

Die Bedeutung des Drucks bei der Massage

Marmas und Nadis können mehr auf der körperlichen oder mehr auf der Bewusstseinsebene behandelt werden. Wir kennen im Westen herkömmliche Massagen, die auf das Bindegewebe oder die Muskulatur einwirken, sie sind in der Regel kräftig. Auch die Marmamassage wird in Südindien, vor allem in der Siddha-Medizin, meist mit deutlichem, manchmal sehr starkem, zum Teil sogar schmerzhaftem Druck und raschen Bewegungen ausgeführt. Dadurch lassen sich Gewebeverquellungen, muskuläre Verhärtungen oder Stauungen auflösen. Wenn Sie jedoch einmal mit einem guten Heilkräuteröl eine sehr sanfte Behandlung erleben, dann werden Sie einen gravierenden Unterschied zwischen sanft und druckintensiv merken: Die weiche Methode wirkt auf der Ebene des Bewusstseins, dort wo Marmas ihren Ursprung haben, die grobe vorwiegend auf der Ebene des Körpers.

Die Techniken, die wir in diesem Buch zur Selbst- und Partnerbehandlung beschreiben, sind fast ausschließlich sanft, führen zur inneren Stille und wirken daher primär auf der Ebene des Bewusstseins und sekundär im Körper und seinen Organen. Wir nennen sie daher *Sukshma,* die sanfte Marmabehandlung.

Die Strichführungen

Ganz wesentlich für die Marmatherapie sind die unterschiedlichen Strichführungen und Kreisbewegungen:

- **Die kreisförmige Massage am Punkt:** Im Uhrzeigersinn belebt sie das Marma, entgegen dem Uhrzeigersinn beruhigt sie es oder wirkt entgiftend über die zugehörigen Energiebahnen, Körperkanäle und Organe.
- **Die Massage mit Längsstrichen:** Sie bahnt die Energie in den Nadis, bringt sie in Fluss und befreit den Kanal von Energiestau und Ablagerungen. Auf-und-ab-Striche aktivieren zusätzlich den Stoffwechsel im Nadi. Striche in nur eine Richtung unterstützen den Energiefluss oder beruhigen ihn, je nachdem, in welche Richtung die Energie im Nadi fließt.
- **Die verteilende Massage:** Striche seitlich oder nach unten weg von einem Marma werden oft durchgeführt, wenn das Marma entlastet werden muss, zum Beispiel an einer Schmerzstelle, Verletzung oder bei angestauter Energie im Rahmen einer Krankheit.
- **Ausleitende oder Energie aufbauende Massage:** Aus- und ableitende Massagen werden von oben nach unten durchgeführt, also etwa von der Schulter zur Hand. Energie aufbauende Massagen dagegen verlaufen umgekehrt von unten nach oben, zum Beispiel vom Kreuzbein zum Scheitel, wenn Prana von den unteren Marmas zum Scheitelmarma geführt werden soll.
- **Kräftiges Reiben:** Schnelles und kräftiges Reiben an einer schmerzhaften oder verspannten Stelle verteilt die angestaute Energie und bringt unmittelbare Erleichterung.
- **Klopfen oder leichtes Klatschen:** Durch dosiertes Klopfen an einem Marma mit dem Mittelfinger, der die Vitalität von Pitta in sich trägt, können wir bei bestimmten Marmas einen Weckimpuls setzen. Dabei wird Prana stimuliert und in Bewegung gesetzt. Bei größeren Marmas hat leichtes Beklatschen mit der flachen Hand den vergleichbaren Effekt. In der südindischen Kalari-Kampfkunst (siehe auch Seite 21) geben sich die Kämpfer intensive Energieimpulse, indem sie sich während des Kampfes kräftig auf Marmas am Oberschenkel klatschen.
- **Berühren ohne Massage:** Diese Methode wirkt erstaunlich gut. Wir legen dabei nur den Daumen, die Finger oder die Hand auf das Marma und lassen sie ruhevoll und stärkend einwirken. Man kann auf diese Weise mit und ohne Öl behandeln.

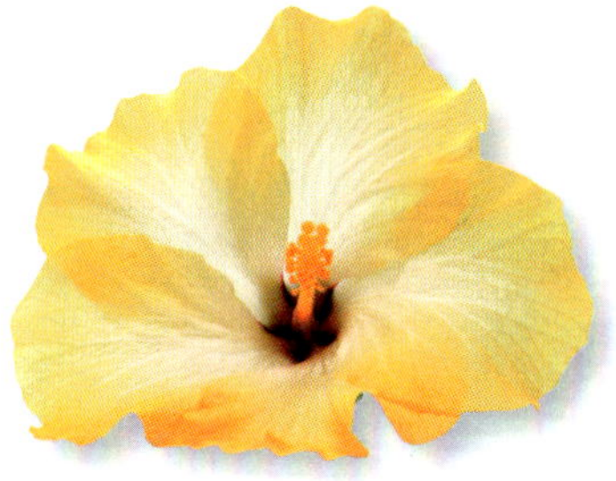

Die Anzahl der Massagestriche – das 1-3-5-7-Schema

Aus unserer rational-westlichen Sichtweise scheint es für den Organismus keinen Unterschied zu machen, welche Anzahl an Kreisen oder Strichen in einer Behandlungssequenz aufeinanderfolgen. Die vedischen Weisen haben jedoch ein Gespür dafür entwickelt, welche Bereiche der menschlichen Physiologie durch eine bestimmte Anzahl von Massagebewegungen angesprochen werden. Wir werden bei den meisten Punkten eine bestimmte Abfolge einhalten, die wir kurz als *1-3-5-7-Schema* bezeichnen:

- **1** Umkreisung oder ein Auf-und-ab-Strich am Marma regt die Bildung des feinsten Fluidums, Ojas, an und bringt es zum Fließen.
- **3** Umkreisungen oder Strichbewegungen in Folge schwingen die drei Doshas ein und erzeugen ihren harmonischen Dreiklang.
- **5** Umkreisungen oder Strichbewegungen in Folge berühren die fünf Elemente, *Mahabhutas*, und verteilen sie ausgewogen.
- **7** Umkreisungen oder Strichbewegungen transportieren Ojas zu den sieben Gewebe- oder Strukturprinzipien, den Dhatus, und stärken diese.

Innerhalb dieser Serie folgt nach jedem Zyklus eine kurze *Ruhepause auf dem Punkt*, in der die Körperintelligenz ungestört wirken und heilen kann.

Die Massage kann also auch mal kräftiger und schneller sein. Vor allem Kapha-Personen sprechen darauf anfangs besser an. Sie sind allgemein unempfindlicher und empfinden stärkeren Druck angenehmer. Auch die Anzahl der Striche und Kreise können vom Schema abweichen. Jede Situation ist neu, und jeder Mensch ist anders, dem sollten sich die Behandlungen anpassen dürfen. Probieren Sie also durchaus beide Methoden aus: das empfohlene Schema und Ihre individuelle, vom Gefühl geführte Massage am Punkt.

Den Punkt zur Stille führen

Die sanfte Marmabehandlung wird sehr wirksam, wenn wir den Punkt von der Stille zur Dynamik und wieder zurück zur Stille führen. Wir legen die Hand oder den Finger ruhig auf den Punkt, auf den wir vorher etwas Öl gegeben haben. Dann führen wir sehr ruhige Kreis- oder Längsbewegungen durch, enden dann langsamer werdend wieder in Stille am Punkt, lassen die Hand, den Finger für ein bis zwei Atemzüge dort ruhen. Diesen Vorgang wiederholen wir so oft, wie bei den Punkten im Therapieteil jeweils angegeben.

Ein Schema für alle Marmas

Wenden Sie das 1-3-5-7-Schema auch bei der Selbst- oder Partnerbehandlung der einzelnen Marmas (ab Seite 41) an – es sei denn, es ist dort ein anderes Schema angegeben. Unabhängig von diesem Schema können Sie aber auch frei nach Gefühl und Wohlbefinden therapieren, vor allem bei der Selbstbehandlung.

Im Uhrzeigersinn behandeln
Bezogen auf die rechte Hand, werden für dieses Buch und seine Anwendungen alle Kreisbewegungen im Uhrzeigersinn durchgeführt, wenn bei den Punkten nicht anders angegeben. Davon abweichende Vorgehensweisen bedürfen medizinischer Erfahrung und orientieren sich am Einzelfall, Situationen also, die wir hier nicht darstellen können.

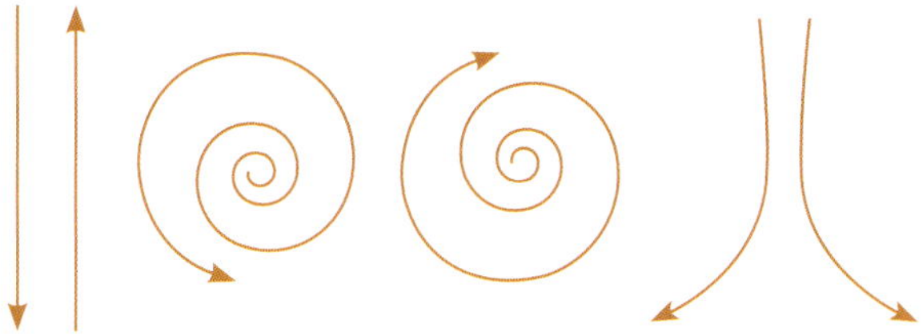

Die verschiedenen Strichführungen, grafisch dargestellt

Die Bedeutung und Wirkung der Finger und Flächen der Hand

Jeder Finger hat eine besondere energetische Ausstrahlung und Wirkung. Sie richtet sich nach den fünf Elementen der ayurvedischen Medizin, die den einzelnen Fingern zugeteilt werden.

- **Daumen: Raum** (und alle anderen Elemente)
- **Zeigefinger: Luft**
- **Mittelfinger: Feuer**
- **Ringfinger: Wasser**
- **kleiner Finger: Erde**

Der *Daumen* enthält alle Eigenschaften, seine Kuppe repräsentiert das Zentralnervensystem, das Gehirn. Aus ihm strömt vermehrt Prana, die Lebensenergie. Er eignet sich sehr gut zur Behandlung kleinerer und mittlerer Marmas.
Am *Zeigefinger* ist vor allem *Vata,* am *Mittelfinger Pitta* und am *Ringfinger Kapha* präsent. Mit diesen Fingern können wir gestörte Doshas gezielt ausgleichen. Zu viel Vata können wir also zum Beispiel mit dem Pitta- oder Kaphafinger oder mit beiden gleichzeitig beruhigen. Im *Zentrum des Handtellers* ist konzentriert Prana vorhanden. *Talahridaya,* das Herz der Hand, werden wir daher oft bei der Behandlung einsetzen, vor allem dann, wenn wir Ruhe und Stärke in einem Marma vermitteln wollen. Oft ist das bei den großen Marmas angezeigt.

Mit welcher Hand behandeln?
Die rechte Hand steht nach ayurvedischer Auffassung unter dem Einfluss der Sonne, aus ihr strömt erwärmende Energie. Die linke Hand dagegen wird vermehrt vom Mond genährt, sie hat eher kühlende Wirkung. Wir behandeln im Allgemeinen immer dann, wenn es bequem ist und es sich anbietet, mit der rechten Hand. Die linke dagegen unterstützt dann gegenüber dem Behandlungspunkt. Es gibt aber Körperzonen, die wir einfacher mit der linken Hand oder einem ihrer Finger erreichen. Dann unterstützt die rechte. Nehmen Sie es entspannt: Es ist wichtiger, sich bequem zu fühlen, als verkrampft einer Regel folgen zu wollen, denn nur dann können Heilkräfte fließen.

Hinweis für angeborene Linkshänder:
Für Sie gelten umgekehrte Vorzeichen. Wenn rechts angegeben, behandeln Sie mit Ihrer bevorzugten linken Hand und umgekehrt.

Marmas **außen und innen** – harmonische Partnerschaft

Alle Punkte, die am Rücken und außen am Körper sind, haben mehr schützende Funktion. Sie sind tendenziell unempfindlicher und von männlicher Natur. Die Punkte an der Innenseite und vorne am Körper haben vermehrt empfangende und wahrnehmende Eigenschaften. Sie sind allgemein sensibler und empfindlicher, von weiblicher Natur. Die Punkte außen zu innen verhalten sich also wie Vater und Mutter oder Mann und Frau in einer perfekten Partnerschaft und Ehe. Sie unterstützen sich gegenseitig, jeder auf seine Weise, und die dem Partner innewohnenden Eigenschaften.

► Die Bedeutung des Unterstützungspunktes
Jedes Marma hat somit einen Unterstützungs- oder Kontrapunkt, der ihm genau gegenüber liegt. Ein Beispiel: Der Unterstützungspunkt des zentralen Marmas im Handteller, dem Talahridaya, liegt genau gegenüber auf dem Handrücken. Im klassischen indischen Tanz wird dieses äußere Marma sogar angezeichnet (Abbildung Seite 110). Das Unterstützungsmarma ist für die Behandlung äußerst wichtig. Während wir mit der einen Hand ein Marma massieren, legen wir die andere schützend auf seinen Gegenpunkt. Marmas sind Felder von Bewusstsein im Körper, sie sind zart, sensibel und verletzlich. Wenn wir das Marma schützen, fühlt es sich geborgen und kann sich vertrauensvoll mit all seinen Qualitäten unserer Therapie öffnen.

Das **richtige Öl** wählen

Die richtige Wahl des Öls ist äußerst wichtig, denn ein guter Teil der heilenden Wirkung einer Marmabehandlung kommt von den Wirk- und Duftsubstanzen, die das Marma aufnimmt! Wir können hochqualitative Fertigöle verwenden oder uns selbst ein Marma-Öl mischen. Dazu benötigen Sie zunächst eine körperfreundliche Ölgrundlage, die sich für Massage eignet. Sie können diese auch alleine zur Behandlung verwenden. Wirksamer wird sie aber, wenn Sie einige Tropfen eines gezielt gewählten Aromaöls dazumischen. Die Übersicht auf der rechten Seite gibt hierzu Anhaltspunkte.

► Bei **Vata-Störungen** oder sehr sensitiven, Vata-betonten Personen eignen sich als Grundlagenöle besonders Mandel, Sesam oder Jojoba.

► **Pitta** dagegen fühlt sich wohler mit Kokos-, Sonnenblumenöl oder Ghee. Diese wirken kühlend, sie gleichen überschießendes Pitta aus. Besonders die sonnenempfindliche, helle, oft sommersprossige Haut von Pitta-Persönlichkeiten verträgt diese Öle besser. Butterreinfett, also Ghee, können Sie auch pur anwenden, direkt auf dem Marma oder, wie im Text meist angegeben, mit einer anderen Substanz zu einer Paste vermischt, und dann auftragen oder einreiben.

► Die eher fettige **Kapha-Haut** oder generell Kapha-Ansammlung im Organismus verlangt dagegen stoffwechselanregende Basisöle wie Sesamöl, dem Sie wahlweise ein anregendes, belebendes und somit Kapha-reduzierendes Aromaöl beimischen können.

Aromaöle gibt es im Fachhandel (siehe Seite 141), achten Sie aber auf Reinheit und Qualität. Die hochqualitativen VedAroma-Öle® des Maharishi Ayurveda sind für diesen Zweck besonders geeignet und erfüllen alle Anforderungen an ein wirksames Aromatikum für die Marmabehandlung. In der Übersicht rechts sind leicht zugängliche Öle und ihre Anwendung in Verbindung mit den Doshas aufgelistet.

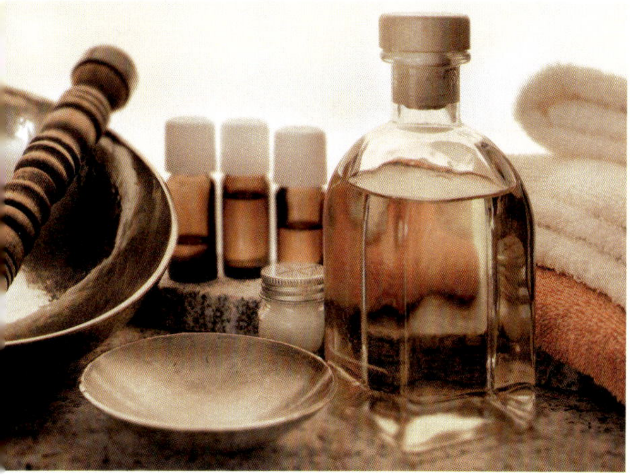

Utensilien für die Behandlung

Öle vorbereiten

Sesamöl sollte vor der Anwendung »gereift«, das heißt einmal kurzzeitig erhitzt worden sein. Gereifte Öle erhalten Sie auch im Fachhandel (siehe Seite 141). Vor Beginn der Behandlung werden die Öle etwas angewärmt. Stellen Sie das Öl in einer Schale bereit, zum Beispiel auf einem Schemel, über den ein Handtuch gelegt ist. Geben Sie dann nach Bedarf einige Tropfen eines aromatischen Öls in die Ölgrundlage und vermischen es etwas. Das Marma-Öl ist fertig.

Öle zur Marmabehandlung

Vata-beruhigend *(erwärmende, krampflösende, beruhigende schwere Öle):*
Anis, Zimt, Zedernholz, Kalmus, Nelke (auch schmerzstillend), Weihrauch (auch entzündungshemmend), Fenchel (auch entblähend), Geranie, Muskatnuss (wirkt stark beruhigend auf das Nervensystem), Baldrian, Jasmin (auch geistig erhebend), Zitrone, Orange, Zitronengras (alle auch erfrischend), Rose (auch bei Herzenskummer), Rosenholz, Basilikum, Lotus (auch spirituell erhebend), Brahmi (stärkt das Nervensystem), Arnika, Beinwell (beide nach Verletzung schmerzstillend)
Basisöle: Mandel, Sesam, Jojoba
Fertigpräparate: Vata-Massageöl, Himmlische Ruhe I Massageöl, Joint-Sooth-Öl oder MA 628 Gelenköl (Schmerzen, Muskel- und Gelenkschmerzen, Arthrose); Aromaöle: Nidra (für tiefen Schlaf), Smooth Cycle (Menstruationsbeschwerden)

Pitta-ausgleichend *(kühlende, süß duftende Öle):*
Rose, Sandelholz, Minze (vor allem kühlend), Koriander, Kampfer, Chrysantheme, Zitronengras (auch erfrischend), Myrrhe, Weihrauch, Khuskhus
Basisöle: Kokos, Ghee (Butterreinfett), Sonnenblume
Fertigpräparate: Pitta-Massageöl; Aromaöle: Pitta-Aromaöl, MA 634 Minzöl, Even Temper (emotionale Pitta-Störungen)

Kapha-abbauend *(belebende, leichte, bitter-herbe, würzig-scharfe, erwärmende oder öffnende Öle):*
Ingwer, Nelke, Majoran, Ajowan, Anis, Rosmarin, Kampfer, Kalmus, Wacholder, Pinie, Eukalyptus
Basisöl: Sesam
Fertigpräparate: Kapha-Massageöl; Aromaöle: Kapha-Aromaöl, MA 634 Minzöl (Verschleimung, auch zur Inhalation), Blissful Joy (depressive Verstimmung)

Die Reihenfolge der Behandlung der einzelnen Marmas

Sie können sich darauf beschränken, ein einziges Marma zu behandeln, wie im nächsten Kapitel Punkt für Punkt beschrieben. Wirksamer und Teil der ärztlichen Kunst ist aber natürlich, die geeignete Kombination von Marmas je nach Gesundheitsstörung zu wählen und in der richtigen Reihenfolge zu behandeln. Hierzu sind allerdings großes medizinisches und ayurvedisches Wissen und Können erforderlich. Dieses Know-how zu vermitteln, ist Ausbildungskursen in der Marmatherapie vorbehalten. Wir haben aber einige Standardkonzepte für Alltagsbeschwerden (ab Seite 127) angegeben, die Sie mit dem Wissen dieses Buches gut und erfolgreich umsetzen können. Dort wird die Vorgehensweise beschrieben.

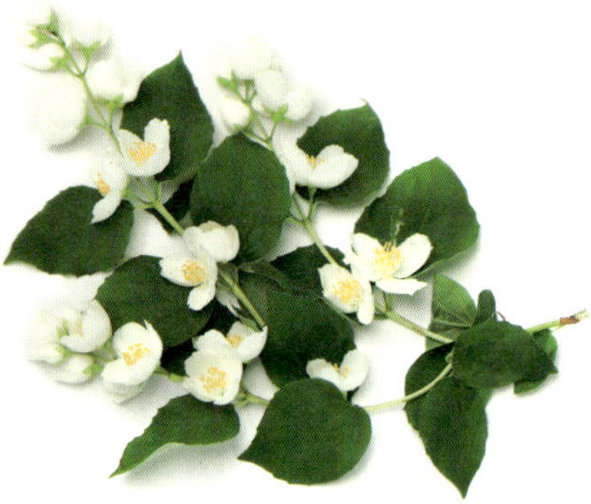

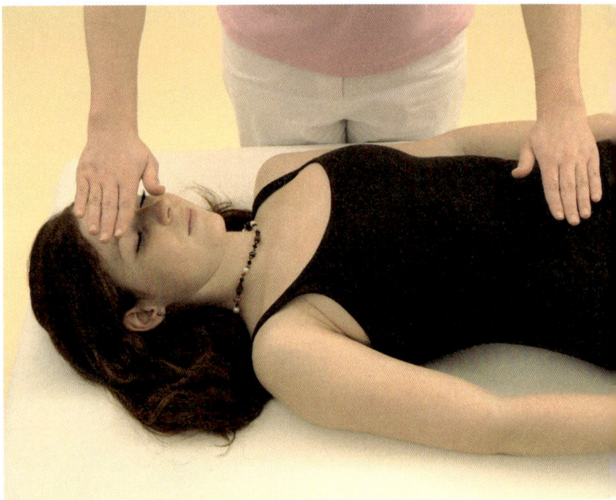

Kontaktaufnahme vor einer Marmabehandlung

Vor der Behandlung: Kontaktaufnahme

Zu Beginn jeder größeren Behandlung nehmen wir mit unseren Händen Kontakt mit den drei großen Marmas von Herz, Blase und Stirn auf, ohne diese körperlich zu berühren. Unsere Hände ruhen dabei eine Handbreit über den entsprechenden Arealen. Schließen Sie dabei die Augen und schenken Sie diesen Punkten für zwei bis drei Atemzüge etwas Aufmerksamkeit (siehe Abbildung oben). Diese Sammlung kann auch dazu dienen, uns auf unser eigenes Wohlbefinden oder das des Partners einzustimmen.
Bei peripheren Marmas an Händen und Füßen können wir auch direkten Kontakt aufnehmen, indem wir das Marma für einige Augenblicke zwischen unseren Händen geborgen ruhen lassen.

Tipps für die Selbstbehandlung

Es ist ein gewisser Unterschied, ob Sie sich selbst oder jemand anderen behandeln. Bei der Selbstbehandlung spüren Sie selbst jeden Punkt genau, er fühlt sich sensitiver an. Sie haben dann auch das Gespür für den richtigen Druck, die Anzahl der Kreise, die der Punkt verlangt, das Wohlbefinden, das sich schon während der Behandlung einstellt, und eventuell sogar für die Fernwirkungen in Organen oder anderen Körperbereichen, die mit den Behandlungspunkten in Verbindung stehen.

Musik zur Begleitung?

Nein, bitte keine Begleitmusik! Bei dieser Behandlung führen Sie in die Stille zurück. Musik, auch wenn Sie angenehm und entspannend ist, lenkt die Aufmerksamkeit nach außen, während die Behandlung nach innen führt, was ein Widerspruch ist, der den Geist verspannt. Vor der Behandlung können Sie durchaus einige Minuten Entspannungsmusik abspielen. Am besten wirkt Maharishi-Gandharva-Musik, die Sie im Fachhandel auf CD oder Kassette (siehe Seite 141) erhalten.

Wichtig für den Erfolg sind diese Regeln:

- Bevor Sie beginnen, legen Sie sich alles, was Sie brauchen, zurecht. Ein Hocker mit einem Handtuch, eine Schale mit angewärmtem Öl. Ein ruhiger Raum, in dem Sie sich für einige Minuten ungestört entspannen und behandeln können, bietet ideale Voraussetzungen.
- Sitzen oder liegen Sie bequem. Wenn Sie auf dem Boden sitzen oder liegen, dann achten Sie auf eine bequeme Unterlage, eine warme Decke oder eine Yoga-Matte.
- Atmen Sie vor Beginn einmal durch die Nase ruhig und tief ein und aus. Das entspannt und befreit etwas von den angesammelten Tagesgedanken.
- Behandeln Sie sich mit geschlossenen Augen und einfühlsam. Achten Sie auf die Rückmeldungen Ihres Körpers.
- Die Anzahl der empfohlenen Kreise und Massageabfolgen sind eine Orientierung. Achten Sie mehr auf Ihr Wohlbefinden, anstatt innerlich mitzuzählen und sich so vom eigentlichen Behandlungsvorgang abzulenken.
- Ruhen Sie nach einer Behandlung für einige Minuten. Gehen Sie nicht sofort in die Kälte, der Stoffwechsel sinkt während der Behandlung ab. Strecken und bewegen Sie sich erst und machen Sie sich warm, bevor Sie zur Tagesordnung übergehen.
- Genießen Sie Ihre Behandlung, gönnen Sie sich diese wertvolle Zeit, und planen Sie diese Wohltat für Geist und Körper regelmäßig ein.

Tipps für die
Partnerbehandlung

Die Wirkung einer Marmatherapie steht und fällt mit Ihrer Achtsamkeit! Die Partnerbehandlung erfordert Sammlung und ein gutes Gespür in Ihren Händen. Im Idealfall werden Sie spüren, wie die Energie in den Marmas und Nadis Ihres Gegenübers zu fließen beginnt, sobald Sie mit der Behandlung anfangen. Sie werden auch merken, dass Sie regelrecht geführt werden von dem Bewusstsein Ihres Partners. Seine Körperintelligenz, die im besonderen Maße in den Marmas konzentriert ist, wird Sie leiten. Sie werden merken, wie stark der Druck auf ein Marma bei der Massage sein muss und wie ruhig oder schnell oder wie lange Sie den Punkt behandeln müssen. Während der ganzen Behandlung sollte Ihr Partner entspannt und ruhig sitzen oder liegen, und er sollte dabei die Augen geschlossen haben.

Das gilt es zu beachten, wenn Sie eine andere Person behandeln:

- Verhalten Sie sich ganz einfach und natürlich. Auch wenn Sie es sind, geben Sie sich nicht als Meister oder Heiler. Die Natur heilt, Sie behandeln!
- Bleiben Sie bei sich und in Ihrer Ruhe. Atmen Sie natürlich und normal. Stehen oder sitzen Sie bequem während der Anwendungen.
- Geben Sie nicht absichtlich Energie! Es geht nicht darum, etwas abzugeben, sondern Energie freizulegen. Schon die einfache Berührung eines Marmas, ganz ohne Absicht, setzt Impulse zur Heilung oder Besserung.
- Marmas sind die kosmischen Schaltzentralen unserer Physiologie. Es gilt sie zu schützen und zu stärken, nicht zu traktieren. Gehen Sie also primär behutsam und gefühlvoll mit den Energiepunkten um.
- Versuchen Sie nicht mehr zu bewirken, als die Natur im Moment zulässt und was möglich ist. Seien Sie vor allem anfangs zufrieden mit einfachen Wirkungen. Etwas mehr Wohlbefinden, ein angenehmes Gefühl von Harmonie beim Patienten, vermehrte Ruhe sind die ersten Zeichen des Erfolgs. Oft stellt sich eine Wirkung oder eine Besserung nicht während der Therapie, sondern erst in der Folgezeit ein. Das trifft vor allem für konkrete körperliche Störungen zu.
- Behandeln Sie als Laie nicht Krankheiten ohne Rücksprache mit einem Arzt oder Heilpraktiker.

Behandlungszeit

Im folgenden Kapitel gilt für die Partnerbehandlung die gleiche Behandlungszeit wie für die Selbstbehandlung, wenn nicht anders angegeben.

Die Marmas – ihre Bedeutung und Behandlung

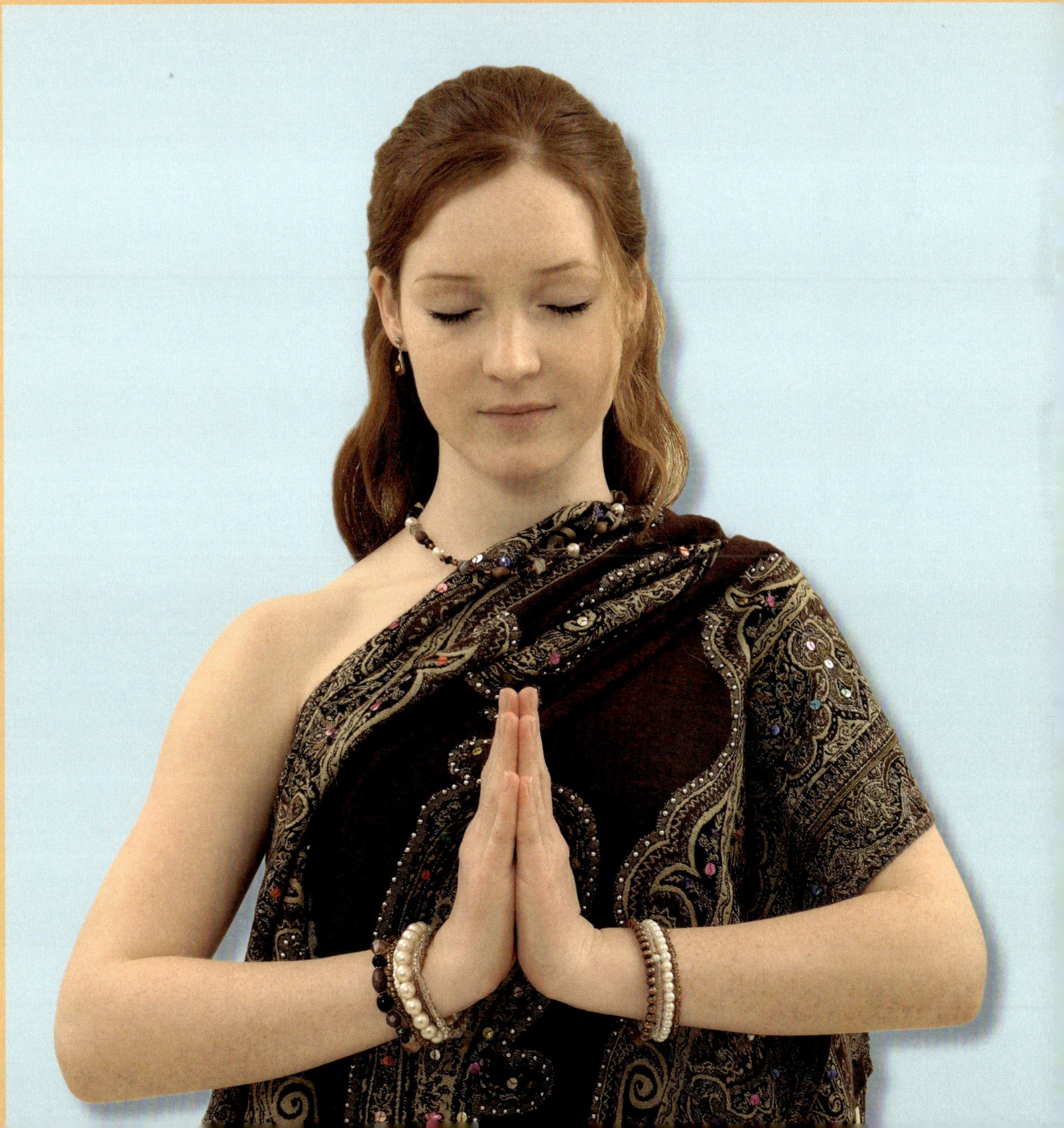

Die Marmas an Armen und Beinen

Hände und Füße sind die peripheren Repräsentanten der sieben großen, in der Mitte des Körpers gelegenen Marmas. Die Zentralregierung mit ihren sieben Ministerien hat an den Händen und Füßen sozusagen ihre Außenabteilungen, die die Vorhaben der Regierung in die Tat umsetzen und Vorgänge der Außenwelt den Ministerien der Zentralregierung melden. Die Kommunikation findet über die Leitungsbahnen in Armen und Beinen statt. Auf der feinstofflichen Ebene sind das wieder die Nadis für die Marmas. Diese Kommunikation wird in speziellen Kommunikationsbüros, den Marmas an den Gliedmaßen, kontrolliert und koordiniert.

An den Händen finden wir eine Reihe wichtiger Marmas, die vor allem mit der Sensibilität, mit dem Fühlen, mit dem Greifen und Begreifen der Umwelt zu tun haben. Diese Marmas empfangen und sie geben. Die Prana-Energie ist besonders intensiv lokalisiert an den Fingerspitzen und im Handteller. Die Marmas der Hand sind daher Areale konzentrierter Heilkraft für Behandlung, Berührung und Massage.

Das Prana der Krieger

Eine alte vedische Technik zur Vitalisierung mit Prana bestand darin, die Hände weit geöffnet zum Himmel zu strecken, quasi die Energie des Kosmos mit den Händen umfassend, dabei tief durch die Nase einzuatmen, um beim Ausatmen die Energie mit den Händen an bestimmte Marmas des Körpers zu führen. Diese Technik haben vor allem Krieger in vedischen Zeiten benützt, um sich mit Prana aufzuladen und die Marmas zu stärken und zu schützen.

Während die Hände vermehrt von den Elementen Luft und Raum beherrscht werden, den Kontakt nach außen und nach oben zum Himmel herstellen, stehen wir mit den Füßen auf der Erde. Sie sind der irdische Gegenpol. Die Elemente Erde und Wasser dominieren, wenngleich, wie bei allen Marmas, auch alle anderen Elemente und die drei Doshas, die sie formen, vorhanden sind, aber eben in unterschiedlicher Dominanz und Ausprägung. Arme und Beine werden von zahlreichen Energiebahnen durchzogen. Yoga-Schriften beschreiben zwei zentrale Nadis (Abbildung Seite 43). Sie haben ihren Ursprung in Guda, dem ersten der sieben Mahamarmas, fließen durch das Blasenmarma Basti und werden durch das Nabelmarma in Arme und Beine verteilt, die sie mit Prana-Energie versorgen. Sie enden jeweils im Zentrum des Tellers von Hand und Fuß (Talahridaya-Marma), von wo aus die Energie an die fünf Finger und Zehen, besonders an den Daumen und die Großzehe weiterverteilt wird. Die Spitzen von Fingern und Zehen und vor allem der Daumen und die Großzehe sind Öffnungen der Nadis nach außen und gleichzeitig die Eintrittsstelle für kosmische Energie zur Verteilung auf die Marmas von Händen und Füßen, aber auch für alle anderen Marmas des Körpers.

Die Marmas der rechten Körperseite und von rechtem Arm und Bein haben *solaren* Charakter, und ihre Behandlung wirkt mehr erwärmend, regt die Zirkulation und den Stoffwechsel an. Sie stärken Agni (Verdauungsfeuer) und vermehren Pitta. Die Marmas der linken Körperseite und von linkem Arm und Bein sind dagegen *lunar* beeinflusst, wirken bei einer Behandlung tendenziell mehr kühlend, verringern Entzündungen und unterstützen den Aufbau von Körpergeweben, den Dhatus. Sie stärken die von Kapha oder vom Element Wasser dominierten Funktionen des Körpers.

Neben diesen zentralen Nadis, die für Arme und Beine identisch sind, gibt es mindestens sechs weitere wichtige Versorgungsbahnen für Arme und Beine. Wir können hier zum Beispiel die Meridiane nehmen, die auch die Traditionelle Chinesische Medizin (TCM) beschreibt.

Die Marmas an Armen und Beinen sind einer Massage und anderen Behandlungen sehr gut zugänglich und eignen sich daher auch besonders für die Selbstbehandlung.

Verteilung der Prana-Energie über Nadis zu den Marmas

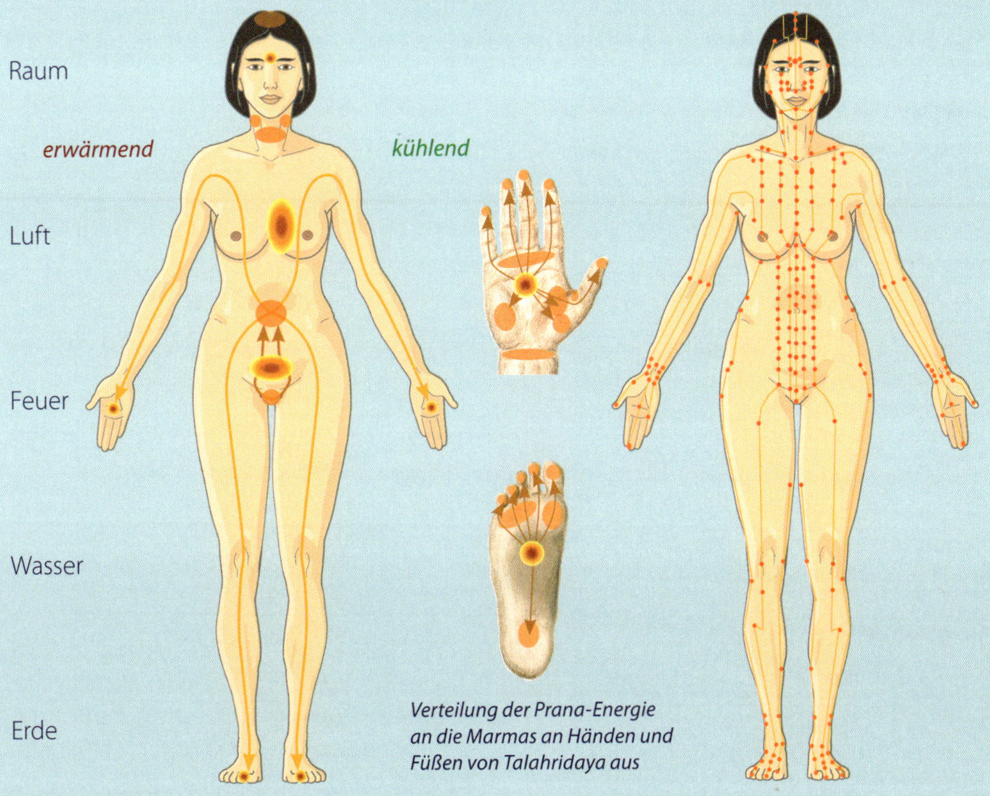

Verteilung der Prana-Energie an die Marmas an Händen und Füßen von Talahridaya aus

Die zwei zentralen Nadis, rechts Yashasvati-Nadi, links Hastijihva-Nadi, haben ihren Ursprung in Guda, dem Wurzelmarma. Die rechte Energiebahn hat erwärmende, die linke eher kühlende Wirkung.

Zahlreiche Nadis durchziehen den Körper und vernetzen die Marmas.

Das Zwischenfingermarma –
Kshipra

Kshipra heißt »schnell«, wegen seiner schnellen Wirkung bei der Behandlung, aber auch, weil es zu schnelle Bewegungen, etwa Konvulsionen, beruhigt. Es ist ein Sehnenmarma und verleiht Schnellkraft und Widerstandsfähigkeit.

Anwendung: Lösen von Krämpfen (Bronchialkrampf bei Asthma, Erregungszustände mit Krämpfen), Anregung des Lymphflusses, Erkältungskrankheiten, Hals-, Rachen-, Mandel-, Kehlkopfentzündung, Sinusitis, Nackenverspannung, Armschmerzen, Schulterschmerzen, Stuhlträgheit, Schmerzen allgemein, Vata-Störungen, nervöse Erschöpfung, Erschöpfungsdepression, Schilddrüsenstörungen.

Bedeutung: ► Kshipra sitzt in den »Schwimmhäuten« zwischen den Fingern. Es ist ein wichtiges und auch leicht zugängliches Sehnenmarma mit besonderem Bezug zum Lymphsystem, den Atemorganen, Kieferhöhlen, Rachen, Mandeln, Halswirbelsäule, Schulter, Dickdarm und Nervensystem. Kshipra aktiviert schnelle Bewegung, flinkes Denken und das Gedächtnis. Wir schnippen mit den Fingern, wenn uns schnell etwas einfallen muss.

Steuerfunktion: ► Kshipra zwischen Daumen und Zeigefinger ist der Sangam, der Zusammenfluss der Energiebahnen von Dickdarm und Lunge. Sein Zentrum ist der Punkt Dickdarm 4 der TCM. Er ist ein sogenannter Quellpunkt, hat starken Bezug zu Prana (Atemorgane, Nervensystem), stärkt das Immunsystem, beruhigt Vata, lindert Schmerzen, öffnet den Dickdarm-Meridian, wirkt auf das Gesicht (Augen, Nase, Mund und Ohren) und wird traditionell bei Erkältungskrankheiten, Schwitzen, Fieber, Gesichtslähmung, Gesichts-, Kopf-, Zahnschmerzen, Schwellungen, Augenkrankheiten eingesetzt. Sekundäre Kshipra-Areale liegen im Bereich der Schwimmhaut-Falten der anderen Finger, wo auch Reflexzonen für die Lymphorgane sitzen. Im Zentrum von Kshipra sitzen die sogenannten Baxie-Punkte der TCM.

Unmittelbare Wirkung: ► Entspannung des Handrückens, Muskelentspannung im Nacken der gleichen Seite, freiere Nasenatmung, eventuell Aufstoßen von Luft, fließende Empfindungen im Bereich des inneren oder äußeren Halses, Entspannung im Unterleib.

So finden Sie Kshipra: ► Das Haupttareal von Kshipra liegt zwischen Daumen und Zeigefinger, von der Außen- bis zur Innenseite der Hand reichend. Die sekundären Kshipra-Punkte liegen analog zwischen den übrigen Fingern.

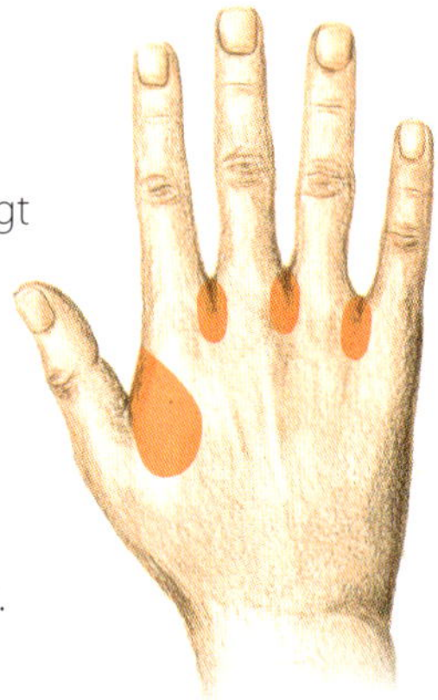

Überblick

Marmatyp: Snayu (Sehnenmarma);
Elemente: Feuer, Wasser; Doshas: Vata, Pitta
4 Punkte: je 2 an Händen und Füßen
Zentrales Marma: Nila/Manya, kommuniziert mit Apalapa und Lohitaksha des Arms
Wirkung: kontrolliert Lymphorgane des Halses und vor allem die Atemorgane, Kieferhöhle, Mandeln und Ohr und die aufwärts gerichtete Bewegung von Vata (Udana); hat Einfluss auf den Dickdarm, die Speicheldrüsen (Bodhaka); nährt das Herz (Sadhaka) und stärkt den oberen Rücken (Avalambaka)
Öle: zur Entspannung Vata-Massageöl; bei Erkältung MA 634 Minzöl, Kapha-Massageöl, Kapha-Aromaöl, Weihrauchöl

Selbstbehandlung

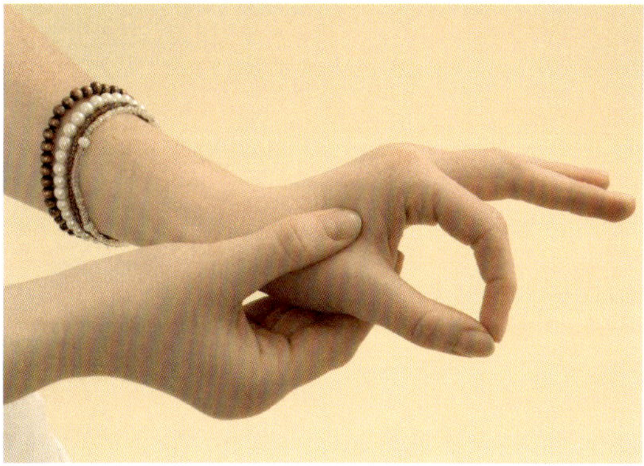

Kreisende Massage: ▶ Sitzen Sie bequem und aufrecht. Formen Sie mit Zeigefinger und Daumen das Gyan-Mudra, wie in der Abbildung gezeigt (siehe auch Seite 114), und massieren Sie dann mit dem Daumen mit sanftem Druck. Zeige-, Mittel- und Ringfinger liegen dem Gegenpunkt gegenüber auf der Innenseite der Hand, sie können die Massagebewegung sanft mitmachen.
Massieren Sie abschließend mit Daumen und Zeigefinger die weiteren Kshipra-Punkte an den »Schwimmhäuten« zwischen den Fingern mit kräftigeren Auf- und Abwärtsbewegungen. Wenn nicht anders angegeben, gilt hier wie bei allen anderen Marmas das Behandlungsschema 1-3-5-7 (siehe Seite 34).

Behandlungszeit: ▶ 2 bis 3 Minuten je Seite

Partnerbehandlung

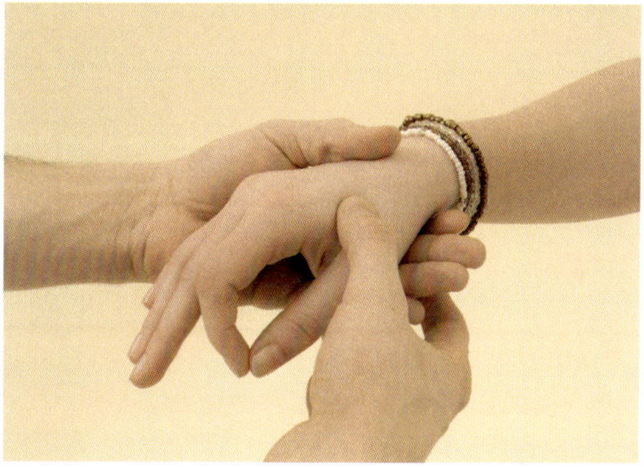

Sie wird analog zur Selbstbehandlung durchgeführt. Ihr Partner formt dabei ebenfalls das Gyan-Mudra.

Kontaktaufnahme: ▶ Umfassen Sie mit Ihrer linken Hand von unten die Hand Ihres Partners, und legen Sie von oben Ihre rechte Hand mit dem Handteller beruhigend und stärkend über den Punkt.

Das Herz der Hand – Talahridaya

Talahridaya heißt wörtlich »das Herz der Hand«. Es ist das Zentrum des Handtellers, ein Muskelmarma. Es speichert Energie und verteilt sie.

Anwendung: Nervosität und Unruhe, Abgespanntheit, Kummer, Sorgen, Verdauungsschwäche, Schmerzen oder Verspannungen in der Hand, nervöse Herzbeschwerden, Kreislaufstörungen.

Bedeutung: ► Talahridaya ist die ordnende und fühlende Intelligenz der Hand, das periphere Marma des Herzens selbst, und es herrscht über die Energie der Transformation, im Ayurveda Agni genannt. Über Talahridaya geben wir unsere Gefühle und Lebensenergie an unsere Umwelt weiter. Wir reichen jemandem die Hand zum Gruß, dabei berühren sich die Herzmarmas der Hände und tauschen sich aus. Im klassischen indischen Tanz, einer der Ausdrucksformen von Gandharva-Veda, der vedischen Musiktherapie, hat Talahridaya als Marma des Herzens und der Liebe eine wichtige Bedeutung und wird angezeichnet (siehe Abbildung Seite 110).

Steuerfunktion: ► Das zentrale Handmarma ist die Außenstelle der Regierung aller Marmas mit Hauptsitz im Herzen. Von hier aus wird Prana an die fünf Finger verteilt, von hier aus wird aber auch wahrgenommen, was draußen in der Welt passiert, und diese Informationen werden an das Herzmarma und alle anderen großen und kleinen Marmas weitergeleitet. Alle Handmeridiane haben Kontakt zu Talahridaya. So nimmt es Einfluss auf alle Körperfunktionen im oberen Körperbereich und im Verdauungssystem.

Unmittelbare Wirkung: ► Beruhigung, Wärmeempfinden im Bauch, Klärung des Geistes, Fluss von Prana, erkennbar als geistig belebende Wirkung und als Gefühl der Öffnung im Bereich der Nasenatmung.

So finden Sie Talahridaya der Hand: ► Das Marma liegt genau in der Mitte des Handtellers. Sein Unterstützungspunkt liegt am Handrücken gegenüber. Im Bild der Hände der Tänzerin (Abbildung Seite 110) wurden auch noch die Fingerkuppen rot angezeichnet; auch das sind Marmas, die mit dem Fühlen zu tun haben.

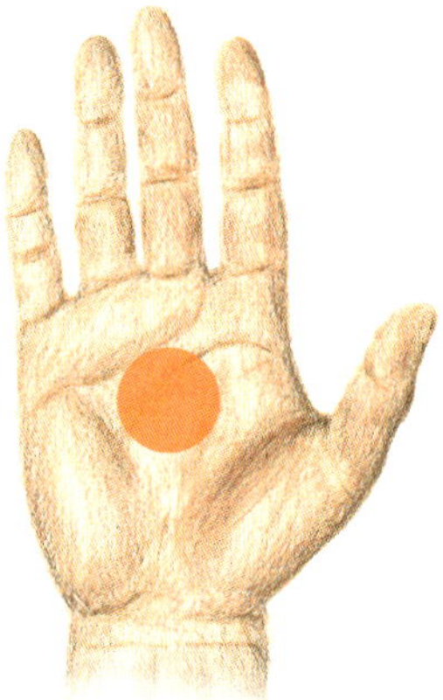

Überblick

Marmatyp: Mamsa (Muskelmarma);
Elemente: Wasser, Feuer; Doshas: Vata, Pitta
4 Punkte: jeweils 1 Punkt an linker und rechter Hand bzw. Fußsohle
Zentrales Marma: Hridaya
Wirkung: steuert die Emotionen, speichert Energie und bewahrt Stärke; kontrolliert Gefühl und Wahrnehmung des Herzens (Sadhaka), Verdauungskraft (Agni, Pachaka), Kreislauf (Vyana) und Prana
Öle: zur Beruhigung Vata-Massageöl, Zimt, Rose, Jasmin, Lotus, Vata-Aromaöl

Selbstbehandlung

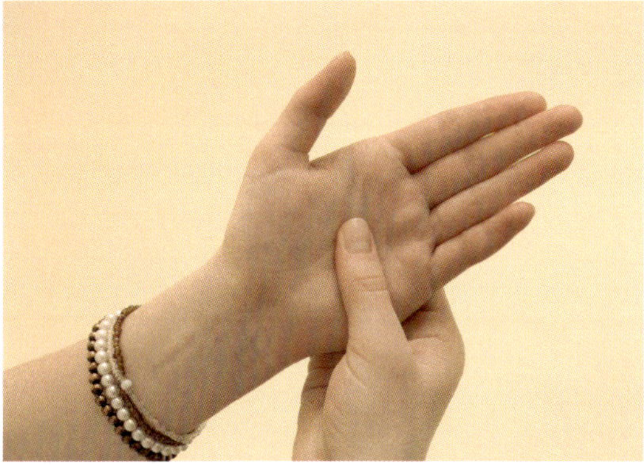

Kreisende Massage: ► Sitzen Sie bequem und aufrecht. Umgreifen Sie die zu behandelnde Hand so, dass der Daumen auf dem Marma zu liegen kommt und Ihre Finger den Gegenpunkt am Handrücken unterstützen. Massieren Sie nur mit sanftem Druck im Uhrzeigersinn.

Behandlungszeit: ► 3 bis 5 Minuten je Seite

Partnerbehandlung

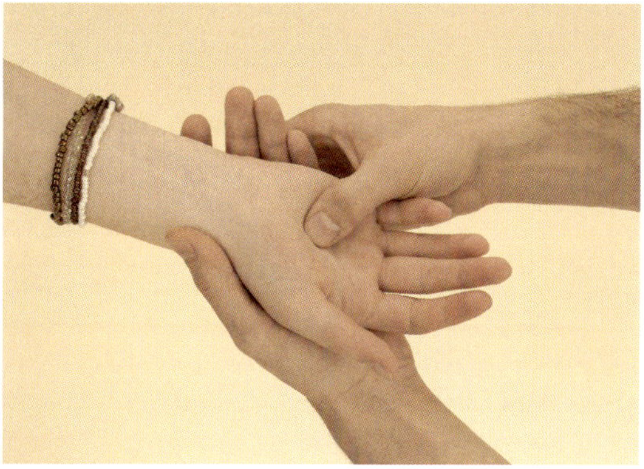

Sie wird analog zur Selbstbehandlung durchgeführt. Umfassen Sie die nach oben geöffnete Hand Ihres Partners mit Ihrer linken Hand von unten und schenken ihr so Geborgenheit. Mit Ihrem rechten Daumen massieren Sie sanft den Punkt.

Kontaktaufnahme: ► Umfassen Sie die nach oben geöffnete Hand Ihres Partners mit Ihrer linken Hand von unten, mit der rechten von oben und hüllen sie so in Liebe, Ruhe und Geborgenheit.

Das Handgelenkmarma – Manibandha

Manibandha bedeutet das, was die Hand (mit dem Arm) verbindet. Als Gelenkmarma überwacht es Bewegung und steht für Flexibilität.

Anwendung: Vata-Störungen, Verspannungen am Handgelenk, allgemeine Gelenkschmerzen und Neigung zur Arthrose, Nacken- und Rückenschmerzen, geistige Müdigkeit, Konzentrationsstörungen, Schlafstörungen, Nervosität, Asthma bronchiale, Tinnitus, Karpaltunnelsyndrom, stressbedingte Darmfunktionsstörungen.

Bedeutung: ► Manibandha umfasst das ganze Handgelenk. Es schließt drei kleinere Punkte an der Innenseite und drei weitere an der Außenseite ein. Der zentrale Punkt (Bindu) liegt an der Innenseite des Handgelenks, an der Verbindung von Speiche und Handwurzelknochen. Im Handgelenk sitzen Feingefühl, das schnelle Denken, Kreativität und Heiterkeit. Etwas »locker aus dem Handgelenk schütteln« bezeichnet spezifische Bewusstseinseigenschaften des Handgelenkmarmas.

Steuerfunktion: ► Am Handgelenk werden mindestens sechs Energiebahnen, jeweils drei außen und drei innen, für Vata, Pitta und Kapha von dem Marma koordiniert. Sie haben unter anderem Verbindung zu Lunge, Herz, Kreislauf, Dickdarm, Dünndarm, Hormonsystem, Augen, Zähnen, Ohren, Schulter, Nacken und Rücken. Entsprechend werden Atemwege (Prana, Udana), Hormonsystem (Shukra), Herz-Kreislauf-Funktionen (Vyana, Sadhaka) und die Geschmeidigkeit von Gelenken allgemein (Shleshaka) von Manibandha kontrolliert. Drei weitere wichtige Marmapunkte kommen dazu: die Pulstaststellen für Vata, Pitta und Kapha am Puls der Speichenarterie.

Unmittelbare Wirkung: ► Beruhigung des Geistes, innere Sammlung, allgemeine Entspannung, Entspannung im Handgelenk, Nacken und Rücken.

So finden Sie Manibandha: ► Umgreifen Sie das Handgelenk so, dass der Daumen quer über den Beugefalten des Handgelenks liegt. Er deckt nun das Marma von innen vollständig ab. Der Zeigefinger liegt auf den korrespondierenden äußeren Unterstützungspunkten des Handgelenkmarmas. Zusammen bilden sie das Handgelenkmarma.

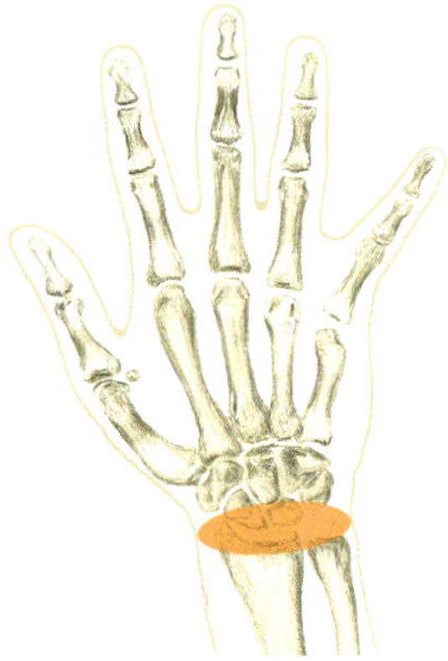

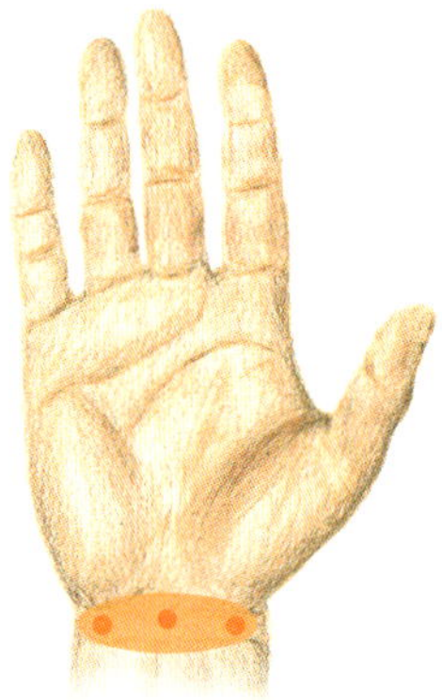

Überblick

Marmatyp: Sandhi (Gelenkmarma);
Elemente: Luft, Feuer; Dosha: Vata
2 Areale: je eines an jedem Arm
Zentrales Marma: Hridaya
Wirkung: kontrolliert alle drei Doshas, vor allem aber Vata; kontrolliert die Ölung der Gelenke (Shleshaka), Herz-Kreislauf (Vyana), Gefühle (Sadhaka), Atemorgane (Prana, Udana) und Verdauung (Pachaka); stärkt Knochen (Asthi), Rücken und die Wirbelsäule (Avalambaka); wirkt beruhigend auf die Ohren (Tinnitus)
Öle: Ghee, Pitta-Öl, Rose (bei Hitze im Gelenk, Pitta-Störungen); Vata-Massageöl, Lavendel (beruhigend); Rosmarin (den Kreislauf anregend)

Selbstbehandlung

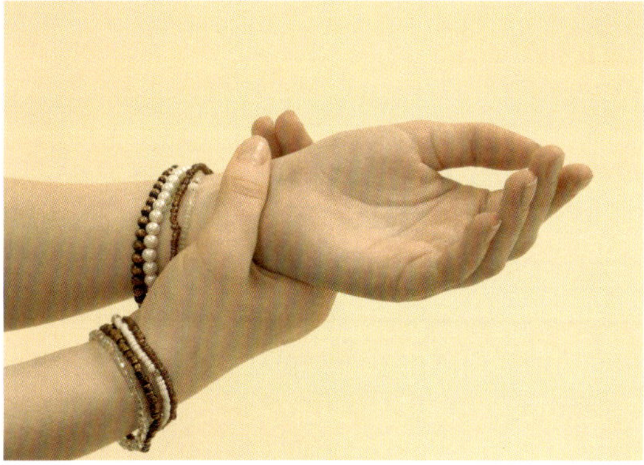

Grundstellung und kreisende Massage: ▶ Sitzen Sie bequem und aufrecht. Atmen Sie einmal ruhig und tief durch die Nase ein und aus. Umfassen Sie nun das Handgelenk so, dass der Daumen, wie in der Abbildung gezeigt, quer über den Handgelenksfalten liegt. Das ist die Grundstellung.
Die Daumenkuppe liegt nun auf dem zentralen Punkt (Bindu). Zeige-, Mittel- und Ringfinger kommen gegenüber an der Außenseite zu liegen. Anstatt nun mit dem Daumen zu massieren, drehen Sie einfach das Handgelenk selbst zwischen Daumen und Fingern hin und her. Auf diese Weise massieren Sie bequem alle Punkte um das Handgelenk, die vom Manibandha-Marma eingeschlossen werden.
Sie können das Behandlungsschema 1-3-5-7 anwenden oder frei nach Gefühl und Wohlbefinden behandeln.

Grundstellung und Manibandha-Mudra: ▶ Nach jeweils einem Zyklus nehmen Sie wieder die Grundstellung ein und schenken dem Marma für ein bis zwei Atemzüge Ruhe. Entspannen Sie dabei die gehaltene Hand, sie fällt locker zurück. Spüren Sie die Ruhe und Entspannung, die sich in Körper und Geist einstellen.

Die Grundstellung wirkt wie ein Mudra. Sie entwickelt die Fähigkeit des geistigen Loslassens, schenkt Frieden und Vertrauen. Sie können sie auch für sich alleine beliebig oft zur Entspannung und Sammlung anwenden. Abends wirkt sie schlaffördernd.

Behandlungszeit: ▶ 1 bis 3 Minuten je Seite

Partnerbehandlung

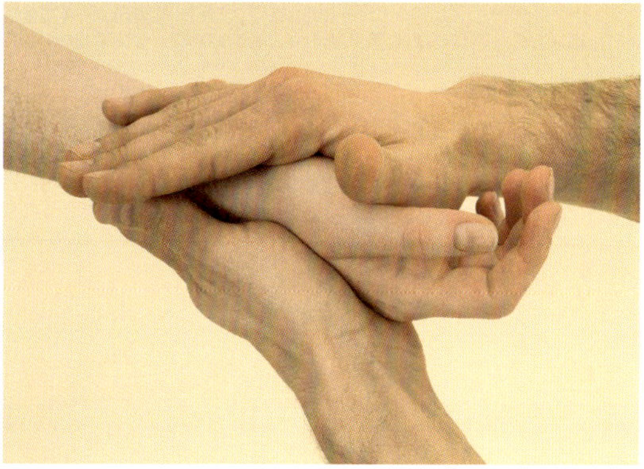

Kontaktaufnahme: ▶ Umfassen Sie das Handgelenk mit beiden Händen so, als möchten Sie es schützen und ihm Geborgenheit schenken. Verweilen Sie für einen Augenblick in dieser Ruhestellung (siehe Abbildung).

Kreisende Massage um das Handgelenk: ▶ Lassen Sie nun Ihre Handflächen in sanften kreisenden Bewegungen um das Handgelenk Ihres Partners gleiten. Wiederholen Sie den Vorgang mehrmals und wechseln dann zur anderen Seite. Diese Anwendung wird vor allem von sensiblen Vata-Personen als äußerst angenehm und entspannend empfunden.

Das Unterarmmarma – Indrabasti

Indrabasti des Arms ist das Pendant zum gleichnamigen Marma an der Wade (Seite 62/63). Es ist ein Muskelmarma, speichert Energie und überträgt Kraft. Nach der indischen Mythologie wohnt Indra, der Herr der Götter, auf dem Berg Meru. Er reitet auf einem weißen Elefanten und ist rot gekleidet.

Anwendung: **Verdauungsschwäche, Stuhlträgheit, Magen- und Darmverkrampfung, Kreislaufschwäche, geistige Müdigkeit, sexuelle Schwäche, Blasenschwäche, Armschmerzen.**

Bedeutung: ► Indrabasti wacht über die Freiheit der Entscheidung, unterstützt uns darin, unser Leben im Griff zu haben, über unser Leben selbst zu herrschen. Als Muskelmarma speichert es Energie und verleiht Stärke im oberen Körperbereich. Es wirkt aber auch auf die Blase und Sexualorgane. Der Punkt ist oft leicht schmerzhaft, verspannt, der Energiefluss im Verlauf des durch ihn laufenden Kreislauf-Sexus-Meridians (TCM) gestaut.

Steuerfunktion: ► Indrabasti ist eine der Vermittlerstationen am Arm zwischen den großen Marmas und ihren Repräsentanten an der Hand. Hier verbindet sich nährendes Ojas mit Vata, das Energie nach oben bringt (Udana), unterstützt vom Nervensystem (Tarpaka). Das Marma kommuniziert und vermittelt zwischen der Hand und den oberen Körpermarmas über die verschiedenen Energiebahnen zwischen Kopf und Oberkörper.

Unmittelbare Wirkung: ► Entspannung im Arm, Wärmebildung allgemein, vor allem aber im Bereich der Blase und in den Geschlechtsorganen.

So finden Sie Indrabasti des Arms: ►
Das Areal dieses Marmas liegt im oberen Drittel des Unterarms, genau dort, wo die beiden Unterarmmuskeln sich zu einer »Bergspitze« formen und eine Lücke bilden. Der unterstützende Kontrapunkt liegt genau gegenüber dieser Stelle auf der Außenseite des Unterarms.

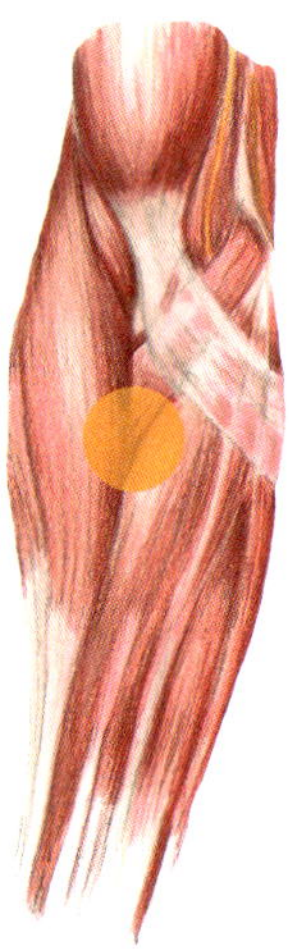

Überblick

Marmatyp: Mamsa (Muskelmarma);
Elemente: Feuer, Wasser; Doshas: Pitta, Vata
4 Punkte: jeweils 1 Punkt an Unterarmen und Waden
Zentrales Marma: Basti
Wirkung: verleiht Stärke, speichert Energie, kontrolliert das Verdauungsfeuer (Agni) und die Verdauungskraft in Magen und Dünndarm (Pachaka); verbindet Ojas mit Udana-Vata, unterstützt durch Tarpaka-Kapha; stärkt die Geisteskraft Prana und öffnet den Fluss von Vyana (verteilende Energie des Körpers)
Öle: zur Entspannung Vata-Massageöl; bei Armschmerzen MA 628 Gelenköl; bei hormonellen Störungen Safran und Sandelholz

Selbstbehandlung

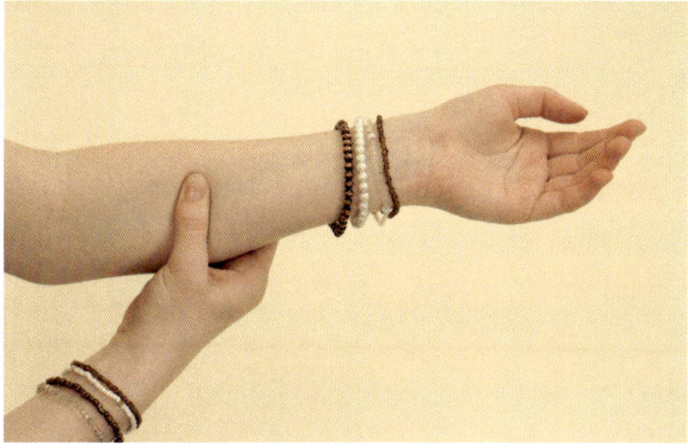

Kreisende Massage: ▶ Sitzen Sie bequem und aufrecht. Suchen Sie mit dem Daumen den Punkt an der Innenseite des Unterarms, etwa im oberen Drittel. Er ist leicht druckempfindlich. Legen Sie den Daumen, wie in der Abbildung gezeigt, auf den Punkt und umfassen dabei den Unterarm, sodass Zeige-, Mittel- und Ringfinger auf dem Kontrapunkt an der Unterarmaußenseite, genau gegenüber, zu liegen kommen. Auch dieser Bereich kann leicht druckempfindlich sein, vor allem wenn Verspannungen und Schmerzen am Nacken und oberen Rücken bestehen.
Massieren Sie nun kreisförmig mit Daumen und den drei Fingern der Gegenseite sanft und behutsam. Wenn Sie stärker drücken, hat es mehr den Charakter einer Akupressur, das ist eher für Kapha-Personen geeignet. Vata-betonte Personen sollten dieses Marma nur mit der flachen Hand sanft kreisend und gefühlvoll beruhigen und harmonisieren.
Diese Massage können Sie auch am Gegenpunkt auf der Außenseite des Unterarms durchführen. Er ist besonders wirksam bei einem Tennisarm.

Behandlungszeit: ▶ 3 bis 5 Minuten je Seite

Partnerbehandlung

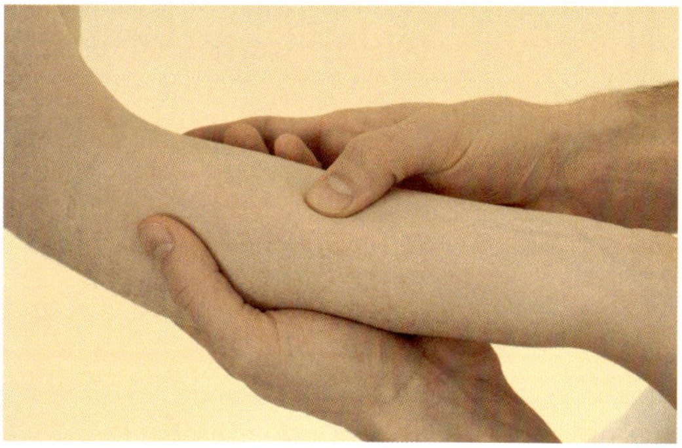

Kontaktaufnahme: ▶ Umfassen Sie den Unterarm gegenüber Indrabasti mit Ihrer linken Hand, die rechte legen Sie flach und beruhigend über den Punkt und lassen für einige Augenblicke Ruhe, Energie und Wärme einströmen.

Kreisende Massage: ▶ Umgreifen Sie den Unterarm, wie in der Abbildung gezeigt, mit der linken Hand, und lassen Sie den Arm des Partners in Ihrer Hand ruhen. Massieren Sie sanft und gleichmäßig im Uhrzeigersinn mit dem Daumen. Ihre andere Hand schützt und stärkt den Kontrapunkt und erhöht die Wirkung auf das Marma. Behandeln Sie den Punkt mit Gefühl und Aufmerksamkeit! Es muss ein Wohlgefühl entstehen, keinesfalls sollten Schmerzen verursacht werden. Bei sehr empfindlichen Vata-Personen massieren Sie den Bereich des Marmas mit der flachen Hand.
Der Gegenpunkt an der Außenseite des Unterarms ist besonders wirksam bei Armschmerzen. Behandeln Sie ihn analog, aber mit der flachen Hand.

Das Ellenbogenmarma – Kurpara

Kurpara heißt »Ellenbogen«. Es ist ein Gelenkmarma.

Anwendung: Tennisellenbogen, Magen-Darm-Beschwerden, Kreislaufbeschwerden, Depression, Herzschmerzen, Zittern der Hand, Nacken-, Schulter-, Rückenschmerzen, Aggressionen, Husten, Asthma bronchiale.

Bedeutung: ▶ Kurpara umfasst das ganze Gelenk. Am äußeren Gelenkanteil und an der Vorderinnenseite des Ellenbogens sitzen wichtige Punkte, die vom Marma umfasst werden. Am Ellenbogen manifestieren sich nicht nur Beschwerden, die durch Überlastung, zum Beispiel beim typischen Tennisarm, entstehen. Auch aus einem inneren Zwiespalt können Verspannungen und Schmerzen auftreten: Einerseits besteht der existenzielle Wunsch, sich aus einer unangenehmen Lage zu befreien, sich mit dem Ellenbogen Raum zu verschaffen, andererseits muss man sich zurücknehmen und rücksichtsvoll verhalten. Der Ellenbogen hat neben Vata, der Bewegung im Gelenk, als »spitze Waffe« auch Pitta-Eigenschaften.

Steuerfunktion: ▶ Kurpara-Marma umschließt wie das Handgelenk die Energiebahnen von Kreislauf, Lunge und Dünndarm auf der Innenseite. An der Außenseite verlaufen der Drei-Erwärmer-, Dickdarm- und Dünndarmmeridian. Dies erklärt seine vielfältigen Wirkungen auf Atemwege, Magen-Darm- und Herz-Kreislauf-System, bei Schulter-Nacken- und Armschmerzen, Übererregung des Nervensystems oder mangelnder Lebensfreude.

Unmittelbare Wirkung: ▶ Die Behandlung beruhigt allgemein und nimmt sofort Spannung aus der Unterarmmuskulatur, mitunter auch im Bereich der Schulter und Schulterblätter.

So finden Sie Kurpara: ▶ Kurpara ist das gesamte Areal um den Ellenbogen, also Vorder- und Rückseite. Wenn Sie das Gelenk von innen mit der ganzen Hand umgreifen, dann liegen die Kuppen Ihrer Mittel- und Ringfinger direkt auf einem der Hauptpunkte von Kurpara. Es ist auch die schmerzhafte Stelle beim Tennisarm.

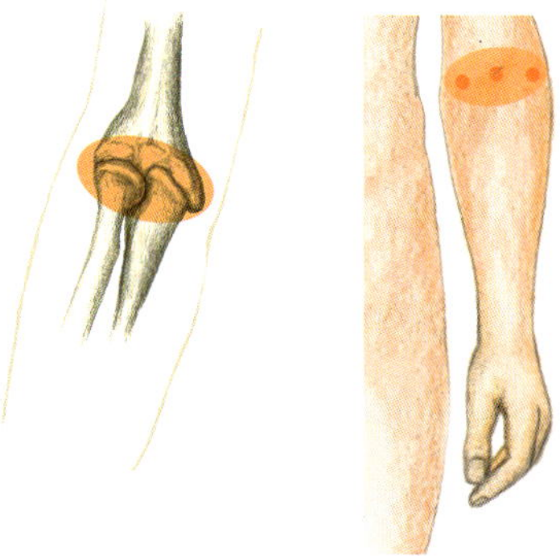

Überblick

Marmatyp: Sandhi (Gelenkmarma);
Element: Wasser; Doshas: Vata, Pitta
2 Punkte: jeweils 1 Punkt am linken und rechten Arm
Zentrales Marma: Hridaya
Wirkung: Besänftigt nervöse Herzbeschwerden (Sadhaka), beruhigt die Nerven (Prana), harmonisiert den Kreislauf (Vyana), entspannt das Becken (Apana), stärkt die Verdauung (Pachaka, Ranjaka), macht Gelenke geschmeidig (Asthi) und ölt sie (Shleshaka)
Öle: Vata-Massageöl, Joint-Sooth-Öl, MA 628 Gelenköl

Selbstbehandlung

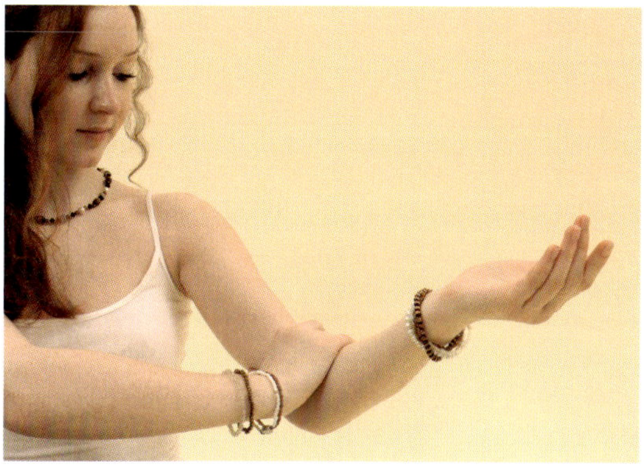

Kreisende Massage: ▶ Umgreifen Sie mit der Hand von innen und vorne den Ellenbogen und massieren Sie ruhig und sanft in kreisenden Bewegungen an der Vorderseite des Gelenks und lassen schließlich die Hand ruhig auf dem Marma liegen (siehe Abbildung).

Quermassage: ▶ Nun führen Sie etwa 10 bis 20 schnellere quer verlaufende Massagebewegungen von der Vorderseite über die Rückseite des Ellenbogengelenks aus.

Ausstreichende Massage: ▶ Wenn Sie an einem »Tennisellenbogen« leiden, dann wenden Sie zusätzlich die ausstreichende Massage in Richtung Daumen und Zeigefinger an. Kreisen Sie 3-mal über dem Gelenk und streichen dann in Richtung Zeigefinger und Daumen aus. Wiederholen Sie den Vorgang, bis Sie deutliche Linderung erfahren.

Behandlungszeit: ▶ 3 bis 5 Minuten je Seite

Partnerbehandlung

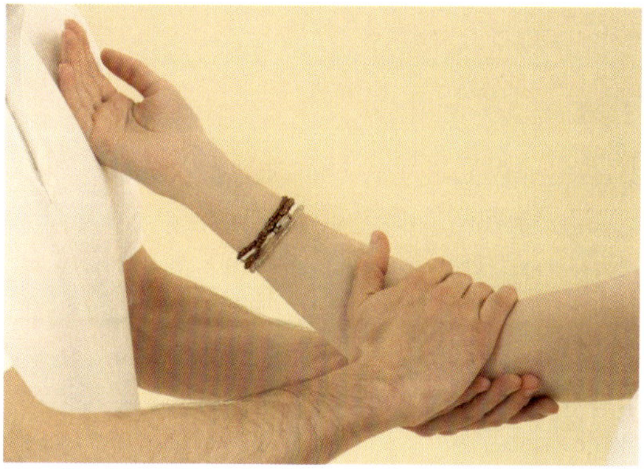

Die Partnerbehandlung wird analog zur Selbstbehandlung durchgeführt. Unterstützen Sie dabei mit der einen Hand von unten das Ellenbogengelenk. Bei der Quermassage mit der anderen Hand führen die Finger, bei der kreisenden Massage massieren Sie sanft und ruhig mit dem Handteller in oval-kreisenden Bewegungen über der Vorderseite des Ellenbogens.
Physiotherapeuten und Masseure wenden beim Tennisellenbogen manchmal kräftige Quermassagen (Friktionsmassagen) an. Die mit Joint-Sooth-Öl durchgeführte sanfte, kreisende und dann ausstreichende Massage hat demgegenüber oft schnellere Wirkung und löst die Muskelspannung in kurzer Zeit, bahnt den Energiefluss in den Meridianen und beruhigt oder beseitigt den Reizzustand am Muskelansatz.
Nach der Ölanwendung sollten Sie unbedingt noch ein feuchtheißes Tuch auflegen, das immer als sehr wohltuend und lindernd empfunden wird.
Mehrere Sitzungen, am besten an aufeinanderfolgenden Tagen, können erforderlich sein.

Kontaktaufnahme: ▶ Umfassen Sie den Ellenbogen, wie in der Abbildung gezeigt, und lassen Ihre Hände für kurze Zeit auf dem Marma ruhen, bevor Sie mit der massierenden Behandlung beginnen.

Weitere Marmas am Arm

An Hand, Oberarm, Achselhöhle und Schulter finden wir weitere wichtige Marmas.

Die Handballenmarmas – Kurcha und Kurchashira

Kurcha heißt »Knoten« oder »Bündel« (von Muskeln und Sehnen), gemeint sind die Handmuskeln und -sehnen, vor allem am Daumen. Das zweite Marma, *Kurchashira,* meint den Kopf, *Shira,* des Muskel- und Sehnenbündels am Daumen. Die beiden Sehnenmarmas stehen für Sehschwäche, Augenkrankheiten, Hormonstörungen und Schilddrüsenstörungen.Der Einfluss von Kurcha und Kurchashira auf die Sehkraft ist zunächst etwas schwer zu verstehen. Wenn wir aber die Reflexzonen der Hand betrachten, dann liegt der Hauptanteil der beiden Marmas am sogenannten Venushügel. Es ist die ganze Fläche des Daumenballens. In den Wechseljahren lässt die Produktion weiblicher Geschlechtshormone, vor allem der Östrogene, nach. In dieser Umstellungsphase verringert sich der Muskel häufig, auch kommt es zu einer Arthrose am Daumenwurzelgelenk, und die Sehkraft lässt nach, es stellt sich meist Weitsichtigkeit ein. Das Subdosha für die Sehkraft heißt Alochaka. Es steht aber auch für die Steuerung der Hormonregulation durch die Hirnanhangsdrüse. Auch bei der Schilddrüsenüberfunktion kann das Auge sichtbar beteiligt sein, zum Beispiel bei der Basedow-Erkrankung.
Behandeln Sie die beiden Handballenmarmas wie Talahridaya (Seite 46/47). Bei Schmerzen am Daumengrundgelenk und Handballen massieren Sie mit dem MA 628 Gelenköl.

Das Oberarmmarma – Ani

Ani heißt »der Punkt eines Nagels«. In vedischen Zeiten war das die Achse eines Rades von Fahrzeugen. Es gibt einen vorderen Punkt (a), der am Übergang des Bizepsmuskels zu seiner Sehne liegt, und einen rückwärtigen auf der Sehnenplatte des Trizepsmuskels (b). Die Hauptanwendungen dieses Sehnenmarmas sind Armschmerzen, Wasseransammlungen (Ödeme), Kreislaufschwäche, Nieren- und Bauchspeicheldrüsenerkrankungen. Der Punkt am Bizepsmuskel kann mit der flachen Hand oder von unten umgreifend mit dem Daumen behandelt werden 2, 3. Bei der Partnerbehandlung unterstützt die eine Hand von unten den Trizepspunkt, die andere massiert sanft von oben mit der flachen Hand. Auch beide Daumen können zur Massage eingesetzt werden 4, 5. Beruhigende, schmerzstillende, entspannende Öle bei Muskelverspannungen und Armschmerzen, zum Beispiel Joint-Sooth-Öl, oder wassertreibende Öle bei Ödemen, wie Wacholder, können verwendet werden.

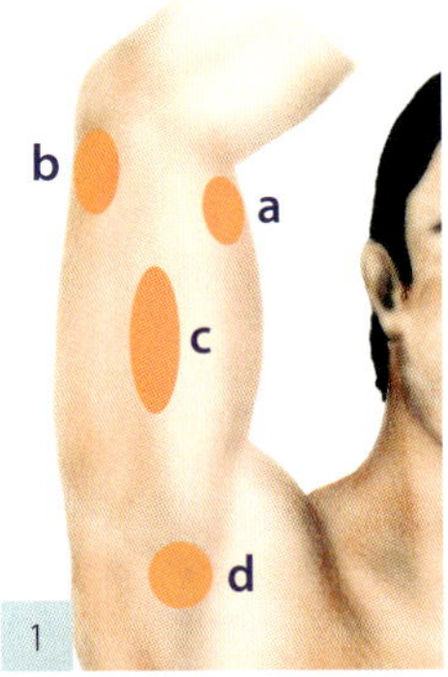

1

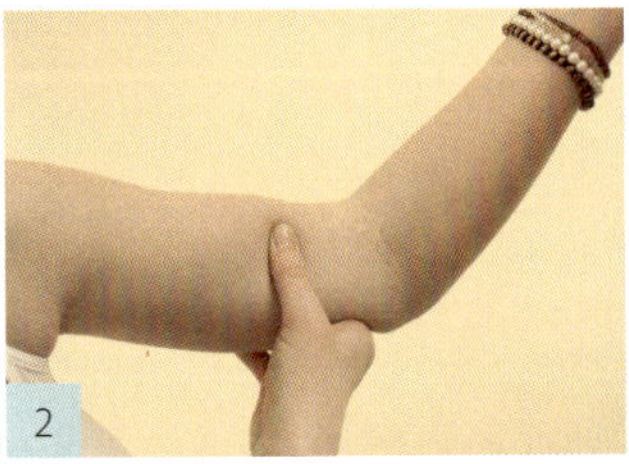
2

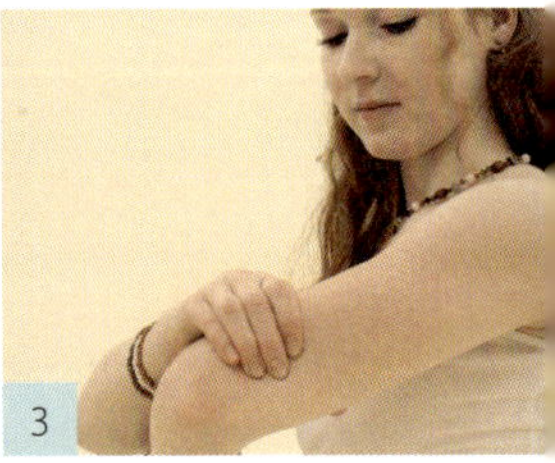
3

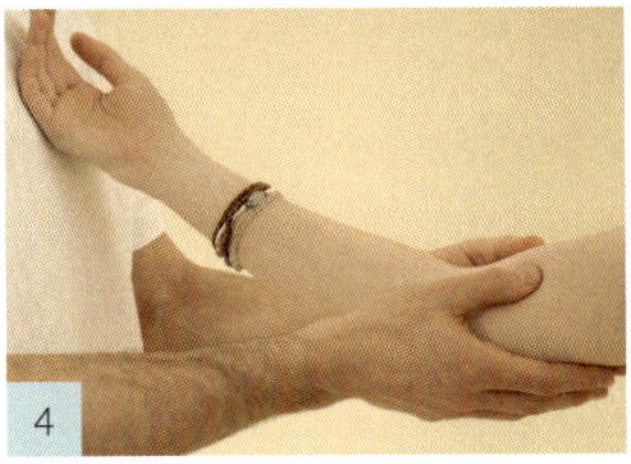
4

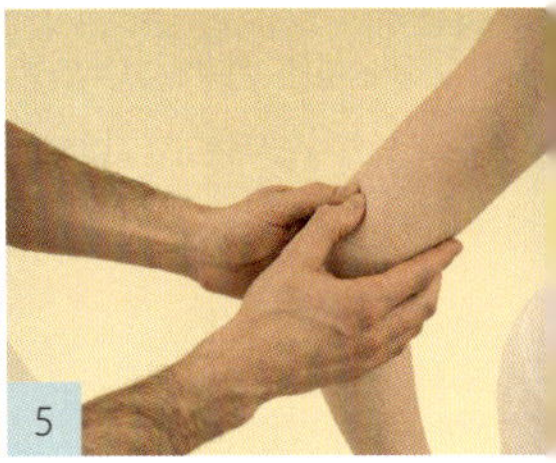
5

Das Gefäßmarma am Oberarm – Urvi oder Bahvi

Wie das Ani-Marma steuert Urvi (Abbildung 1 (c), Seite 54) den Wasserhaushalt, zusätzlich den Kreislauf. Als Gefäßmarma führt es überdies Wärme, Agni, den Brustorganen zu. Urvi ist leicht aufzufinden. Umfassen Sie die Mitte des Oberarms von oben, sodass der Daumen an der Innenseite liegt 1. Wenn Sie hier etwas tiefer, durch den Muskel hindurch tasten, dann können Sie die Armarterie pulsieren fühlen. Genau hier ist der Hauptpunkt des Marmas. Bei der Behandlung gehen Sie sehr behutsam vor, am besten mit der flachen Hand 2 nach dem Behandlungsschema 1-3-5-7, mehrmals wiederholt. Bitte behandeln Sie nicht mit Druck, es kommt hier nicht darauf an, die Blutgefäße oder Muskeln zu massieren. Das Bewusstseinsfeld von Urvi wollen wir fühlen und zart beleben.

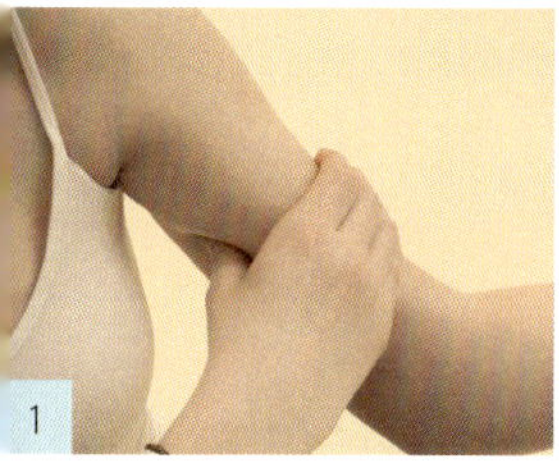

1

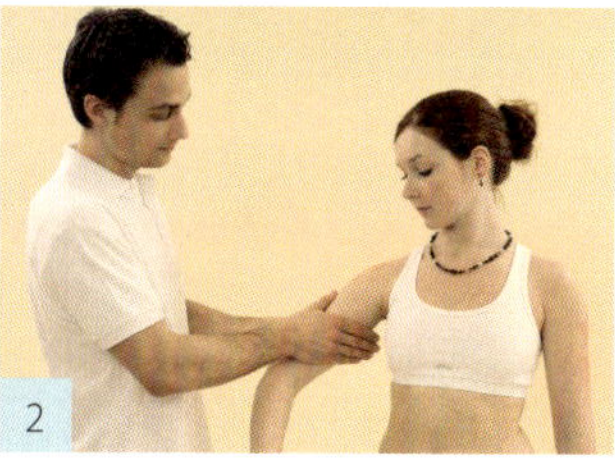

2

Das Marma der Achselhöhle – Lohitaksha (Arm)

Dieses Gefäßmarma liegt genau im Zentrum der Achselhöhle, dort wo in der Tiefe Blutgefäße, Nerven und Lymphbahnen münden (Abbildung 1 (d), Seite 54). Es ist ein sehr sensitiver Punkt, der nur mit Erfahrung behandelt werden sollte. Ähnlich Lohitaksha am Bein, wo es an der Leiste sitzt, kontrolliert das Marma das Lymphsystem.

Das Schultermuskelmarma – Kakshadhara

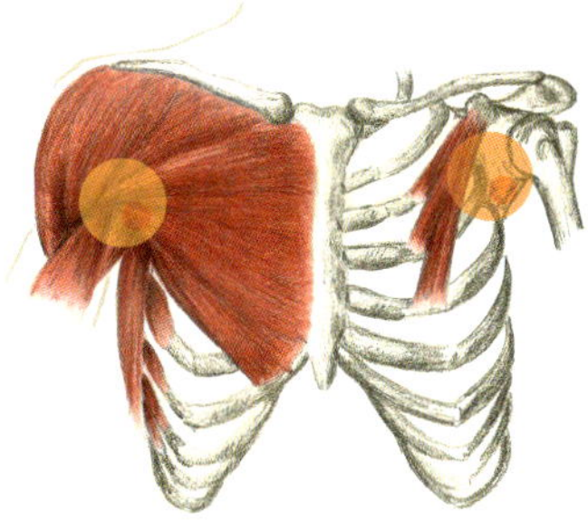

Das Sehnenmarma liegt in der Grube, die der Deltamuskel mit dem Brustkorb drei Querfinger unterhalb des Schlüsselbeins bildet. In der Tiefe ist der Rabenschnabelfortsatz (Processus coracoideus) des Schulterblatts zu tasten. Er ist der energetische Verbindungspunkt für den großen und kleinen Brustmuskel, die Lymphgefäße, Arterien und Venen der Achselhöhle sowie den Medianusnerv, der in der Mitte des Arms zur Hand geht und sich beim sogenannten Karpaltunnelsyndrom am Handgelenk durch eine Schwellung bemerkbar macht, meist im Rahmen eines Hormondefizits während der Wechseljahre. Am Rabenschnabelfortsatz, also ganz im Umfeld des Zentrums von Kakshadhara, sitzen häufig Sehnenansatzschmerzen, mit Ausstrahlung in Schulter, Brust und unteren Nacken. Das Marma ist fast ausgeglichen mit den drei Doshas besetzt, Kapha hat ein leichtes Übergewicht. Mit Vata-beruhigenden Ölen, wie dem Vata-Massageöl, MA 628 Gelenköl, Arnika, Beinwell oder Nelke, können wir durch eine gefühlvolle Marmamassage große Linderung erzielen. Mit den drei Fingern der Hand oder dem Daumen erreichen wir das Marma gut und können wohltuend behandeln 3, 4. Versuchen Sie auch hier das Behandlungsschema 1-3-5-7, oder gehen Sie nach Gefühl und Wohlbefinden vor.

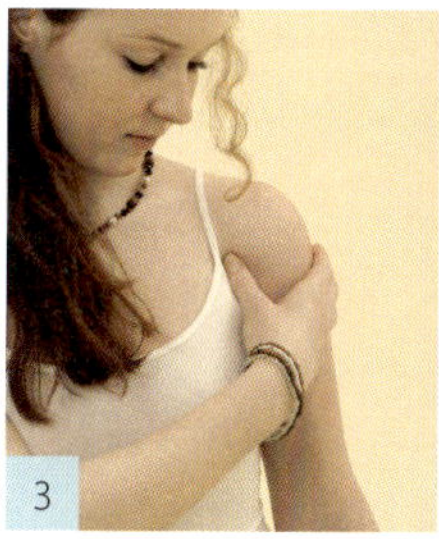

3

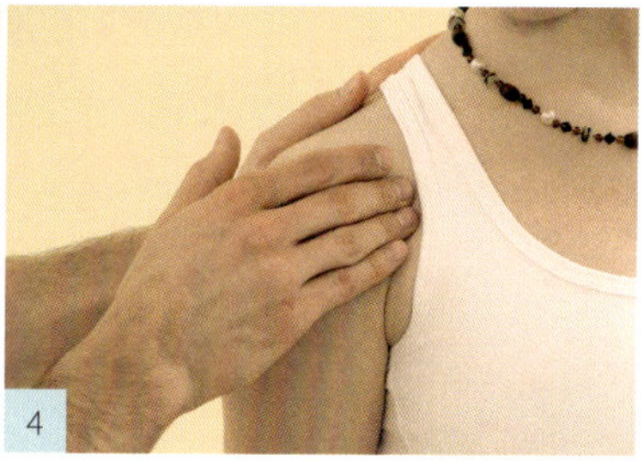

4

Das Zwischenzehenmarma – Kshipra

Kshipra heißt schnell, wegen seiner schnellen Wirkung bei der Behandlung, aber auch, weil es übermäßige Erregbarkeit, zu schnelle Bewegungen, etwa Konvulsionen beruhigt. Es ist ein Sehnenmarma und verleiht Schnellkraft und Widerstandsfähigkeit (siehe auch »Zwischenfingermarma«, Seite 44/45).

Anwendung: **Lösen von Krämpfen (Fuß- und Wadenkrämpfe, Bronchialspasmus bei Asthma), Anregung des Lymphflusses, Schmerzen an der großen Zehe, Leber-Galle-Krankheiten, Erkältungs- und Atemwegserkrankungen, Kopf- und Zahnschmerzen, Harnverhaltung, Schlafstörungen, Kreuzschmerzen, nervöse Herzbeschwerden.**

Bedeutung: ▶ Im Kshipra-Marma sitzt das Bewusstsein, das wir für den schnellen und beschwingten Gang, für den Absprung oder für den Zehenspitzenstand benötigen. Wenn wir beschwingt durchs Leben gehen, unverkrampft, natürlich, und auf eigenen Füßen stehen, dann bleiben wir im Fluss. Durch den Barfußgang aktivieren wir Kshipra, die Lymphorgane und Verdauungsdrüsen werden gestärkt, wir bleiben gesund. Kshipra wirkt sich auf die Haltung und Stärke des Rückens, auf die Körperhaltung insgesamt aus. Ein beschwingter Gang ist nur möglich, wenn wir aufrecht gehen und denken, und umgekehrt bewirkt er dies.

Steuerfunktion: ▶ Kshipra sitzt in den »Schwimmhäuten« zwischen den Zehen. Es ist ein wichtiges und auch leicht zugängliches Sehnenmarma mit besonderem Bezug zum Lymphsystem, das Reflexpunkte an den Kshipra-Marmas hat. Durch das Marma laufen die Energiebahnen von Magen, Leber, Milz, Bauchspeicheldrüse und Blase. Wie Kshipra an den Händen wirkt es zusätzlich auf die Atemorgane, Kieferhöhlen, Rachenmandeln und auf das Nervensystem. Es hält den Rücken flexibel und das Herz beschwingt.

Unmittelbare Wirkung: ▶ Entspannung im unteren Rücken, zunehmende Frische und Wachheit, Entspannung an der Fußsohle, Wärme und Energie am Damm.

So finden Sie Kshipra am Fuß: ▶ Das Hauptmarma liegt im Zwischenraum von erster und zweiter Zehe, von der Oberseite bis zur Unterseite des Fußes reichend. Sekundäre Marmas liegen analog zwischen den anderen Zehen.

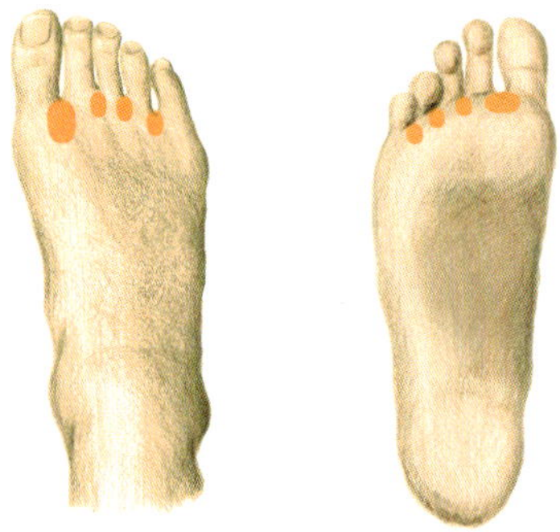

Überblick

Marmatyp: Snayu (Sehnenmarma);
Elemente: Feuer, Wasser; Doshas: Vata, Pitta
4 Punkte: je 2 an Händen und Füßen
Zentrales Marma: Nila/Manya, kommuniziert mit Lohitaksha, Vitapa und Guda
Wirkung: kontrolliert Milz, Lymphorgane im Becken und Bauchspeicheldrüse, Leber, Magen, Blase, Kieferhöhle, Mandeln und Ohr und die abwärts gerichtete Bewegung von Vata (Apana); es nährt das Herz (Sadhaka) und die Lunge und stärkt den Rücken (Avalambaka)
Öle: MA 628 Gelenköl, MA 634 Minzöl (Erkältungskrankheiten), Joint-Sooth-Öl, Sesam (Arthrose, Schmerzen); Vata-Öl, Vata-Aromaöl, Lavendel, Baldrian (Angst, Unruhe)

Selbstbehandlung

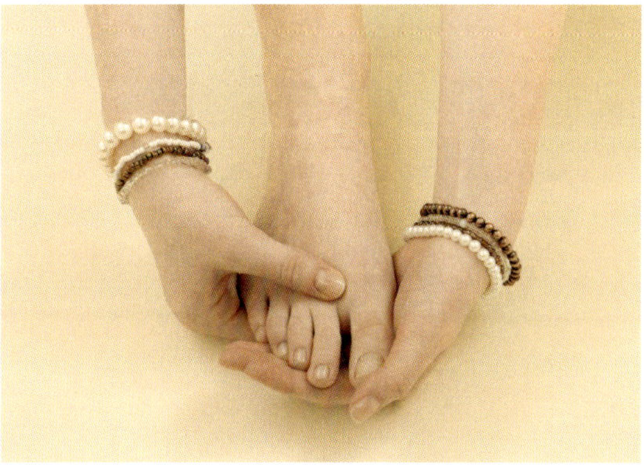

Kreisende Massage mit dem Daumen: ► Sitzen Sie bequem mit leicht angewinkeltem Knie. Umgreifen Sie mit der einen Hand den Vorfuß von unten, mit dem Daumen der anderen Hand massieren Sie zwischen der ersten und zweiten Zehe auf und ab.
Sie können sich dabei an das Schema 1-3-5-7 halten oder nach eigenem Gefühl und Wohlbefinden behandeln.

Auf-und-ab-Massage: ► Nun massieren Sie mit beiden Daumen von oben die Marmas zwischen allen Zehen in einer Wechselbewegung zueinander.

Behandlungszeit: ► 2 bis 3 Minuten je Seite

Partnerbehandlung

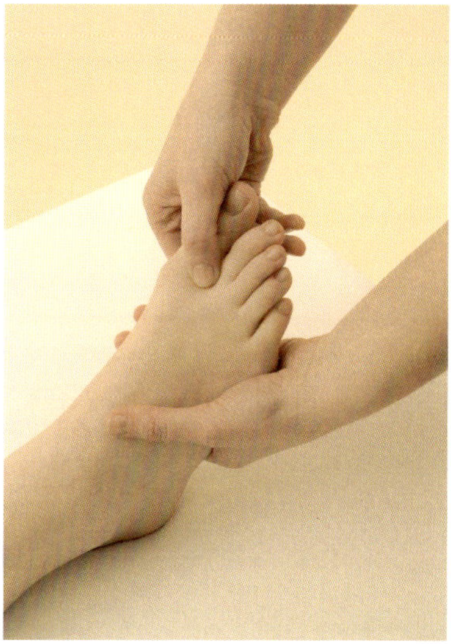

Ihr Gegenüber liegt bequem auf dem Rücken. Die Behandlung erfolgt analog zur Selbstbehandlung.

Kontaktaufnahme: ► Mit Ihrer linken Hand umfassen Sie den Vorderfuß von unten, die rechte liegt beruhigend über dem Fußrücken.

Das Herz des Fußes – Talahridaya

Wie Talahridaya der Hand (Seite 46/47) liegt es analog im Zentrum der Fußsohle. Als Muskelmarma speichert es Energie und verteilt sie.

Anwendung: **Nervosität und Unruhe, Schlafstörungen, Abgespanntheit, Kummer, Sorgen, Verdauungsschwäche, Schmerzen oder Verspannungen im Fuß, nervöse Herzbeschwerden, Kreislaufstörungen, Nierenkrankheiten.**

Bedeutung: ► Talahridaya ist die ordnende und fühlende Intelligenz der Hand bzw. des Fußes, das periphere Marma des Herzens selbst, und es herrscht über die Energie der Transformation, im Ayurveda Agni genannt.

Steuerfunktion: ► Das Herzmarma des Fußes ist die Außenstelle des großen Herzmarmas der Körpermitte. Es vertritt sozusagen die Zentralregierung nach außen hin. Seine Energie erhält es über die Nadis, die vom Herzen und den anderen zentralen Marmas, vor allem von Nabel, Blase und dem Wurzelmarma, kommen. Talahridaya verteilt dieses Prana dann an die fünf Zehen, die greifen und fühlen. Von hier aus wird auch Kontakt zum Boden, zur Erde aufgenommen, und die energetischen Informationen werden an den Körper über die zurückführenden Nadis weitergegeben. Dies ist ein Grund, weshalb es so gesund ist, barfuß zu laufen. Alle Energiebahnen zum Fuß und zum Körper zurück haben Verbindungen zu Talahridaya. So beeinflusst es alle Körperfunktionen vor allem im unteren Körperbereich und im Verdauungssystem. Über Talahridaya des Fußes leiten wir außerdem überschüssiges Vata oder Körpergifte ab. In seinem Zentrum liegt der erste Punkt der Energiebahn der Niere.

Unmittelbare Wirkung: ► Beruhigung, Wärmeempfinden im Bauch, Entspannung in den Beinen und im Becken, Klärung des Geistes, Fluss von Prana, erkennbar als geistig belebende Wirkung.

So finden Sie Talahridaya des Fußes: ► Das Marma liegt etwas oberhalb der Mitte der Fußsohle. Sein Unterstützungspunkt liegt am Fußrücken genau gegenüber.

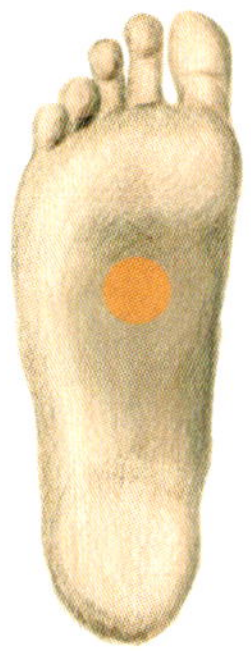

Überblick

Marmatyp: Mamsa (Muskelmarma);
Elemente: Wasser, Feuer; Doshas: Vata, Pitta
4 Punkte: jeweils 1 Punkt an linker und rechter Fußsohle bzw. Hand
Zentrales Marma: Hridaya
Wirkung: steuert Verdauungsvorgänge (Agni, Pachaka), speichert Energie und bewahrt Stärke; kontrolliert Gefühl und Wahrnehmung des Herzens (Sadhaka), Kreislauf (Vyana) und Prana
Öle: zur Beruhigung Vata-Massageöl, Zimt, Ylang Ylang, Vata-Aromaöl; bei Hitzewallungen, Hitze in den Beinen Pitta-Öl oder Ghee

Selbstbehandlung

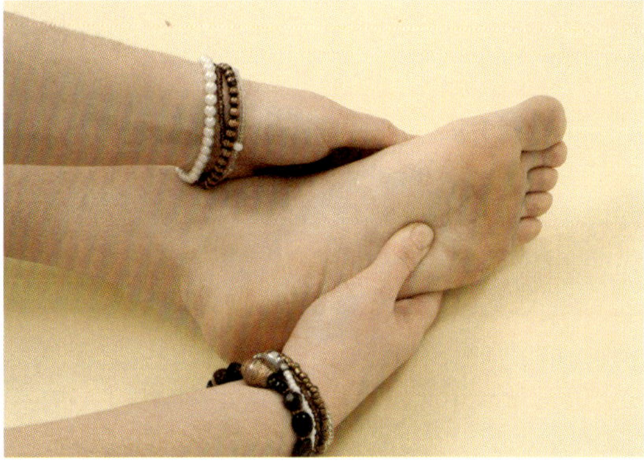

Kreisende Massage: ► Sitzen Sie bequem. Umgreifen Sie den zu behandelnden Fuß so, dass der Daumen auf dem Marma zu liegen kommt und Ihre andere Hand den Gegenpunkt am Fußrücken unterstützt. Massieren Sie nur mit sanftem Druck im Uhrzeigersinn.

Behandlungszeit: ► 3 bis 5 Minuten je Seite

Partnerbehandlung

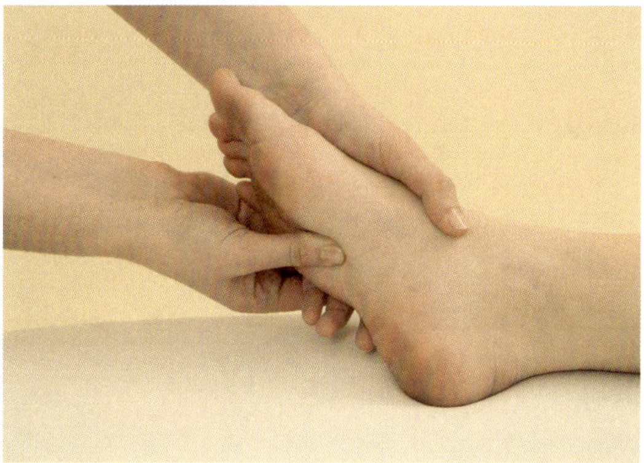

Sie wird analog zur Selbstbehandlung durchgeführt. Ihr Partner kann bequem auf dem Rücken liegen. Sie sitzen vor seinen Füßen und massieren von unten mit dem Daumen. Mit etwas Übung können Sie sogar linkes und rechtes Fußmarma gleichzeitig massieren. Umgreifen Sie dazu die Füße mit Ihren Fingern oberhalb der Großzehe und massieren Sie mit Ihren Daumen die Marmas gegensinnig und simultan – eine Behandlung, die als äußerst wohltuend empfunden wird.

Kontaktaufnahme: ► Umfassen Sie den Fuß mit beiden Händen, Ihre Handteller über dem Marma und seinem Unterstützungspunkt am Fußrücken, und schenken Sie ihm einige Augenblicke Wärme und Ruhe.

Das Fußgelenkmarma – Gulpha

Gulpha heißt »Knöchel«. Es ist ein Gelenkmarma.

Anwendung: **Angst, psychische und körperliche Unsicherheit, Koordinationsstörungen beim Gehen, Erkrankungen der Beckenorgane, sexuelle Störungen, Tinnitus und Augenverspannung, gedankliche Unruhe, Schlafstörungen, Restless-leg-Syndrom.**

Bedeutung: ► Gulpha überwacht die Standfestigkeit im Leben wie im Fuß selbst. Das Marma sitzt im Hohlraum des Gelenks, es steuert die Koordination und das Raumgefühl im Sprunggelenk. Und es reguliert die Druckverteilung, die Last des gesamten Körpers auf den Füßen. Angst, Zeitdruck, Hektik, Unsicherheit, Missachtung der inneren Führung, Starrsinn, Vata-belastende Ernährung (Austrocknung der Gelenke) können das Marma belasten. Das häufige Umknicken im Knöchel passiert nicht nur beim Sport, sondern auch in Situationen der Unachtsamkeit, wenn der Geist schneller sein will, als der Körper vorbereitet ist.

Steuerfunktion: ► Gulpha verbindet an der Innenseite die Meridiane Niere, Milz-Pankreas und Magen, an der Außenseite Blase, Leber und Magen. Das Marma koordiniert hierdurch sehr wirksame Steuerpunkte der menschlichen Physiologie, vor allem Sexualität, Hormonregulation, Verdauungsstoffwechsel und Flüssigkeitshaushalt.

Unmittelbare Wirkung: ► Entspannung, vermehrt geistige Ruhe und Klarheit, Entspannung des Rückens, Entkrampfung im Becken.

So finden Sie Gulpha: ► Das Areal dieses Marmas umfasst den Knöchel, sein Zentrum ist an der Innenseite, unterhalb und etwas vorne von der Spitze des Wadenbeins.

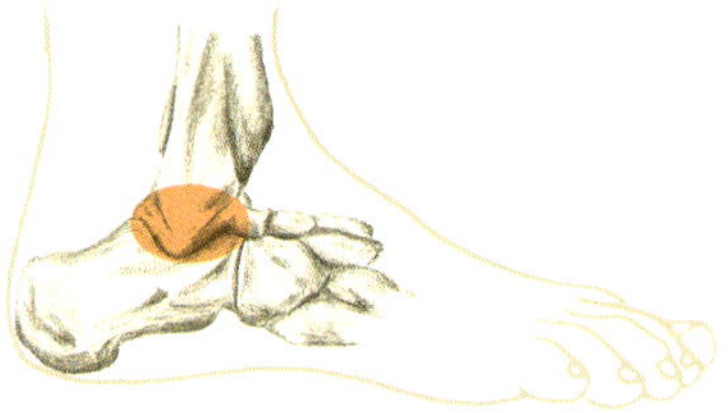

Überblick

Marmatyp: Sandhi (Gelenkmarma);
Elemente: Luft, Feuer; Dosha: Vata
2 Punkte: je 1 Punkt an jedem Sprunggelenk
Zentrales Marma: Hridaya
Wirkung: kontrolliert Gelenkflüssigkeiten (Shleshaka); verleiht ruhiges und klares Denken (Prana) und entspannt Apana (Loslassen, Ausscheiden); kontrolliert die Sexualorgane (Shukra), Hormonregulation, Verdauungsstoffwechsel (Pachaka, Ranjaka) und Flüssigkeitshaushalt
Öle: MA 628 Gelenköl, Joint-Sooth-Öl, Sesam (Arthrose, Schmerzen), Vata-Öl, Lavendel, Baldrian, Brahmi-Taila (Angst, Unruhe), Ylang Ylang

Selbstbehandlung

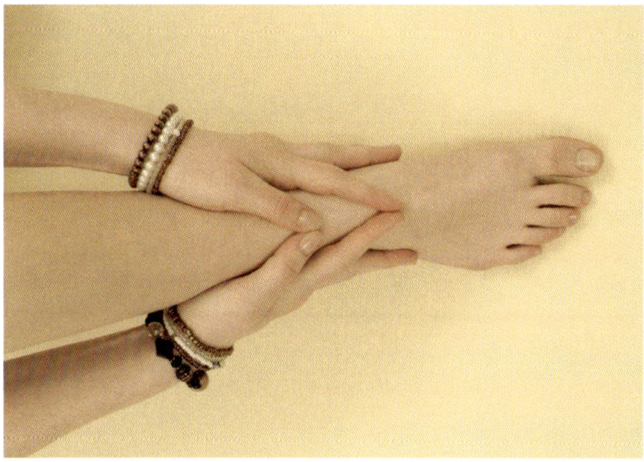

Kreisende Massage mit beiden Händen: ▶ Sitzen Sie bequem mit leicht angewinkeltem Knie. Umfassen Sie mit beiden Händen den Knöchel, die Handflächen und Finger geschmeidig anliegend. Nun massieren Sie sanft, mit abwärts- und aufwärtskreisenden Bewegungen, wobei die Finger den Innen- und den Außenknöchel umfahren, beim Abwärtsbewegen nach vorne Daumen und Zeigefinger sich (wie in der Abbildung) berühren, beim Aufwärtsbewegen nach hinten sich öffnen.
Das Behandlungsschema mehrmals wiederholen.

Mudra für Vertrauen und Standfestigkeit: ▶ Enden Sie mit dem in der Abbildung gezeigten Mudra, und lassen Sie die Hände 1 Minute über dem Knöchel ruhen.

Behandlungszeit: ▶ 2 bis 3 Minuten je Seite

Partnerbehandlung

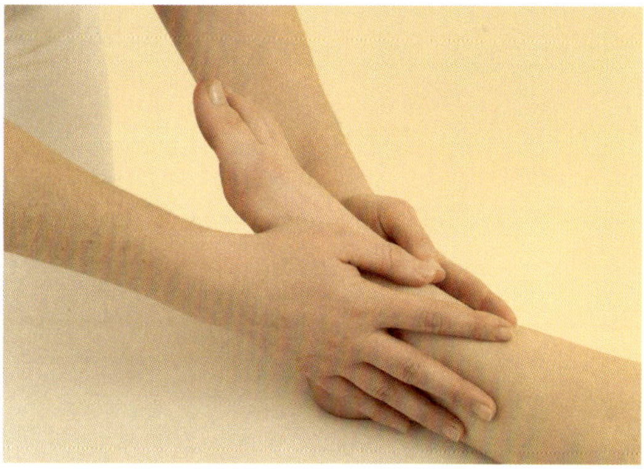

Ihr Gegenüber liegt bequem auf dem Rücken, das Bein ausgestreckt. Die Behandlung erfolgt analog zur Selbstbehandlung. Massieren Sie das Knöchelmarma besonders sanft und ruhig. Enden Sie ebenfalls mit dem Mudra, wie in der Abbildung gezeigt.

Kontaktaufnahme: ▶ Die linke Hand liegt über dem Innenknöchel, die rechte über dem Außenknöchel.

Behandlungszeit: ▶ 3 bis 5 Minuten je Seite

Das Wadenmarma – Indrabasti

Anwendung: Kreuzschmerzen, Ischias, müde Beine, Wadenschmerzen und Verspannung nach Überanstrengung, Wadenkrampf, sexuelle Störungen, gynäkologische Beschwerden, Prostatabeschwerden, Hämorrhoiden, geistige Dumpfheit, müde Augen, Lymphödem an den Beinen.

Bedeutung: ► Indrabasti wacht über die Freiheit der Entscheidung, unterstützt uns darin, unser Leben im Griff zu haben, über unser Leben selbst zu herrschen. Der Punkt ist oft schmerzhaft, verspannt, der Energiefluss im Verlauf der Blasenenergiebahn gestaut. Als Muskelmarma speichert es Energie und verleiht Stärke, setzt Wärme frei (siehe auch »Unterarmmarma«, Seite 50/51).

Steuerfunktion: ► Das Marma vermittelt zwischen dem Fuß und den zentralen Marmas der Körpermitte, vor allem dem Blasenmarma, Basti. Indrabasti ist der Zusammenfluss der Energiebahnen von Gallenblase, Magen und vor allem Blase. Das Zentrum des Marmas (Bindu) entspricht dem Punkt Blase 57 der TCM. Von hier erfährt die Behandlung des Punktes auch eine seiner besonderen Wirkungen: Anregung der Flüssigkeitsausscheidung und Beruhigung von Schmerzzuständen entlang des Blasenmeridians, von Kreuzschmerzen, Ischias, Beschwerden in den Beckenorganen.

Unmittelbare Wirkung: ► Erleichterung bei Anspannung im unteren Rücken, Gefühl des sich Öffnens eines Kanals im gesamten Bein, sogar im anderen Bein oder auch am Arm (Indrabasti des Arms), Energiefluss am Damm, in den Unterleibsorganen, allgemeine Entspannung, öffnendes Gefühl an den Augen.

So finden Sie Indrabasti am Bein: ► Das Areal dieses Marmas liegt genau dort, wo die beiden Wadenmuskeln eine »Bergspitze« formen. Das Marma in seiner ganzen Ausdehnung hat die Form einer Raute, durch sein Zentrum fließt der Blasenmeridian, Basti-Nadi.

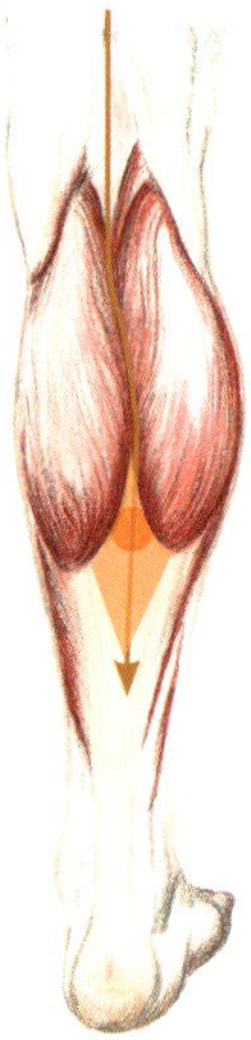

Überblick

Marmatyp: Mamsa (Muskelmarma); Element: Feuer; Doshas: Pitta, Vata
4 Punkte: je 2 an Beinen und Armen
Zentrales Marma: Basti
Wirkung: hat Pitta- und Vata-Eigenschaften; wacht über die Ausscheidung von Harn (Apana), verleiht Stärke, speichert Energie, kommuniziert mit dem Gefühlsherzen (Sadhaka), aktiviert den Stoffwechsel und das Verdauungsfeuer (Agni), die Verdauungskraft (Pachaka) und Transport von Nahrung im Darm (Samana); öffnet die Kanäle zur Verteilung von Prana-Energie (Vyana), hat Verbindungen zu allen Bereichen des Körpers; öffnet die Augen
Öle: zur Entspannung Vata-Öl, Mandelöl; zur Kühlung bei Hitze und anderen Formen von Pitta Minzöl, Pitta-Öl, Ghee

Selbstbehandlung

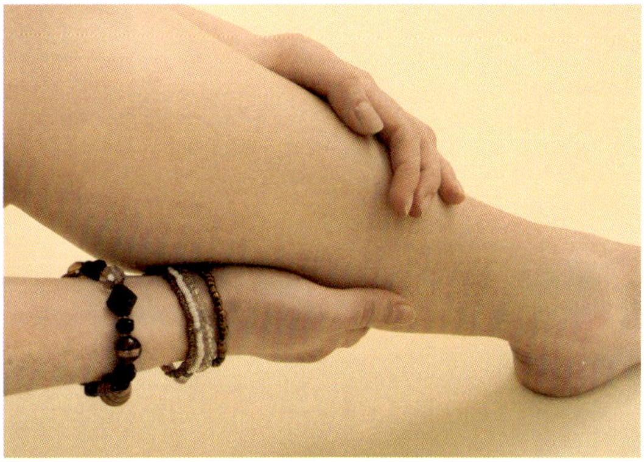

Kreisende Massage mit der flachen Hand: ▶ Sitzen Sie bequem, suchen Sie mit den Fingerspitzen den Punkt am unteren Ansatz der Wade. Er ist leicht druckempfindlich. Massieren Sie sanft und behutsam. Vata-betonte Personen sollten dieses Marma nur mit der flachen Hand sanft kreisend, gefühlvoll und beruhigend massieren. Die andere Hand unterstützt und schützt das Marma gegenüber dem Marma über dem Schienbein. Rechte Wade im Uhrzeigersinn massieren, linke entgegen dem Uhrzeigersinn. Das Behandlungsschema 4- bis 8-mal wiederholen.

Sanfte Auf-und-ab-Striche und Dehnung des Marmas: ▶ Falls die Wade und der Punkt nicht überempfindlich sind, dann umfassen Sie nun mit beiden Händen die Wade und massieren mit Ihren Fingerspitzen von unten nach oben entlang der Mitte der Wade, also entlang der Blasenenergiebahn (siehe Abbildung Seite 62) und seitlich zurück nach unten. Sie öffnen das Marma, indem Sie am Punkt die Wade sanft auseinanderziehen. Jetzt fließt Energie. Lassen Sie nach einigen Sekunden los und schenken dem Marma dann noch etwa 10 Sekunden Ruhe. Das Behandlungsschema 4- bis 8-mal wiederholen.

Abschluss der Behandlung: ▶ Nun massieren Sie abschließend noch einmal kreisend mit der flachen Hand, bringen den Punkt zur Ruhe und lassen die Behandlung sanft ausklingen.

Behandlungszeit: ▶ 2 bis 3 Minuten je Seite

Partnerbehandlung

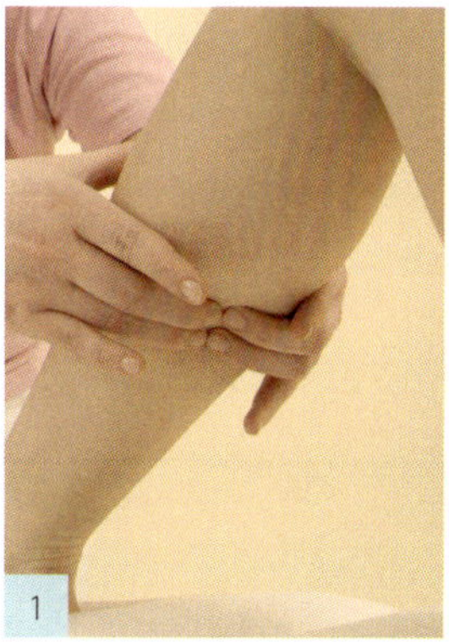

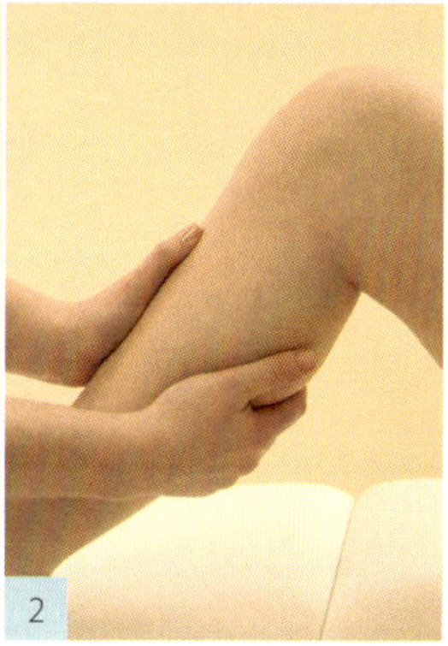

Ihr Gegenüber liegt bequem auf dem Rücken, das Knie angewinkelt. Die Behandlung erfolgt analog zur Selbstbehandlung. Behandeln Sie den Punkt mit Vorsicht! Es muss ein Wohlgefühl entstehen, keinesfalls sollten Schmerzen verursacht werden. Vorsicht auch bei Krampfadern! Massieren Sie den Bereich des Marmas mit der flachen Hand oder zart mit den zwei Mittelfingern Ihrer Hände, indem Sie die Wade von vorne umgreifen 1.

Kontaktaufnahme: ▶ Die rechte Hand liegt über der Wade, die linke über dem Schienbein gegenüber 2.

Das Kniemarma – Janu

Janu heißt »Knie«, es ist ein Gelenkmarma.

Anwendung: Knieschmerzen, Arthrose, Kniescheibenbeschwerden (Chondropathia patellae), Knieverletzungen, Angst, innere Unruhe, Nervosität, Schlafstörungen, Leber-, Gallebeschwerden (rechtes Knie), Milz- und Bauchspeicheldrüsenstörungen (linkes Knie).

Bedeutung: ▶ Dieses Gelenkmarma repräsentiert unser Bewusstsein im Knie. Wenn die Energie Prana hier stark ist, dann stehen wir fest im Leben, wir sind standhaft, ruhen in uns selbst. Ist das Marma geschwächt, vor allem wenn Angst die Ursache ist, dann schlottern uns die Knie, wir sind wankelmütig, verlieren die Standsicherheit körperlich, aber auch im übertragenen geistigen Sinne.

Steuerfunktion: ▶ Durch das Marma laufen die Energiebahnen von Blase, Niere, Leber, Galle, Magen, Milz und Bauchspeicheldrüse, es hat also sehr wichtige Funktionen in der Kontrolle dieser Organsysteme. Seine Hauptaufgabe ist aber, Stabilität des Gelenks und des Gemüts zu gewährleisten.

Unmittelbare Wirkung: ▶ Ruhe und Wärme im Kniegelenk, Zunahme des allgemeinen Wohlbefindens, Beruhigung und Frieden des Geistes.

So finden Sie Janu: ▶ Das Marma umfasst das ganze Knie, besonders konzentriert ist seine Energie in der Mitte der Kniekehle und am unteren Rand der Kniescheibe. Kleinere Vitalpunkte innerhalb des Marmas sitzen um die Kniescheibe sowie in der Kniekehle.

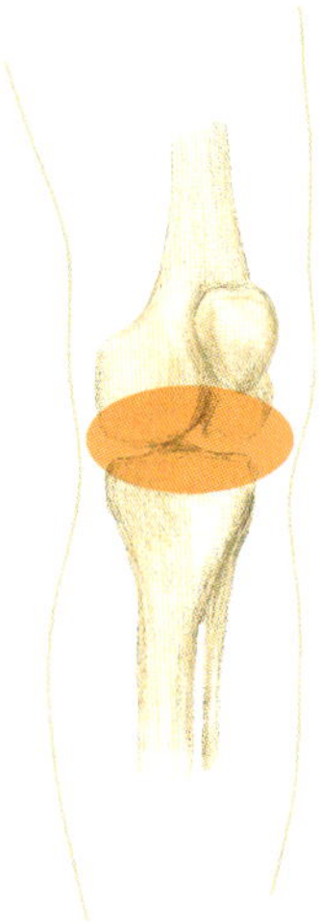

Überblick

Marmatyp: Sandhi (Gelenkmarma); Element: Wasser; Doshas: Vata, Pitta
2 Punkte: jeweils 1 Punkt an jedem Knie
Zentrales Marma: Nabhi
Wirkung: koordiniert die Funktion und Schmierung von Gelenken (Shleshaka); steuert den Energiefluss zu inneren Organen (Leber, Galle, Magen, Blase, Niere, Milz, Bauchspeicheldrüse)
Öle: MA 628 Gelenköl, Joint-Sooth-Öl, Sesam (Arthrose, Schmerzen), Vata-Öl, Vata-Aromaöl, Baldrian, Lavendel, Brahmi-Taila (Angst, Unruhe)

Selbstbehandlung

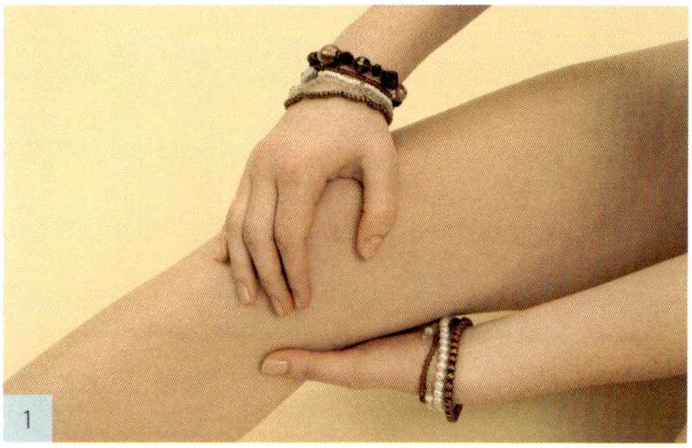

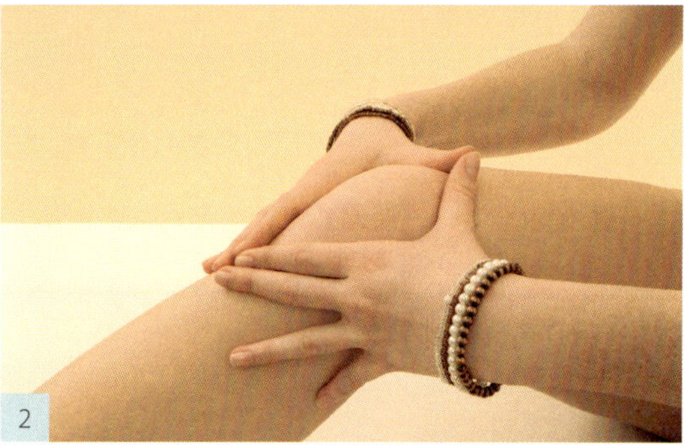

Kreisende Massage mit der flachen Hand: ▶ Sitzen Sie bequem mit leicht angewinkeltem Knie. Legen Sie Ihre flache Hand auf die Kniescheibe, die linke an die Kniekehle 1. Massieren Sie mit der flachen Hand sanft kreisend, gefühlvoll und beruhigend. Die andere Hand unterstützt und schützt das Marma in der Kniekehle, es kann leichte Gegenbewegungen mitmachen; rechtes Knie im Uhrzeigersinn massieren, linkes entgegen dem Uhrzeigersinn. Bei dieser Behandlung wird gleich ein weiteres Beinmarma miterfasst, nämlich Ani, das etwa drei Querfinger oberhalb der Kniescheibe sitzt (Seite 66). Das Behandlungsschema 2- bis 4-mal wiederholen.

Mudra »Der Fuchskopf« am Knie: ▶ Legen Sie abschließend Finger und Hände über das Knie 2. Achten Sie darauf, dass Daumen, Zeige- und Mittelfinger sich jeweils berühren und die anderen Finger das Gelenk nach unten umgreifen. Von oben betrachtet, hat das Mudra die Form eines Fuchskopfes. Es hat ausgesprochen beruhigende und dem Knie Prana zuführende Wirkungen. Lassen Sie das Mudra 1 bis 5 Minuten einwirken.

Behandlungszeit: ▶ 3 bis 5 Minuten je Seite

Partnerbehandlung

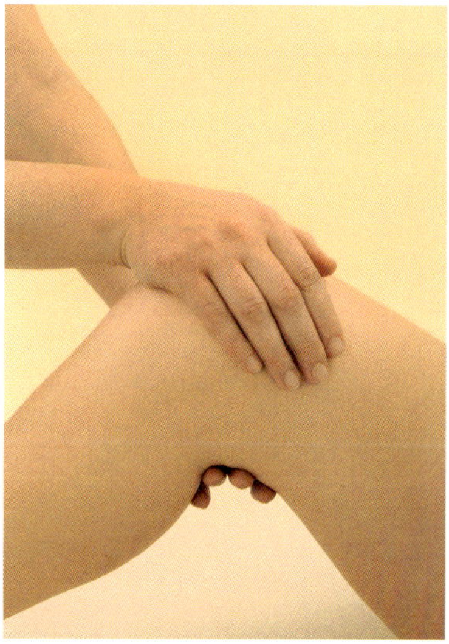

Ihr Gegenüber liegt bequem auf dem Rücken, das Knie angewinkelt. Die Behandlung erfolgt analog zur Selbstbehandlung. Behandeln Sie das Kniemarma besonders sanft und ruhig.

Kontaktaufnahme: ▶ Die linke Hand über der Kniescheibe, die rechte in der Kniekehle.

Weitere Marmas am Bein

Am Fuß, Oberschenkel bis zur Leiste und Schambein finden wir weitere wichtige Marmas.

Das Fußballenmarma Kurcha und das Fersenmarma Kurchashira

Kurcha erstreckt sich vom Muskelballen der Großzehe über alle analogen Muskeln und Sehnen der Zehen an der Fußsohle. Kurchashira sitzt am Ansatz der Fußmuskeln an der Ferse, dort wo wir Kraft übertragen, wenn wir gehen und laufen. Es steuert den Spannungszustand der Muskeln allgemein, aber vor allem im Bein. Der Punkt ist oft leicht schmerzhaft. Die Hauptanwendungsgebiete sind Sehschwäche, Hormonstörungen, Schilddrüsenerkrankungen; für Kurchashira zusätzlich Verdauungsschwäche, sexuelle Schwäche, müde Beine und Füße, Prostatabeschwerden, Menstruationsbeschwerden, psychische Anspannung, Muskelverspannung allgemein und Kreuzbeschwerden. Behandeln Sie die beiden Marmas wie Talahridaya (Seite 58/59). Pitta-kühlende Öle und Ghee sind meist angezeigt.

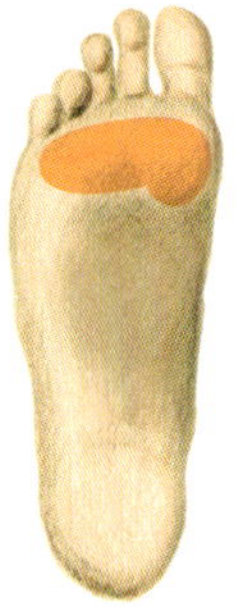

Kurcha

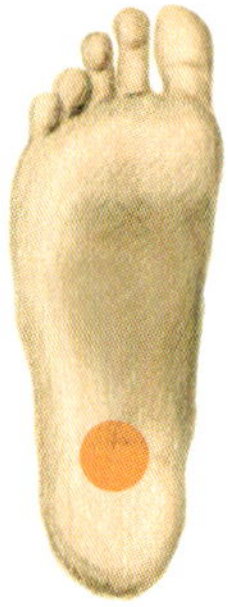

Kurchashira

Das Oberschenkelsehnenmarma – Ani

Das Sehnenmarma Ani ist das analoge Marma des Arms am Oberschenkel. Der vordere Punkt liegt eine Handbreit oberhalb der Kniescheibe, der hintere entsprechend gegenüber, oberhalb der Kniekehle. Hauptanwendungen sind Beinschmerzen, Wasseransammlungen (Ödeme), Kreislaufschwäche, Nieren- und Bauchspeicheldrüsenerkrankungen. Vata und Kapha dominieren das Marma. Der Punkt am Ansatz des Streckmuskels kann mit der flachen Hand behandelt werden. Geben Sie dem Marma dabei wieder Unterstützung, indem Sie mit der anderen Hand von unten umgreifen und hier Ruhe und Geborgenheit schenken 1. Das gilt auch für die Partnerbehandlung. Sie können aber auch beide Daumen zur Massage einsetzen 2, 3. Beruhigende, schmerzstillende Öle bei Muskelverspannungen und Armschmerzen, zum Beispiel das Joint-Sooth-Öl, oder wassertreibende Öle bei Ödemen, wie Wacholder, sind besonders wirkungsvoll.

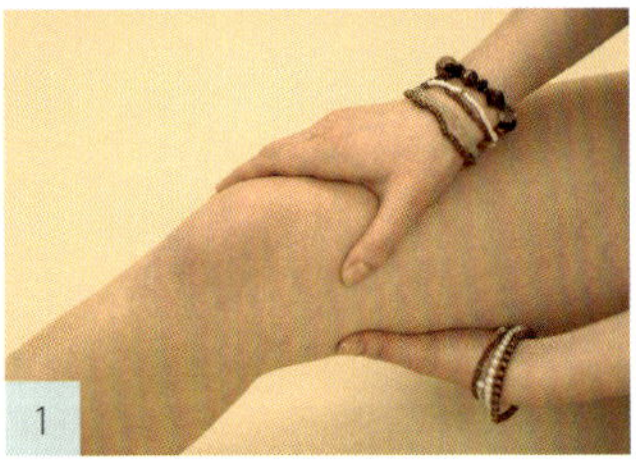

1

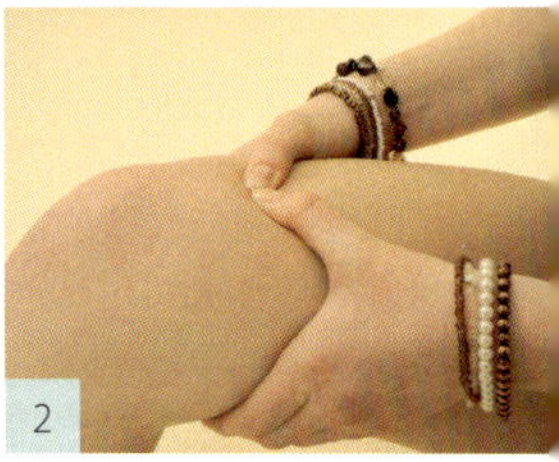

2

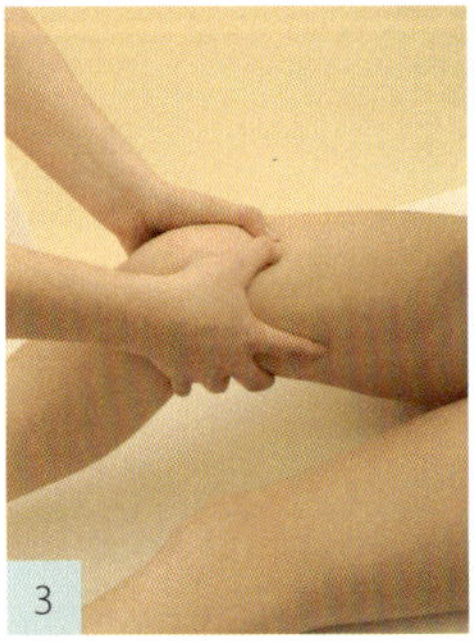

3

Das Gefäßmarma am Oberschenkel – Urvi

Wie das Ani-Marma steuert Urvi den Wasserhaushalt, zusätzlich den Kreislauf. Als Gefäßmarma führt es überdies Wärme, Agni, den Brustorganen zu. Urvi ist leicht aufzufinden. Umfassen Sie die Mitte des Oberschenkels mit Ihrer einen Hand von unten und der anderen von oben, sodass die Daumen an der Innenseite liegen 1. Wenn Sie hier etwas tiefer, durch den Muskel hindurch, tasten, dann können Sie die Beinarterie pulsieren fühlen. Genau hier ist der Hauptpunkt des Marmas. Der Gegenpunkt liegt an der Außenseite des Oberschenkels genau gegenüber.

Bei der Behandlung gehen Sie sehr zart und behutsam vor, am besten mit der flachen Hand 2 nach dem Behandlungsschema 1-3-5-7, mehrmals wiederholt. Bitte behandeln Sie nicht mit Druck, es kommt hier nicht darauf an, die Blutgefäße oder Muskeln zu massieren. Das Bewusstseinsfeld von Urvi wollen wir fühlen und zart beleben.

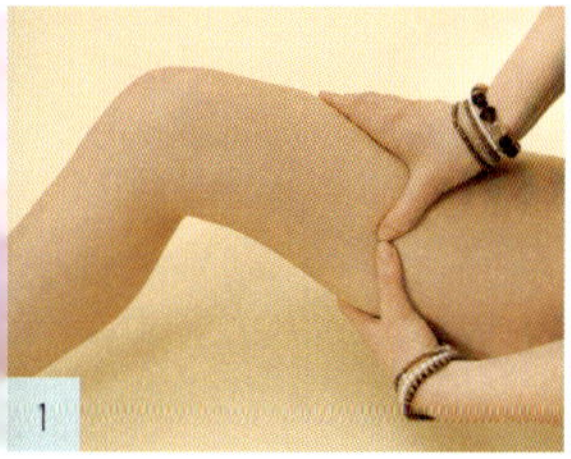
1

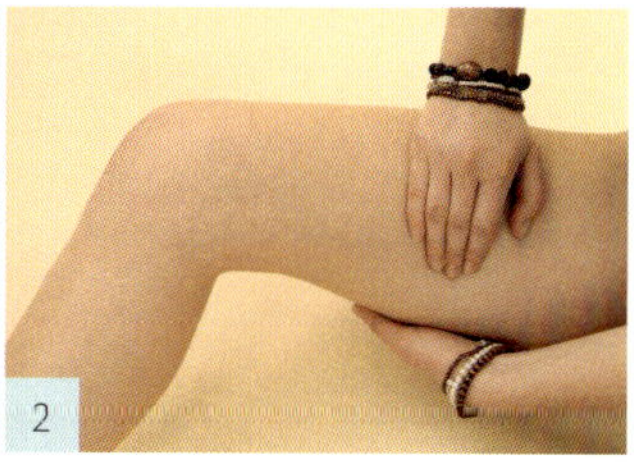
2

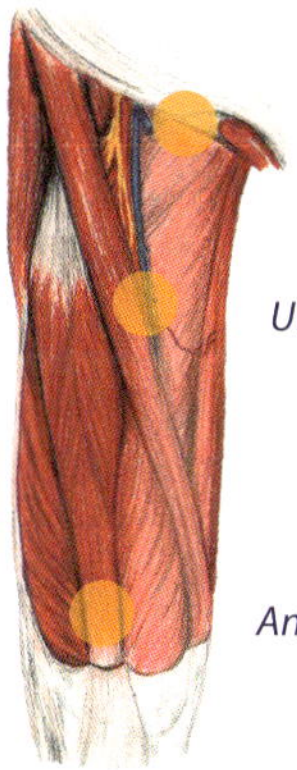

Das Leistenmarma – Lohitaksha

Dieses Gefäßmarma liegt in der Leiste, sein Zentrum etwa zwei Querfinger seitlich vom Schambein, dort wo Sie mit Ihren drei Fingern die Beinarterie pulsieren fühlen. Sein Energiefeld erstreckt sich aber über einen größeren Bereich, es erfasst die Vorderseite der Hüftgelenksregion und den seitlichen Anteil des Unterbauchs. Als Gefäßmarma steuert es wieder besonders die hier durchlaufenden Blutgefäße, Nerven und Lymphbahnen. Es ist ein sehr sensitiver Punkt, der nur mit Erfahrung behandelt werden sollte. Durch sanfte Auf-und-ab-Massage entlang der Leiste werden der gesamte seitliche Beckenraum mit seinen Organen, Dickdarm, Eierstöcke, Lymphbahnen und das Hüftgelenk und die es umgebenden Muskeln entspannt und die Durchblutung gefördert. Auch Hüftschmerzen werden gelindert, vor allem wenn Sie ein schmerzstillendes, durchblutungsförderndes Öl wie Joint-Sooth verwenden. Die nach unten ausleitende Bewegung belebt und unterstützt Apana-Vata, das die Ausscheidungen steuert.

Das Schambeinmarma – Vitapa

Dieses Sehnenmarma entspricht dem Kakshadhara-Marma an der Schulter. Es liegt einen Querfinger seitlich vom Schambein, sein Zentrum an der äußeren Öffnung des Leistenkanals, durch das beim Mann der Samenstrang läuft. Es kontrolliert die Fortpflanzungsorgane, die Menstruation und aktiviert die Ausscheidungsvorgänge (Apana-Vata). Für die Fremdbehandlung ohne medizinische Erfahrung ist dieses Marma, wie auch Lohitaksha, zu sensibel. Für die Eigenbehandlung eignet sich die sanfte Auf-und-ab-Massage im Bereich der Leiste. Lohitaksha und Vitapa werden dabei gleichzeitig behandelt und gemeinsam erfasst.

Die sieben Mahamarmas und die Marmas der Brust

An der Vorderseite des Körpers liegen die großen Marmas, die Zentren der energetischen Steuerung des Organismus. Sie kontrollieren die sieben Chakras und grundlegende, lebenswichtige Funktionen: Ausscheidung, Fortpflanzung, Verdauung und Verteilung von Lebensstoffen im Organismus, Stoffwechsel, Gefühlswelt, Verstand und Wahrnehmung.
Das Wurzelmarma ist Guda, es liegt am Anus und Beckenboden. Sein Bewusstsein ist erdbezogen, existenziell, fortpflanzungsorientiert und kontrolliert den Dickdarm und seine Ausscheidungen. Es ist die Quelle von Shakti, der schöpferischen Energie, in der vedischen Mythologie symbolisiert als eine der drei Ausdrucksformen von Mutter Natur.
Das Blasenmarma ist das Zentrum der energetischen Kontrolle der Beckenorgane, sexueller Energie und Ausscheidung, vor allem von Flüssigkeit.
Im Nabelmarma sitzt die Haupttransformationsenergie für körperliche und geistige Verdauung. Es ist ein Mittelpunkt des Körpers, ein Brahmasthan.
Das Herzmarma ist der Hauptsitz der Gefühle, des Lebens, die Quelle von Ojas und Hauptkontrollinstanz zur Verteilung von Lebensstoffen. Im Brustbereich finden wir weitere wichtige Marmas, die dem Herrschaftsbereich des Herzmarmas direkt unterliegen und seine Funktionen, vor allem für die Brustorgane, unterstützen. Im Herzen wohnt nach der vedischen Mythologie die zweite Ausdrucksform der Natur, Lakshmi, die Göttin des Wohlstands, die nährende Energie der Natur, die Kraft der Fülle und Gesundheit.
Die drei weiteren großen Marmas, Nila/Manya, Sthapani und Adhipati am Hals und Kopf, werden wir ab Seite 90 ausführlich besprechen. Saraswati, die dritte Personifikation der Natur, hat ihren Wohnsitz im Kopf oder Gehirn.

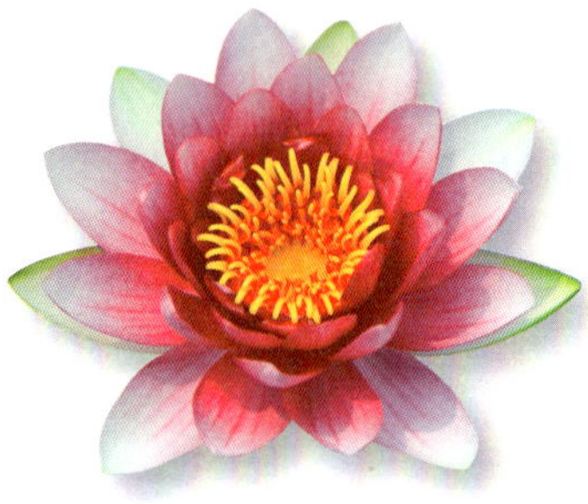

Lokalisation der sieben großen Marmas und der Marmas der Brust

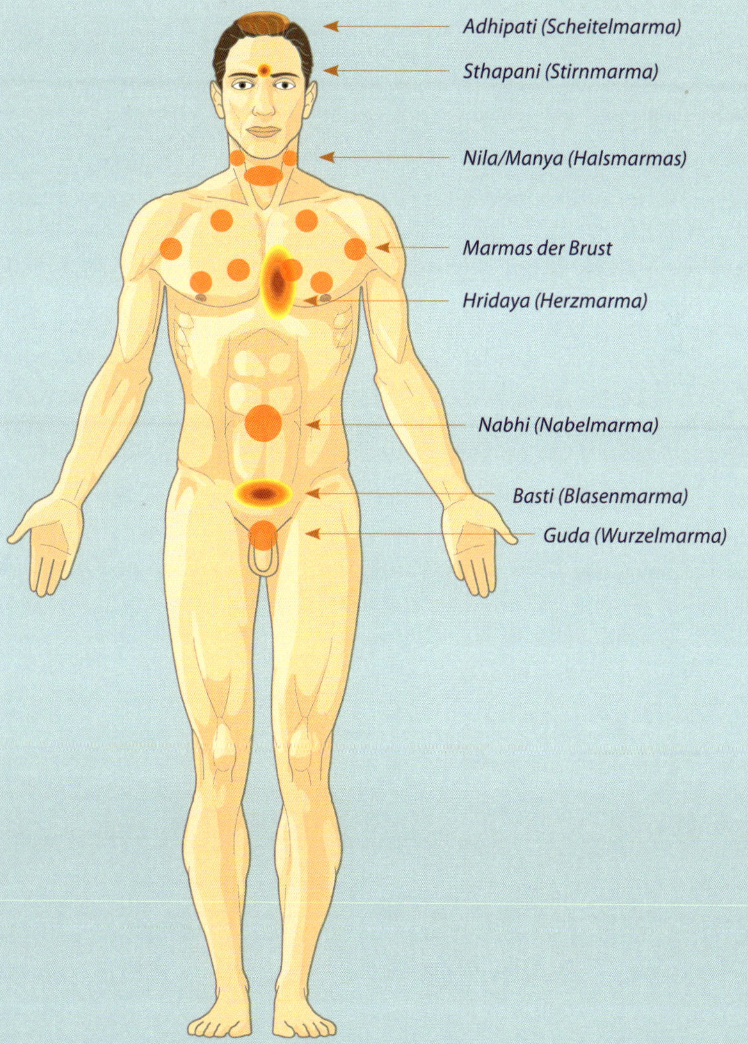

Die sieben großen Marmas sind die zentralen Herrscher. Die Marmas im Umfeld des Herzens unterstützen dessen Aufgaben.

Das Beckenbodenmarma – Guda

Guda heißt »Anus«, aber auch »Feuerholz«, »Feuer« und »Licht«. Es ist das erste der großen Marmas in der Körpermitte, ein großes Muskelmarma. Sein Zentrum ist der Anus und der Enddarm, aber der ganze Bereich des Beckenbodens liegt in seiner Aura.

Anwendung: **Sexuelle Störungen, Erkrankungen der Geschlechtsorgane, sexuelle Schwäche und Impotenz, Menstruationsstörungen, Prostataerkrankungen, Hämorrhoiden, Ausscheidungsstörungen der Harnwege und des Dickdarms, Stuhlverstopfung; nervöse Schwäche, Versagensangst, Existenzangst.**

Bedeutung: ▶ Guda ist die energetische Wurzel unseres Seins. Hier sind wir existenziell mit dem Irdischen verbunden, auch mit den materiellen Sicherheiten, die wir wünschen und brauchen, um sicher durchs Leben gehen zu können. Unter den großen zentralen Marmas ist es weiblicher, mütterlicher Natur, während Adhipati, das siebte und oberste Marma, dem Vaterprinzip zugeordnet wird. Guda ist die Quelle von Shakti, der schöpferischen, kosmischen Energie.

Steuerfunktion: ▶ Das Beckenbodenmarma kontrolliert das 1. Chakra und ist wie das Blasenmarma an der Kontrolle der Ausscheidungsfunktionen (Apana-Vata) beteiligt. Sein Schwerpunkt und energetisches Zentrum liegt aber im Dickdarm, sein Hauptelement ist die Erde. Im Gegensatz dazu dominieren im Blasenmarma das Element Wasser und die Kontrolle der Flüssigkeitsausscheidung. Wie das Blasenmarma speichert Guda die sexuelle Energie und kontrolliert die Funktionen der Geschlechtsorgane. Beckenbodengymnastik wirkt unmittelbar auf das Muskelmarma Guda und stärkt es.

Unmittelbare Wirkung: ▶ Wärme und Energie am Beckenboden.

So finden Sie Guda: ▶ Das Marma liegt am Anus und im Bereich des Beckenbodens. Es erstreckt sich in den Enddarm. Das Marma wird im Ayurveda vor allem durch Einläufe, die verschiedenen Bastis, behandelt. Für die Marmamassage eignet sich wohl am besten der Referenzpunkt von Guda. Er liegt über dem Steißbein.

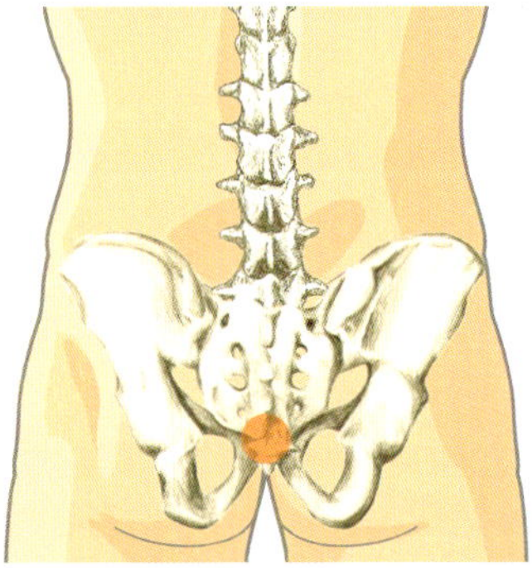

Überblick

Marmatyp: Mamsa (Muskelmarma);
Elemente: Erde, Feuer; Doshas: Vata, Kapha
1 Punkt: handflächengroßes Areal
Peripheres Marma: Kurchashira
Wirkung: kontrolliert das 1. Chakra, die Ausscheidungsvorgänge (Apana-Vata), die Geschlechtsorgane, Fortpflanzung, Vata im Dickdarm
Öle: Dashamula-Öl, Vata-Massageöl, Mandel-, Lotus-, Sesamöl (bei Stressfolgen, nervöser Erschöpfung, Vata-Belastung); Jasmin-, Rosen- oder Sandelholzöl (kühlend, bei Entzündungen, Pitta-Belastung)

Selbstbehandlung

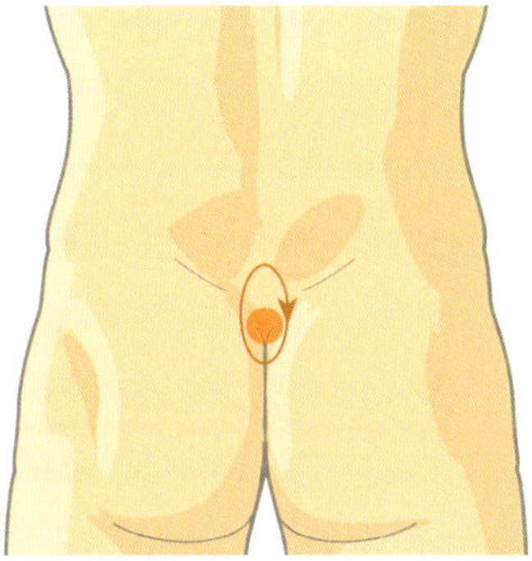

Kreisende Massage mit den drei Fingern der rechten Hand: ► Der Referenzpunkt des Marmas mit Zentrum über dem Steißbein und energetischer Ausdehnung über dem unteren Anteil des Kreuzbeins ist einer Selbstbehandlung gut zugänglich.
Sitzen Sie aufrecht und bequem. Unterstützen Sie das Marma energetisch an seinem Gegenpunkt, indem Sie die linke Hand auf das Schambein legen. Legen Sie die rechte Hand mit den Fingern nach unten auf das Kreuzbein. Mit Zeige-, Mittel- und Ringfinger führen Sie nun sanfte und kreisende Massagebewegungen durch.
Das Behandlungsschema mehrmals wiederholen.

Behandlungszeit: ► 1 bis 3 Minuten

Partnerbehandlung

Die Partnerbehandlung erfolgt analog zur Selbstbehandlung und am besten im Rahmen der Gesamttherapie des unteren Rückens (Seite 82/83).

Kontaktaufnahme: ► Die rechte Hand ruht auf dem Kreuzbein. Die linke Hand liegt über dem Schambein, wenn Ihr Partner sitzt, und auf dem Scheitel, wenn er liegt.

Das Blasenmarma – Basti

Basti heißt »Blase«, aber auch »Wohnsitz«. Es ist der Regierungssitz des großen Sehnenmarmas der Blase.

Anwendung: Blasenkrankheiten, Reizblase, nervöse Störungen und Erschöpfung, Menstruationsbeschwerden, sexuelle Störungen, Frauenleiden, Prostatabeschwerden, Blähungen, Dickdarmbeschwerden, Kreuzschmerzen, Hüftschmerzen.

Bedeutung: ► Die Blase ist der Sitz des unteren der drei Hauptmarmas. Im Blasenmarma manifestiert sich instinktives Bewusstsein mit seinen irdischen Empfindungen und sexuellen Bedürfnissen. Wenn es in Ordnung ist, vermittelt es Urvertrauen, wir können loslassen, fühlen uns geerdet und sicher.

Steuerfunktion: ► Das Blasenmarma kontrolliert das 2. Chakra, steuert die Ausscheidungen (Apana-Vata) vor allem der Harnorgane, aber auch des Dickdarms und die Menstruation. Es speichert die sexuelle Energie und kontrolliert die Funktion der Geschlechtsorgane. Als eines der drei Hauptmarmas ist es zuständig für einen großen Bereich körperlicher Funktionen. Seine aus ihm hervorgehende Hauptenergiebahn, der Blasenmeridian, beginnt links und rechts am inneren Augenwinkel und verläuft paarig über Stirnhöhle, Schädeldach, Nacken, Rücken und Beine bis zu den Außenseiten der kleinen Zehe. Es wacht außerdem über die Muskulatur und das Körperfett.

Unmittelbare Wirkung: ► Entspannung im unteren Bauchraum, Beruhigung des Geistes, Nachlassen von Anspannung im unteren Rücken, allgemeine Beruhigung.

So finden Sie Basti: ► Das Marma liegt genau über der Blase, eine Handbreit über dem Schambein. Es hat die Größe etwa eines Handtellers, was der Größe der Blase entspricht. In seinem Zentrum liegt Bindu, die höchste Anreicherung von Prana.

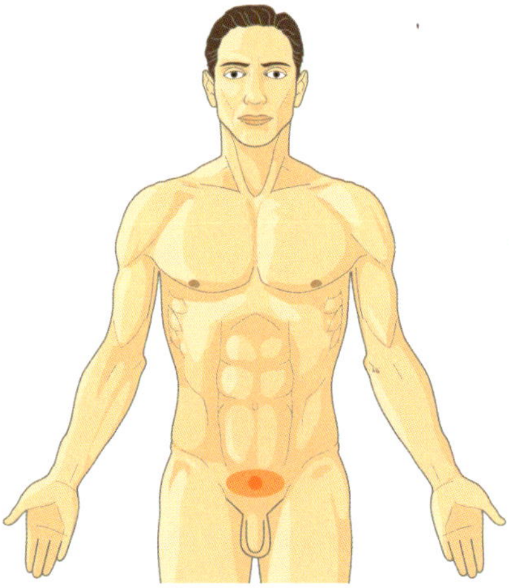

Überblick

Marmatyp: Snayu (Sehnenmarma);
Element: Feuer; Doshas: Vata, Pitta
1 Punkt: handflächengroßes Areal
Peripheres Marma: Indrabasti
Wirkung: kontrolliert das 2. Chakra, die Ausscheidungsvorgänge (Apana-Vata), Muskulatur und Fettgewebe, die Geschlechtsorgane, Fortpflanzung, Vata im Dickdarm
Öle: Dashamula-Öl, Vata-Massageöl, Mandel-, Lotus-, Sesamöl (bei Stressfolgen, nervöser Erschöpfung, Reizblase, Vata-Belastung); Jasmin-, Rosen- oder Sandelholzöl (kühlend, bei Entzündungen, Pitta-Belastung)

Selbstbehandlung

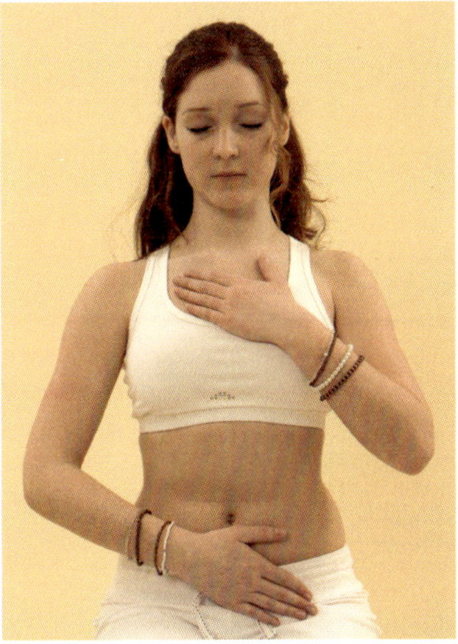

Kreisende Massage mit der flachen Hand: ► Sie können liegen oder sitzen. Mit und ohne Öl hat diese Marmabehandlung äußerst wohltuende und ausgleichende Wirkungen auf den unteren Bauchraum, die Beckenorgane und Ihr gesamtes körperliches und seelisches Befinden. Legen Sie Ihre linke Hand auf das Herzmarma, und massieren Sie mit Ihrer rechten Hand ruhig und langsam kreisförmig im Uhrzeigersinn (siehe Abbildung). Das Behandlungsschema 4- bis 8-mal wiederholen.

Behandlungszeit: ► 3 bis 5 Minuten

Partnerbehandlung

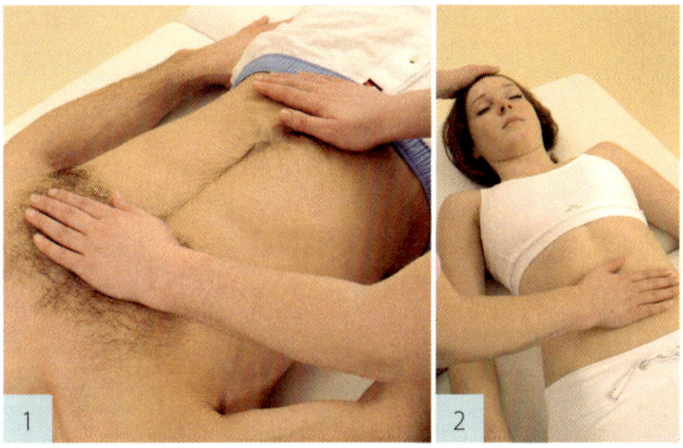

Sie wird analog zur Selbstbehandlung durchgeführt. Setzen Sie sich rechts vom Partner, so bleiben Sie entspannt, und die Behandlung ist bequem für Sie.

Kontaktaufnahme: ► Die linke Hand liegt zuerst über der Stirn, die rechte über der Blase. Dann wechselt die linke Hand zum Herzen, die rechte bleibt über der Blase 1.

Ruhende Hand: ► Wenn Sie ohne Öl behandeln, können Sie auch einfach nur Ihre rechte Hand auf das Blasenmarma legen, während die linke auf dem Scheitelmarma ruht (wenn Ihr Partner das als angenehm empfindet) 2. Einströmende Wärme und Prana Ihrer Hand werden wohltuend und heilend auf das Blasenmarma einwirken.

Das Nabelmarma – Nabhi

Nabhi ist ein großes Blutgefäßmarma um den Nabel herum, der selbst das Zentrum dieses Marmas ist.

Anwendung: **Verdauungsstörungen, Bauchkrämpfe, innere Unruhe, Angst, Darmentzündungen, Morbus Crohn, Colitis ulcerosa, Blähungen, Verlust der Lebensmitte.**

Bedeutung: ► Der Nabel ist der Mittelpunkt des Körpers, ein Brahmasthan in der Sprache des Ayurveda, also der absolute Ruhepunkt, die Quelle von Ordnung und Gesundheit. Wenn das Nabelmarma in Harmonie ist, dann sind wir zu Hause in unserem Körper, wir fühlen uns in unserer Mitte. Über den Nabel werden wir als vorgeburtliches Wesen durch die Plazenta der Mutter ernährt. Er behält diese ernährende Funktion unser ganzes Leben lang, nach der Geburt aber energetisch. Das Nabelmarma gilt als Prana-Zentrum, von dem die vedischen Texte sagen, dass aus ihm alle 72 000 Energiebahnen, die Meridiane oder Nadis, hervorgehen. Im Nabelmarma berühren wir die Wurzeln unseres Seins.

Steuerfunktion: ► Nabhi kontrolliert das 3. Chakra, Manipura. Dieses Rad dreht sich, wenn das Chakra in Harmonie ist, im Uhrzeigersinn. Die Hauptaufgabe besteht darin, den Fluss der Nahrungssäfte entlang der verschiedenen Verdauungsstationen vom Magen über den Dünndarm und Dickdarm in Richtung Enddarm zu gewährleisten. Das Feuer der Lebensmitte, das Verdauungsfeuer Agni, sitzt hier ebenfalls und wird durch den Wind von Samana-Vata entfacht und durch das Nabelmarma reguliert.

Unmittelbare Wirkung: ► Zunahme von Ruhe und Kraft im Bauchraum, Beruhigung des Geistes, Entspannung im Bauchraum, ein Gefühl von Wärme um den Nabel, Gurgelgeräusche durch Lösen von Darmverkrampfungen.

So finden Sie Nabhi: ► Der Mittelpunkt des Marmas ist der Nabel, es nimmt darüber hinaus eine große Fläche von etwa der Ausdehnung der ganzen Hand ein.

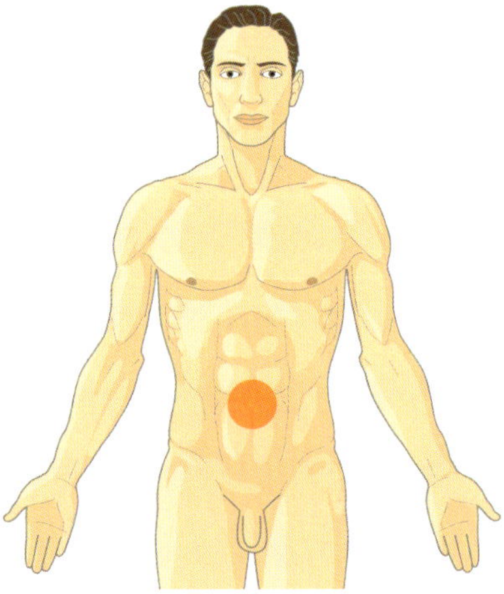

Überblick

Marmatyp: Sira (Gefäßmarma);
Element: Feuer; Doshas: Pitta, Vata
1 Punkt: handflächengroßes Areal
Peripheres Marma: Talahridaya
Wirkung: kontrolliert das Nabel-Chakra, die Vishvodhara-Energiebahn (Seite 81), das Verdauungssystem (Pachaka, Samana-Vata, Agni), die Verteilung der Nährstoffe über den Blutkreislauf und die Kanäle des Nährstoffflusses (Vyana-Vata), Leber, Galle und Bauchspeicheldrüse (Ranjaka) und das Pitta-Dosha insgesamt
Öle: Vata-Massageöl, Fenchel-, Mandel- und Sesamöl (bei Stressfolgen, Bauchkrämpfen, Vata-Belastung); Jasmin-, Rosen- oder Sandelholzöl (kühlend, bei Entzündungen, Pitta-Belastung)

Selbstbehandlung

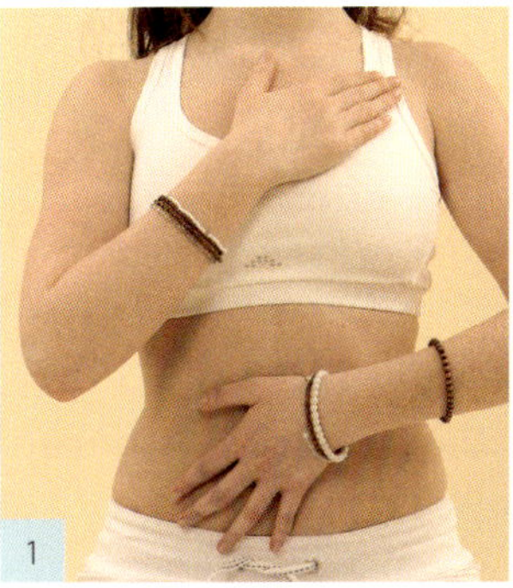
1

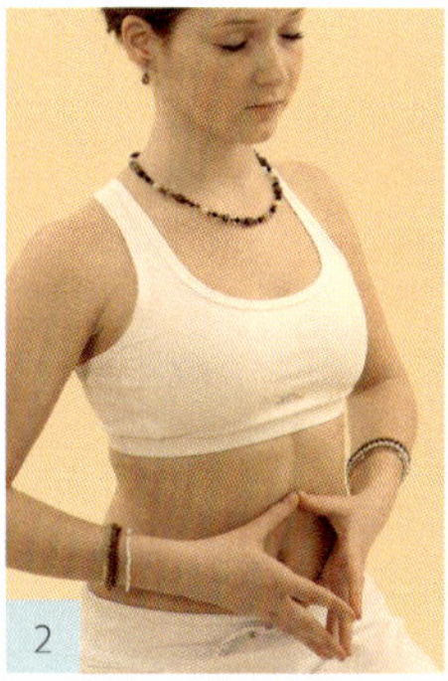
2

Kreisende Massage mit der flachen Hand: ► Mit und ohne Öl, auch im Sitzen, hat diese Marmabehandlung äußerst wohltuende und ausgleichende Wirkungen auf den ganzen Bauchraum und Ihr gesamtes körperliches und seelisches Befinden.

Legen Sie Ihre rechte Hand auf das Herzmarma und massieren Sie mit der linken Hand sehr ruhig, langsam und großflächig im Uhrzeigersinn den Bauch 1. Die Hand und die Finger werden flach aufgelegt, der Nabel ist der Mittelpunkt. Massieren Sie ganz ohne Druck, nur mit dem Eigengewicht der Hand. Das Behandlungsschema 2- bis 4-mal wiederholen.

Kreisende Massage am Nabel: ► Verteilen Sie etwas Öl um den Nabel herum und auf den Nabel selbst, und massieren Sie sehr zart, langsam und ruhig mit der Kuppe des Mittelfingers zunächst den Nabel. Das Behandlungsschema 2- bis 4-mal wiederholen.

Mudras über dem Nabel: ► Legen Sie abschließend Ihre Hand auf den Bauch, die Mitte des Handtellers liegt genau über dem Nabel, der kleine Finger zeigt zur Blase nach unten. Eines der besten Mudras für das Nabelmarma ist auch Hakini 2. Mit und ohne Massagevorbehandlung stärkt es den ganzen Bauchraum, schenkt Ruhe und Wärme, stärkt die Lebensmitte, gibt Zuversicht und Frieden. Die am Bauch aufliegenden Daumen und kleinen Finger bilden einen Kreis mit dem Nabel als Mittelpunkt.

Behandlungszeit: ► 3 bis 5 Minuten

Partnerbehandlung

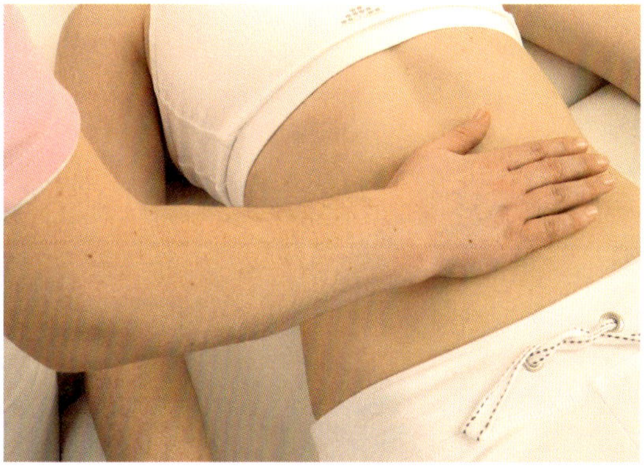

Sie unterscheidet sich nicht wesentlich von der Selbstbehandlung. Statt mit dem Mittelfinger massieren Sie am Nabel aber mit der Daumenkuppe. Setzen Sie sich rechts vom Partner, so bleiben Sie entspannt, und die Behandlung ist bequem für Sie.

Kontaktaufnahme: ► Die linke Hand liegt zuerst über dem Herzen, die rechte über dem Nabel. Im nächsten Schritt liegt die rechte Hand über dem Marma der Blase, die linke über dem Nabel, und abschließend verbinden wir auch noch die Kopfmarmas mit dem Nabel. Die linke Hand ist über der Stirn oder über dem Scheitel und die rechte wieder über der Blase.

Das große Herzmarma – Hridaya

Das Herz gilt im Ayurveda als der Sitz der Seele (Atma). Hridaya ist das wichtigste aller Marmas, denn von ihm gehen Verbindungen zu allen anderen Marmas aus. Es ist ein Gefäßmarma.

Anwendung: **Nervöse Herzbeschwerden, Kummer, Stärkung des Selbstvertrauens, unterstützende Behandlung von organischen und vegetativ bedingten Herzkrankheiten, Kreislaufstörungen, stressbedingter hoher Blutdruck; Rückenschwäche und -beschwerden; Brusterkrankungen, Erkrankungen von Lunge und Bronchien, Infektionsanfälligkeit. Hat gesundheitsfördernde Wirkung auf den gesamten Organismus, ist an der Bildung von Muttermilch beteiligt.**

Bedeutung: ► Die Harmonisierung von Hridaya schenkt inneren Frieden, öffnet das Herz für Liebe und Mitgefühl, stärkt aber auch Mut, Selbstvertrauen, Herzlichkeit, Humor, inneres Glück und die emotionale Intelligenz.

Steuerfunktion: ► Das Herzmarma kontrolliert alle Energiebahnen und Marmas des Organismus und darüber hinaus auch die großen Gefäße für den Bluttransport, die Atemwege, die Lymphbahnen, die Kanäle zur Verteilung der ersten Essenz von Nahrung (Rasa). Das Herz ist der Hauptsitz von Ojas, der Grundlage von Immunität, Glück, Gesundheit und Lebensfreude. Sein Marma kontrolliert das 4. Chakra und ist der Sitz von emotionaler Intelligenz (Sadhaka-Pitta).

Unmittelbare Wirkung: ► Die Behandlung vertieft die Atmung, beruhigt das Herz und hat gleichzeitig eine erwärmende Wirkung auf den Solarplexus. Auch Brihati, das auf dem Rücken gegenüberliegende Marma, wird durch die Behandlung von Hridaya beruhigt und gestärkt. Brihati ist bildlich gesprochen der männliche Partner des Herzens, der ihm den Rücken freihält und es in allen Belangen stützt. Es ist ebenfalls ein Gefäßmarma.

So finden Sie Hridaya: ► Das Marma liegt über dem Brustbein, ganz leicht nach links und unten verlagert, und hat etwa die Größe einer Hand. Wenn Sie mit dem Ballen der flach aufgelegten Hand entlang dem Brustbein auf und ab fahren, spüren Sie eine erhöhte Sensibilität im Ausdehnungsbereich von Hridaya.

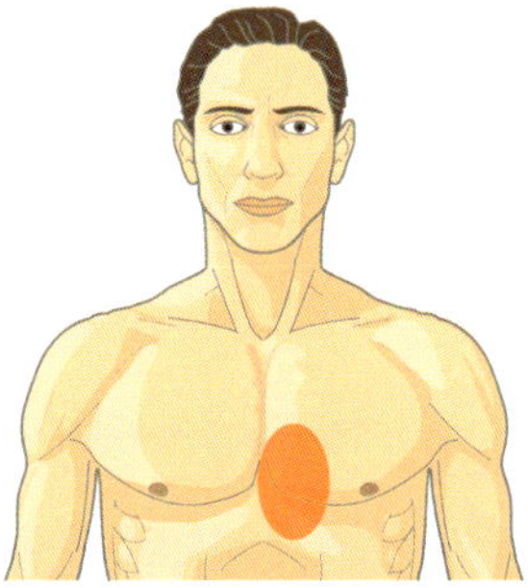

Überblick

Marmatyp: Sira (Gefäßmarma);
Element: Feuer; Doshas: Pitta, Vata, Kapha
1 Punkt: zentrales Marma, über dem Brustbein
Unterstützungsmarma: Brihati
Peripheres Marma: Talahridaya
Wirkung: harmonisiert alle anderen Marmas, schenkt Frieden, stärkt Selbstvertrauen und emotionale Intelligenz. Vermehrt Ojas, stärkt Prana (Geisteskraft und Intelligenz), Sadhaka (Zufriedenheit und inneres Glück), Vyana (Kreislauf), Tarpaka (Nervensystem), Avalambaka (die Kraft des Rückens), Varuna Nadi und das 4. Chakra (Anahata)
Öle: Vata-Massageöl, Vata-Aromaöl, Mandelöl (Vata-beruhigend); Sandelholz, Lotus, Worry free, Even Temper, Jasmin, Rose (emotional ausgleichend)

Selbstbehandlung

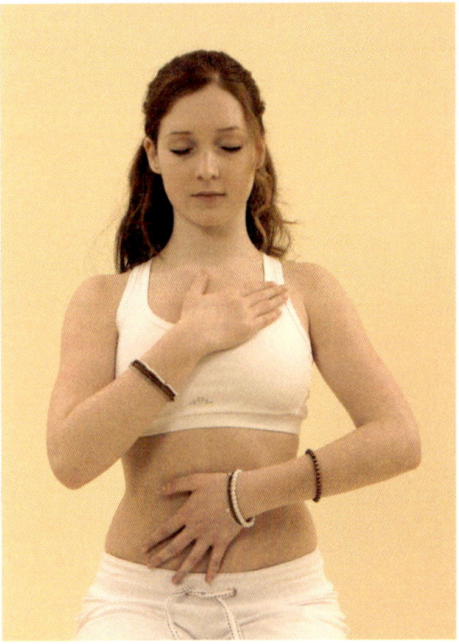

Sitzen Sie aufrecht und bequem. Legen Sie die linke Hand mit dem Handmittelpunkt (Talahridaya) beruhigend auf den Nabel. Der kleine Finger zeigt dabei senkrecht nach unten in Richtung Blase. Die rechte Hand legen Sie wie in der Abbildung oben gezeigt auf das Brustbein. Mit dem Handteller und Handballen der Hand, die Finger leicht gestreckt, kreisen Sie sanft und sehr ruhig im Uhrzeigersinn von rechts unten beginnend und links unten endend. Bewegen Sie die Hand im natürlichen Rhythmus des Atems.
Das Behandlungsschema 2- bis 8-mal wiederholen.

Abschluss der Behandlung: ▶ Legen Sie nun die rechte Hand auf das Herzmarma und die linke Hand auf den Nabel.

Mudras: ▶ Die Behandlung des Herzmarmas kann wirkungsvoll durch Mudras ergänzt werden: Anjali-Mudra (Sammlung, Andacht; Seite 111), Mudra für Selbstvertrauen (Seite 118).

Behandlungszeit: ▶ 3 bis 5 Minuten

Partnerbehandlung

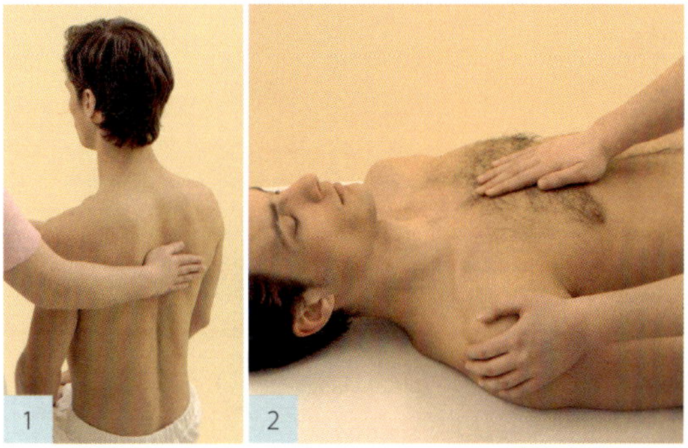

Kontaktaufnahme: ▶ Stehen Sie rechts vom Partner, Ihre linke Hand ruht über dem Herzen, die rechte über dem Marma der Blase. Anschließend ist die rechte Hand über dem Herzen und die linke über der Stirn.

Ihr Partner liegt entweder oder sitzt aufrecht und entspannt. Wenn er sitzt, dann legen Sie die rechte Hand auf seinen Rücken, gegenüber dem Herzen, das ist Brihati-Marma 1. Mit dem Ballen der rechten Hand führen Sie nun sehr sanfte und sehr ruhige oval-kreisende Bewegungen im Uhrzeigersinn über dem Herzmarma durch.
Ihre Bewegungen sollten mit dem Atem des Patienten fließen. Falls Ihr Partner liegt, dann stehen Sie rechts von ihm. Mit der rechten Hand behandeln Sie nun das Marma 2, wie für die Selbstbehandlung beschrieben.

Weitere Marmas des Brustraums

Das große Herzmarma ist der absolute Regent im gesamten Brustraum, und die übrigen Punkte gehören zu seinem unmittelbaren Herrschaftsbereich und unterstützen es. Die direkt in der Nähe liegenden Marmas werden bei der Behandlung von Hridaya sowieso mit erfasst, in die anderen strömt aber ebenfalls intensiv Prana-Energie und Ojas. Sie profitieren direkt von der Behandlung des Herzens. Dennoch können wir sie auch in eine umfassendere Therapie einbeziehen, bei der wir alle Punkte des vorderen und seitlichen Brustanteils mitbehandeln. Auf Seite 136 stellen wir die Therapie zusammen mit anderen ayurvedischen Maßnahmen vor.
Drei dieser vier Marmas im Umfeld des Herzens sind ebenfalls Gefäßmarmas, nur Stanarohita, das Vitalfeld der beiden Brustmuskeln, ist ein Muskelmarma. Die vorderen Brustmarmas stärken die Organe des Brustraums, das Immun- und Nervensystem, und sie unterstützen Herz und Kreislauf.

Als Behandlungsschema gilt für alle Punkte 1-3-5-7, oder Sie folgen einfach Ihrem Gefühl und Wohlbefinden. Wichtig ist aber für alle Brustpunkte, dass Sie Ruhe und Zeit haben und sich in die Therapie einfühlen können.

Die Wurzel der Brust – Stanamula
Dieses Gefäßmarma hat die Brustwarze als Zentrum seiner Energie, schließt aber weitere Punkte um die Brust herum mit ein. Die Brustwarze selbst wird im Rahmen ayurvedischer Massagen in der Regel mit kreisenden Bewegungen massiert. Da sie sehr sensibel ist, empfehlen wir für die Marmabehandlung, die ganze Brust mit der flachen Hand gegensinnig, simultan und kreisförmig zu massieren. Diese Behandlung schließt das Brustmuskelmarma, Stanarohita, mit ein.

Das Brustmuskelmarma – Stanarohita
Stanarohita umfasst den Brustmuskel, die Brustdrüsen und die umliegenden Gewebe. Sein Zentrum liegt links und rechts vom Brustbein, am Muskelursprung des großen Brustmuskels, etwa zwei Querfinger oberhalb der Linie zwischen den Brustwarzen. Als Muskelmarma speichert es Kraft und Energie. Es hat aber auch großen Einfluss auf das Nervensystem, die Atemwege und Prana, den Kreislauf (Vyana-Vata), die Lunge und natürlich auf die Bildung der Muttermilch. Für die Behandlung gilt das für Stanamula Gesagte. Die sanfte Selbstbehandlung der weiblichen Brust strafft sie, wirkt allgemein stärkend, kräftigt die Brustmuskulatur, das Nervensystem, die Lunge und fördert die Bildung von Muttermilch.

Das Marma der Achselhöhle – Apalapa

Apalapa ist ebenfalls ein Gefäßmarma, es sitzt in der Achselhöhle, etwas unterhalb von Lohitaksha und am Muskelansatz des kleinen Brustmuskels (M. pectoralis minor). Es ist sehr sensibel und nur im Rahmen medizinischer Indikationen für eine Fremdbehandlung geeignet, zum Beispiel zur Therapie von Lähmungen oder Schulterproblemen. Eine behutsame, gefühlvolle Selbstbehandlung mit den drei Fingern einer Hand ist bei leichteren Schulter- oder Armbeschwerden, bei Durchblutungsstörungen des Arms und der Hand und bei nervösen Herzbeschwerden sinnvoll.

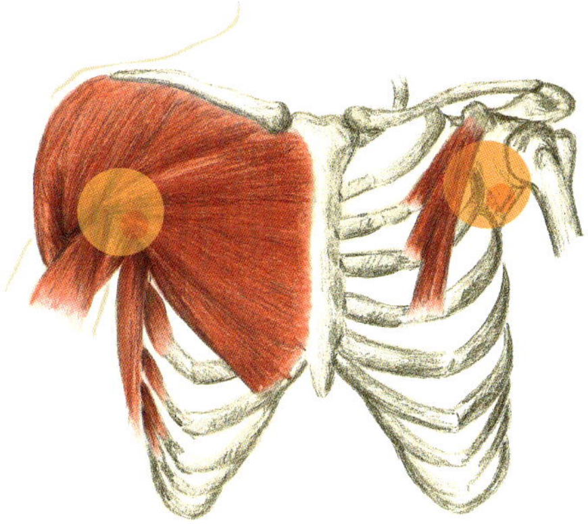

Lokalisation von Apalapa

Das Gefäßmarma der Brust – Apastambha

Apastambha liegt über der Stelle, an der sich die beiden Hauptbronchien aufteilen und die Lungenarterien abgehen. Die beiden Hauptpunkte liegen im Zwischenraum von zweiter und dritter Rippe links und rechts vom Brustbein. Seine Wirkung erstreckt sich bis in den oberen Bauchraum, vor allem den Magen, wo es die Bildung von Magenschleim (Kledaka-Kapha) unterstützt. Es soll darüber hinaus die Bildung von Fett- und Knochengewebe und deren Transportkanäle kontrollieren. Wenn Sie Ihre flache Hand auf die beiden Punkte legen, werden Sie vielleicht auch spüren, dass in diesen Marmas Gefühle gespeichert sind, die zum Herzen, aber auch zum Magen oder Solarplexus gehören. Eine alle Brustmarmas einschließende, vollständige Behandlung finden Sie auf Seite 136f.

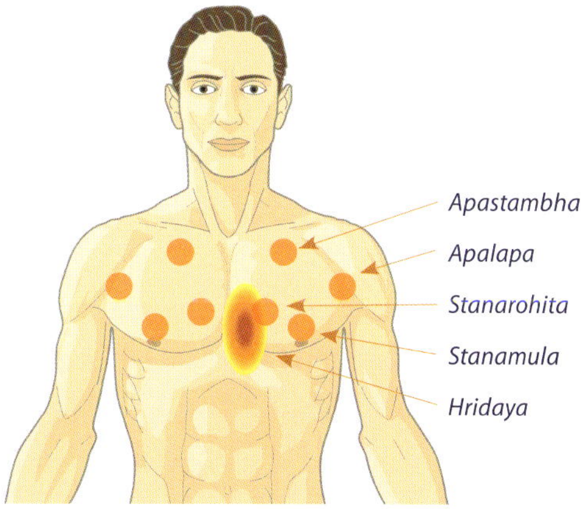

Die Marmas des Brustraums

Die Marmas von Becken und Rücken

Während die Vorderseite des Körpers von Marmas besetzt ist, die Energien empfangen und aufnehmen und sehr empfindsam und verletzlich sind, geben die Rückenmarmas Schutz und schirmen ab. Es ist daher nicht verwunderlich, dass alle sechs der insgesamt acht Knochenmarmas an der Rückseite des Körpers liegen. Nur die zwei Schläfenmarmas, Shanka, liegen am Kopf, und hier seitlich. Die Knochenmarmas schützen die verletzlichen Weichteile und Organe des Körpers: die Eingeweide und Organe des Beckens und Brustkorbs. Die Shankas schützen den hochsensiblen Bereich der Schläfe und der dahinterliegenden Hirnanteile.

Die Wirbelsäule führt aber auch die aufwärtsgerichtete Energie und ist die wichtigste und hauptsächlichste tragende Säule für den Fluss von Prana. In ihr laufen die drei zentralen Energiebahnen *Sushumna* im Zentrum, *Ida* links und *Pingala* rechts entlang der Wirbelsäule. Sie versorgen zunächst die zentralen Marmas und mit ihnen gekoppelt die sieben Chakras (siehe Abbildung rechte Seite). Von hier aus erfolgt dann eine komplexe Vernetzung über Tausende von Nadis, über den ganzen Körper verteilten und alle Marmas miteinander verbindenden Meridianen. Ida und Pingala enden im Gehirn, gehen von dort zum Dritten Auge, dem Sthapani-Marma, von wo aus sie zu Nase, Augen und Ohren führen. Darauf werden wir bei den Kopfmarmas (ab Seite 90) näher eingehen.

Durch die Sukshma-Marma-Behandlung bahnen wir den Fluss von Prana in Ida, Pingala und Sushumna, versorgen damit alle Organe entlang der Wirbelsäule über die nachgeschalteten Marmas und Chakras.

Die Rückenmarmas sind einer Selbstbehandlung nur bedingt zugänglich. Sie eignen sich daher mehr, aber hier auch besonders für Partneranwendungen. Sehr wirksam ist eine komplette Rückenbehandlung, wie wir sie auf Seite 134f. beschreiben, bei der alle Marmas von Becken, Rücken und Schulter mit eingeschlossen sind.

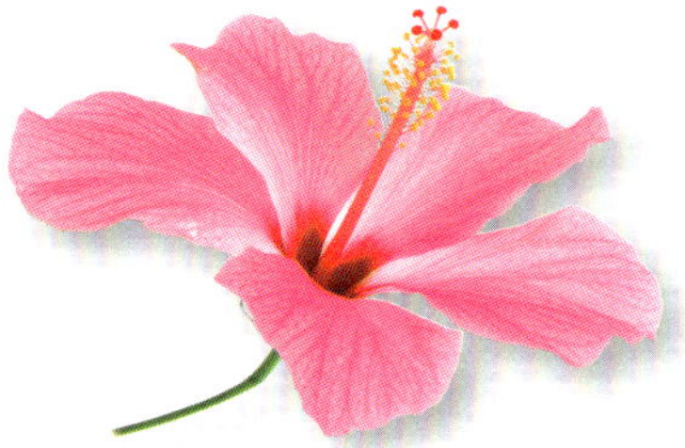

Die sechs mit den Chakras verbundenen Nadis

6. Sushumna-Nadi
Marma: Sthapani, Adhipati
Öffnung: Drittes Auge, Augen

5. Sarasvati-Nadi
Marma: Zungenspitze, Mitte des Kinns unterhalb der Unterlippe, Nila/Manya
Öffnung: Mund, Rachen

4. Varuna-Nadi
Marma: Hridaya,
Öffnung: Haut

3. Vishvodhara-Nadi
Marma: Nabhi
Öffnung: Nabel

2. Kuhu-Nadi
Marma: Basti
Öffnung: Penis, Vagina

1. Alambusha-Nadi
Marma: Guda
Öffnung: Anus

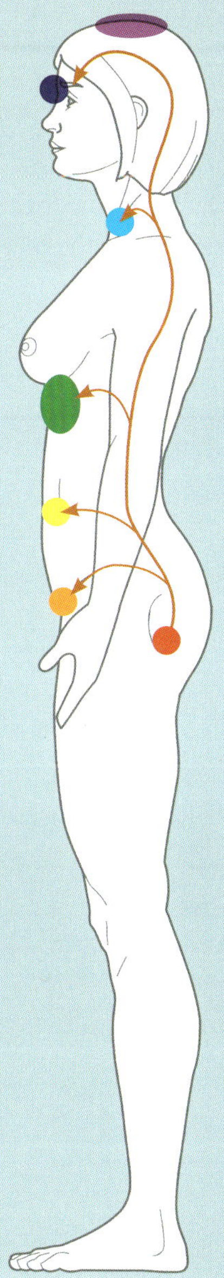

7. Sahasrara-Chakra

6. Ajna-Chakra

5. Vishuddha-Chakra

4. Anahata-Chakra

3. Manipura-Chakra

2. Svadisthana-Chakra

1. Muladhara-Chakra

Subtile Energiekanäle, die ihren Ursprung an der Basis der Wirbelsäule haben, versorgen die Chakras und Marmas mit Prana-Energie.

Die Marmas des Beckens und der Lendenwirbelsäule

Wir fassen die Marmas des unteren Rückens und Beckens zusammen, weil sie sehr eng zusammenwirken und in der Regel auch immer gemeinsam behandelt werden. Sie bilden die Basis für die Kraft in Becken und Lendenwirbelsäule, die den Körper aufrichtet und trägt. Hier ist auch der Hauptsitz eines wichtigen Subdoshas von Kapha, des »Rückenstärkers«, Avalambaka. Es verleiht die Stabilität und Kraft nicht nur im Kreuz, sondern entlang der gesamten Wirbelsäule und im Brustkorb mit seinen Organen, vor allem auch für das Herz, dem es Stütze ist. Der Wirkbereich der Marmas des unteren Rückens und Beckens erstreckt sich dabei auch auf die Hüfte und die Beckenorgane. Die Hüften sind wichtige Bereiche, in denen sich Kapha, also auch Kraft und Energie, ansammelt und Verbindungen zum Lymphsystem bestehen.

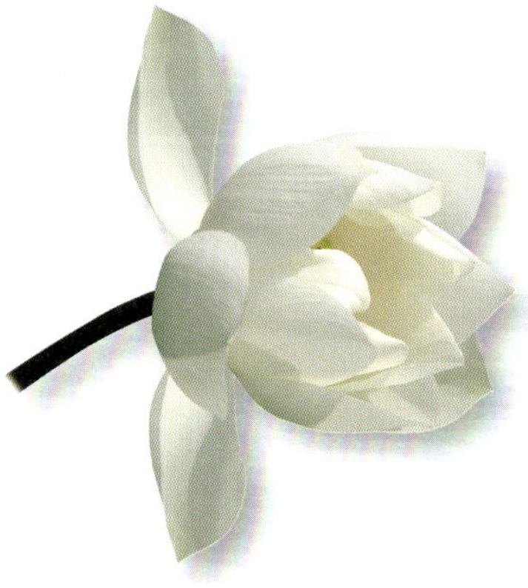

Kukundara – das Kreuzdarmbeingelenk-Marma

Die beiden zentralen Punkte des Gelenkmarmas sitzen an den beiden Beckengrübchen (Spina iliaca posterior superior), die sich bei schlanken Personen oberhalb des Gesäßes abzeichnen. Bei einer Blockierung des Kreuzdarmbeingelenks ist der Punkt auf der Seite der Blockierung schmerzhaft, die Schmerzen strahlen häufig in die Hüfte und an der Rückseite des Beins nach unten aus und können Ischias-Schmerzen vortäuschen. Die umliegende Muskulatur ist dann verspannt und druckschmerzhaft. Das Marma liegt auf der Energiebahn der Blase und kontrolliert Unterleibsorgane, vor allem Blase, Eierstöcke, Gebärmutter, Dünndarm und Dickdarm und die Ausscheidungsvorgänge (Apana-Vata). Das 2. Chakra, Svadisthana, kommuniziert mit ihm.

Katikataruna – das, was aus der Hüfte kommt

Der Verbindungspunkt dieses Knochenmarmas liegt im Zentrum des Gesäßmuskels und auf einer gedachten Linie zwischen dem Sitzbein und dem Rollhügel des Hüftbeins. Es kontrolliert Knochen- und Skelettsystem, die Schmierung der Gelenke, die Schweißdrüsen. Durch sanfte Massage beruhigen wir vor allem das Vata des Beckens (Apana, Samana).

Nitamba – das Darmbeinmarma

Das Energiefeld dieses Knochenmarmas erstreckt sich auf das Darm- und Kreuzbein und das Gelenk zwischen beiden. Es schützt das Becken, kontrolliert aber auch den Fluss der ersten Essenz von Nahrung (Rasa), das Lymphsystem im Becken, Körperfett, Skelettsystem und die Nieren. Nitamba ist ein wichtiger Vata- und Kapha-Punkt. Bei Blockierungen des Kreuz-Darmbeingelenks ist es beteiligt und seine Region schmerzhaft. Sanfte Marma-Massage lockert das Gelenk und entspannt Becken und Bein.

Parshvasandhi – die Flanke

Das Blutgefäßmarma reicht von seinem Hauptpunkt rechts beziehungsweise links vom untersten Lendenwirbel, dem Übergang zum Kreuzbein bis hoch zur Spitze der 12. Rippe. Es kontrolliert die Blutversorgung der Nieren, ist ein Stressmarma, das mit den Nebennieren energetisch verbunden ist, die Stresshormone bilden. Es kontrolliert ebenfalls, wie Kukundara (siehe Seite 82), das 2. Chakra. Auch die Eierstöcke, das Verdauungssystem, die Ausscheidungsvorgänge und Atemwege gehören zu seinem Einflussbereich. Parshvasandhi können wir sehr gut selbst behandeln. Im Sitzen legen wir unsere Hände breit geöffnet auf die Flanken. Die Spitzen des Ringfingers und des kleinen Fingers berühren dabei den seitlichen Bereich des 5. Lendenwirbels. Die Hände ruhen über den Nieren. Schon das Auflegen der Hände beruhigt und stärkt das Marma, durch sanfte auf-und-ab-Streichungen entspannen und beleben wir es (siehe Mudra Seite 136, Rückenbehandlung).

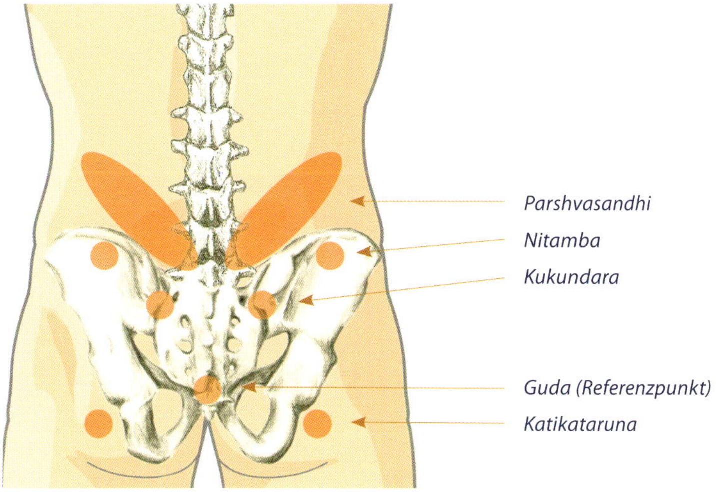

Die Marmas des unteren Rückens

Das große Rückenmarma – Brihati

Brihati heißt »groß, ausgedehnt«. Es ist ein großflächiges Gefäßmarma zwischen den Schulterblättern, links und rechts der Wirbelsäule.

Anwendung: Organische und psychische Herzbeschwerden, Herzschwäche, Lungen- und Bronchialerkrankungen, Husten, Kummer, mangelndes Selbstvertrauen, Entmutigung, Rückenschmerzen, innere Anspannung.

Bedeutung: ▶ In Brihati sitzt das Bewusstsein von Mut, Stärke und Aufrichtigkeit. Schwäche im mittleren Rücken tritt dagegen auf, wenn das Marma geschwächt ist, zum Beispiel wenn wir Kummer haben, die Last des Lebens als zu groß empfinden oder Selbstvertrauen fehlt. Brihati liegt dem Herzen auf dem Rücken gegenüber, es ist der Rückenstärker, das Marma, das dem Herzmarma »den Rücken stärkt«. Herzmarma und Brihati wirken zusammen wie Mutter und Vater.

Steuerfunktion: ▶ Als Gefäßmarma wacht es über den Blut- und Lymphfluss zu den Brustorganen, der Achselhöhle und dem Brustkorb. In ihm sind mehrere kleine Marmas vereint, die auf der Energiebahn der Blase liegen und Funktionen von Lunge, Herz, Kreislauf und Magen steuern. Brihati steht im Austausch mit dem dritten oder Nabel-Chakra (Manipura). Kapha in Form von Stärke und Kraft (Tarpaka, Avalambaka), Pitta als Dosha des Mutes, und Vata, das die Energie verteilt (Vyana), dominieren dieses Marma.

Unmittelbare Wirkung: ▶ Entspannung von Rücken, Schulter, Armen und Atmung.

So finden Sie Brihati: ▶ Das Zentrum des Marmas liegt zwischen den Schulterblättern, links und rechts neben der Wirbelsäule. Das ganze Marma ist ausgedehnter und hat etwa die Länge einer Hand.

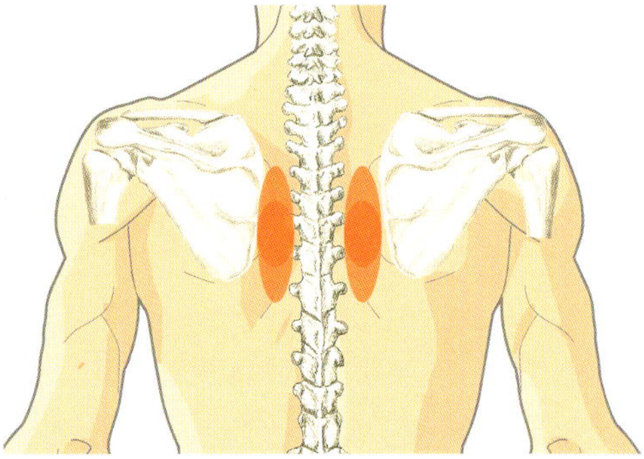

Überblick

Marmatyp: Sira (Gefäßmarma);
Elemente: Feuer, Wasser;
Doshas: Pitta, Vata, Kapha
2 Punkte: je 1 Punkt links und rechts der Wirbelsäule
Peripheres Marma: der Gegenpunkt von Talahridaya auf dem Hand- und Fußrücken
Wirkung: kontrolliert das Nabel-Chakra, stärkt Rücken, Herz und Lunge (Avalambaka, Tarpaka), verleiht Mut (Sadhaka); wacht über Kreislauf (Vyana), Blut- und Lymphfluss im Brustbereich und die Schweißbildung am Rücken
Öle: entspannende, stärkende und erfrischende Behandlungsöle wie MA 628 Gelenköl, Sesam, Mandel, Zitrone, Zitronengras, Rose, Rosenholz, Brahmi

Selbstbehandlung

Das Marma ist einer direkten Selbstbehandlung nicht zugänglich. Durch Yoga-Asanas (ab Seite 119) kann es aber gestärkt und harmonisiert werden. Auch das Gebets-Mudra (Seite 111) und das Mudra für Selbstvertrauen (Seite 118) stärken dieses Marma.

Partnerbehandlung

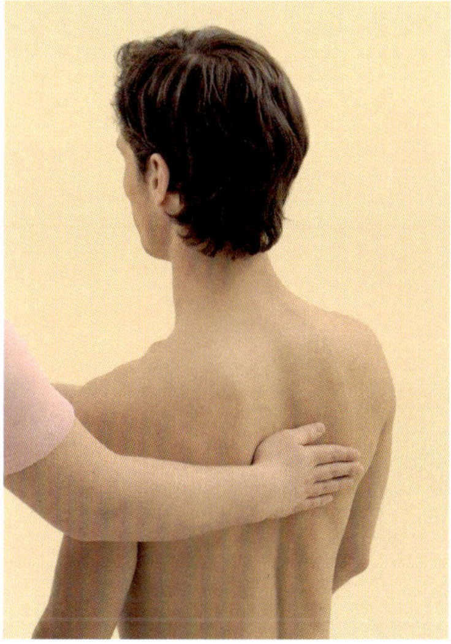

Kontaktaufnahme: ▶ Sie stehen links vom Partner, die linke Hand verweilt über dem Herzen, die rechte über dem Rückenmarma.

Hände stärken Mut und Marma: ▶ Ihr Partner sitzt aufrecht und entspannt sich mit geschlossenen Augen. Sie stehen links von ihm. Ihre linke Hand liegt über dem Herzen, die rechte über dem großen Rückenmarma (siehe Abbildung). Schenken Sie den beiden Marmas, die wie Mutter und Vater zusammen über das Wohl des Körpers wachen, für 1 bis 2 Minuten Ruhe und Stärke (analog zur Behandlung des Herzmarmas, Seite 76/77), aber die Hände liegen umgekehrt.

Massage mit der flachen Hand: ▶ Während die linke Hand weiter über dem Herzmarma bleibt, massieren Sie sanft und ruhig über dem Marma auf und ab, die Hand bleibt dabei waagrecht, die Finger sind angelegt, die ganze Hand berührt den Rücken, der Handteller fährt über die Wirbelsäule. Das Behandlungsschema mehrmals wiederholen.

Behandlungszeit: ▶ 3 bis 4 Minuten

Das Schulterblattmarma – Amsaphalaka

Amsaphalaka heißt »Schulterblatt«. Dieses Knochenmarma umfasst ein großes Areal: das ganze Schulterblatt und die zur Wirbelsäule hin angrenzenden Bereiche. Der Hauptpunkt liegt am inneren oberen Schulterblattwinkel, ein zentraler Punkt ist genau in der Mitte des Schulterblatts.

Anwendung: Schulter- und Armschmerzen, Lähmungen und Taubheitsgefühle im Arm, Verdauungsbeschwerden.

Bedeutung: ▶ Das Schulterblatt schützt wie alle Knochenmarmas. Herz, Lunge, die großen Blutadern im Brustkorb sind lebenswichtige Organe, die das Schulterblatt im Falle eines Angriffs oder einer Verletzung von hinten in Schutz nimmt. Aber auch seelische Verletzungen lokalisieren sich hier. Wir ziehen die Schulterblätter hoch, wenn uns Gefahr droht. Verspannungen und Ängste sitzen häufig in diesem Marma.

Steuerfunktion: ▶ Im Zentrum des Schulterblatts sitzt der Hauptpunkt des Marmas, er entspricht dem Vitalpunkt der Dünndarmenergiebahn, die hier kreuzt. Neben seiner energetischen Wirkung auf den oberen Rücken, die Schultern und Arme wacht dieses Marma auch über die Atemwege (Pranavaha Shrotas), die Lunge, das Herz, das 4. Chakra, das Herz-Kreislauf-System und das Verdauungsfeuer.

Unmittelbare Wirkung: ▶ Entspannung von Rücken, Schulter, Armen und Atmung.

So finden Sie Amsaphalaka: ▶ Das Zentrum des Marmas liegt in der Mitte des Schulterblatts. Dieser etwa daumenkuppengroße Punkt ist auf Druck mit dem Daumen auch etwas schmerzhaft. Das ganze Schulterblatt ist aber auch im Energiefeld des Marmas, und behandlungswirksame Areale sind der Ansatz der Muskeln am inneren und oberen Rand des Schulterblatts.

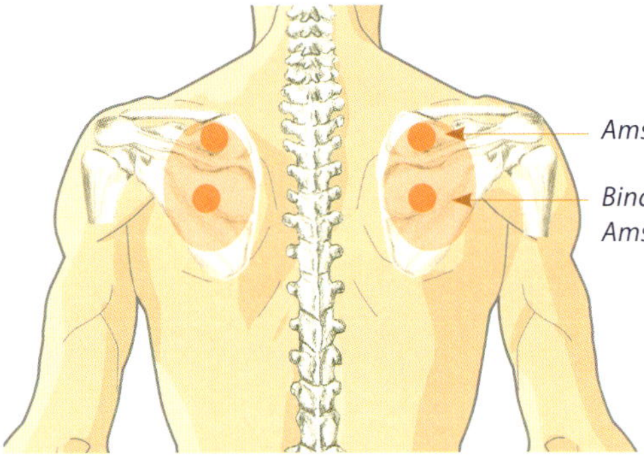

Überblick

Marmatyp: Asthi (Knochenmarma);
Element: Wasser; Dosha: Vata
2 Punkte: je 1 Punkt links und rechts am Schulterblatt
Peripheres Marma: Daumenrücken, Endglied
Wirkung: wacht über Herz, Lunge, Atemwege, Udana-Vata, Prana-Vata, Dünndarm (Pachaka)
Öle: Vata-Massageöl mit Vata-Aromaöl, Sesam, Mandel, Lavendel, Jasmin, Brahmi (entspannend)

Selbstbehandlung

Der Punkt ist einer direkten Selbstbehandlung nicht zugänglich. Durch Yoga-Asanas (ab Seite 119) kann er aber energetisch harmonisiert werden.

Partnerbehandlung

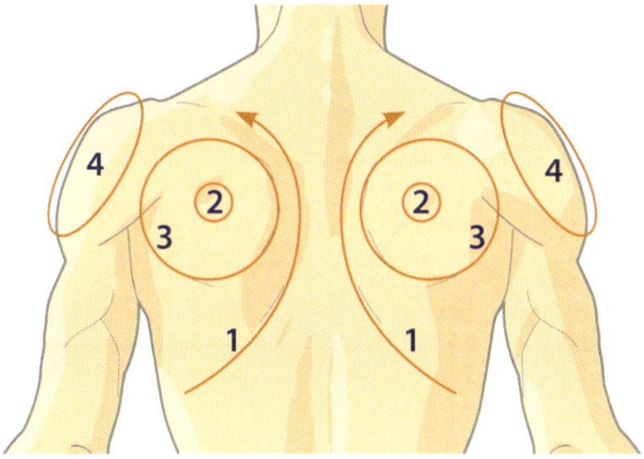

Reihenfolge und Strichführung für den oberen Rücken und die Schultern

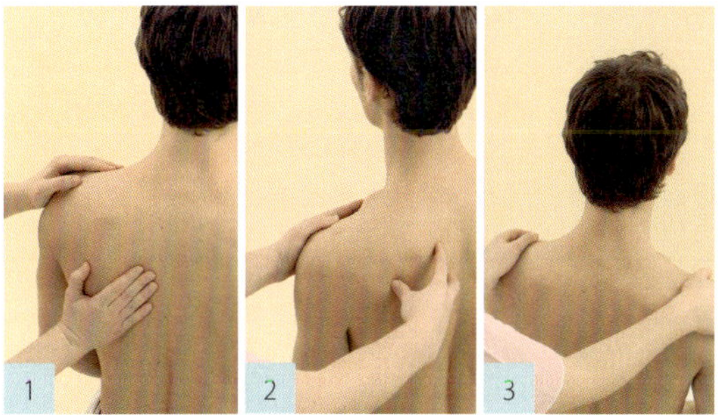

Kontaktaufnahme: ▶ Die linke Hand ist über dem Herzen, die rechte über dem linken Schulterblatt.

Der Mond, Massage um das Schulterblatt: ▶ Ihr Partner sitzt aufrecht und entspannt. Ihre linke Hand umfasst seine linke Schulter von außen und vorne, die rechte Hand mit den flach angelegten Fingern massiert mondförmig entlang dem inneren Schulterblattwinkel auf- und abwärts 1. Bei der Aufwärtsbewegung wird angenehmer Druck entlang der Bewegung ausgeübt. Massieren Sie zuerst 7-mal die linke Seite mit der rechten Hand, dann 7-mal die rechte Seite mit der linken Hand.

Kreismassage mit dem Daumen: ▶ Die linke Hand umfasst wieder die Schulter, die rechte Hand setzen Sie am linken Schulterblatt an 2. Mit dem Daumen massieren Sie mit gewissem Druck, der gerade so stark ist, dass Ihr Partner ein Gefühl von »Wohlschmerz« erfährt; es tut gut, löst aber Verspannungen, die man an der Stelle als seelische oder körperliche Qualität wahrnimmt.
Das Behandlungsschema mehrmals wiederholen. Wechseln Sie dann auf die andere Seite und behandeln sie analog.

Kreismassage mit der flachen Hand: ▶ Mit der flachen Hand massieren Sie nun sanft und kreisförmig über dem Punkt an der Mitte des Schulterblatts, rechts 3-mal im Uhrzeigersinn, links 3-mal entgegen dem Uhrzeigersinn.
Das Behandlungsschema mehrmals wiederholen.

Kreisen um die Schultern: ▶ Mit beiden Händen kreisen Sie nun symmetrisch im Uhrzeigersinn mehrmals über die Schultern 3.

Behandlungszeit: ▶ 3 bis 4 Minuten

Das Schulter-Nacken-Marma – Amsa

Amsa heißt »Schulter«. Das Sehnenmarma liegt im Bereich von Schulter und Nacken.

Anwendung: Nackenschmerzen und -verspannungen, Nackenkopfschmerzen, Beschwerden im Bereich des Halses, Angst.

Bedeutung: ► Als Sehnenmarma sorgt es für Spannkraft, Willensenergie und Durchsetzungsvermögen. Hier sitzt aber auch die sprichwörtliche Angst im Nacken. Sorgen und Aufgaben, die auf den Schultern lasten, sind in Amsa lokalisiert. Es ist außerdem eine Sammelstation für psychisch und körperlich Unverdautes (Ama).

Steuerfunktion: ► Das Schulter-Nacken-Marma steht in Verbindung zum 5. oder Hals-Chakra. Es ist die Schaltstation für mehrere Energiebahnen, die das Marma kreuzen, und somit eine wichtige Durchgangsstation für die Prana-Energie zum Gehirn und für die Aufwärtsbewegung von Vata (Udana).

Unmittelbare Wirkung: ► Entspannung von Nacken, Schulter und Armen. Abfallen einer psychischen Last.

So finden Sie Amsa: ► Sein Zentrum liegt auf dem Trapezmuskel, etwa eine Handbreit von der Stelle, an der der Muskel am Schulterdachknochen ansetzt. Wenn Sie dort mit dem Mittelfinger etwas stärker drücken, spüren Sie eine empfindliche Stelle, die nach oben zum Nacken und zur Schulter ausstrahlt.

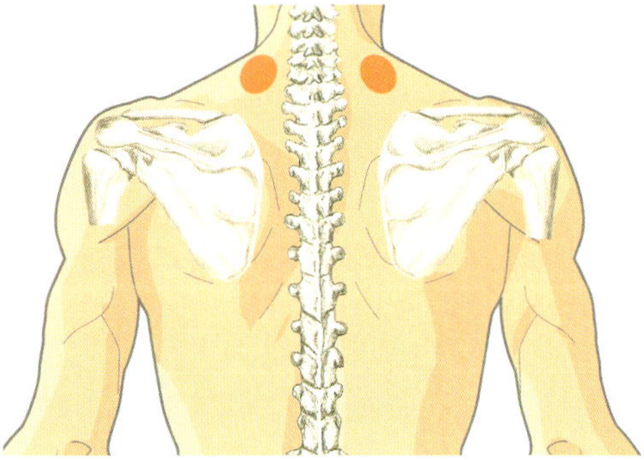

Überblick

Marmatyp: Snayu (Sehnenmarma);
Element: Wasser; Doshas: Vata, Kapha
2 Punkte: je 1 Punkt links und rechts über der Schulter
Peripheres Marma: Handballen unterhalb des Zeigefingers
Wirkung: kontrolliert das Hals-Chakra, vermittelt Durchsetzungskraft, Durchgangsstation für Prana in den Nadis zum Kopf; Sammelbereich für Lasten und Ablagerungen (Ama)
Öle: Muskelentspannend wirken MA 628 Gelenköl, Sesam, Mandel, Arnika, Beinwell, Vata-Massageöl mit Vata-Aromaöl, Jasmin, Sandelholz

Selbstbehandlung

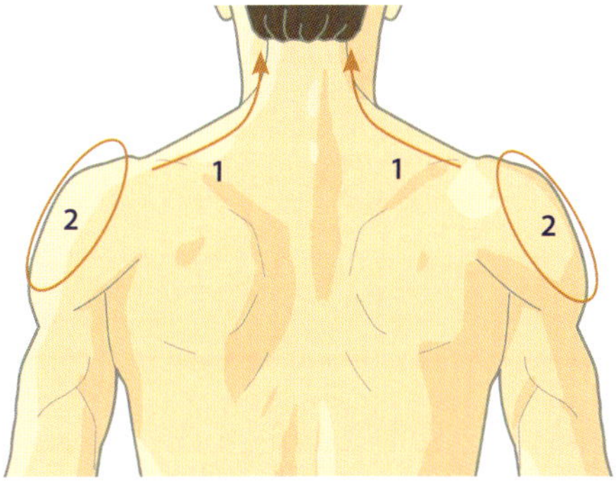

Reihenfolge und Strichführung für Amsa. Bei der Partnerbehandlung werden auch die Schultern (2) mit einbezogen.

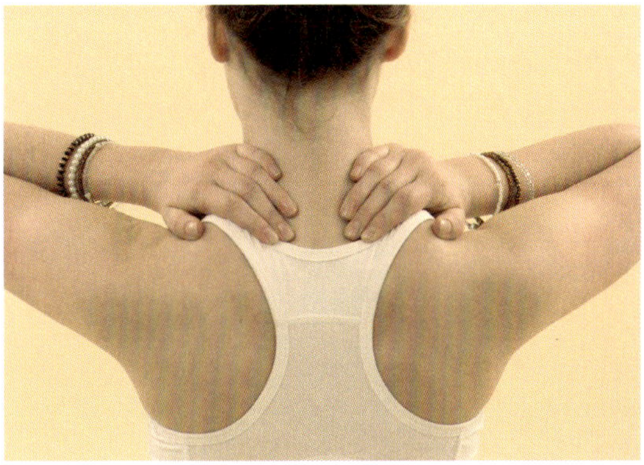

Wenn wir uns bei einer Verspannung mit beiden Händen Schultern und Nacken massieren, dann behandeln wir damit gleichzeitig das Schulter-Nacken-Marma. Legen Sie die Hände auf den Bereich zwischen Schultern und Nacken und massieren Sie gefühlvoll, »mit Genuss«, von vorne nach hinten (siehe Abbildung). Entspannen Sie zwischendurch die Nackenmuskulatur, indem Sie die Hände am Nacken »einhängen«, die Unterarme dabei vor dem Brustkorb parallel legen und den Kopf leicht und entspannt nach hinten legen.

Behandlungszeit: ▶ 3 bis 4 Minuten

Partnerbehandlung

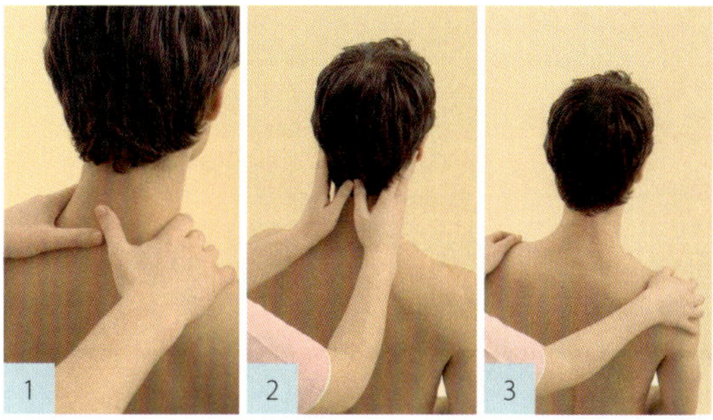

Kontaktaufnahme: ▶ Sie stehen links vom Partner, die linke Hand verweilt über dem Hals, die rechte über dem Amsa-Marma 1.

Auf-und-ab-Massage mit der flachen Hand: ▶ Ihr Partner sitzt bequem und entspannt, Sie stehen hinter ihm. Legen Sie Ihre Hände auf das Marma, und massieren Sie in Längsstrichen langsam, ruhig und sanft entlang des Oberrandes des Trapeziusmuskels den Nacken hoch, bis hinter die Ohren 2. Nach 7 Strichen lassen Sie Ihre Hand für etwa 10 Sekunden auf dem Marma ruhen. Wiederholen Sie den Vorgang mehrmals.

Kreisen um die Schultern: ▶ Mit beiden Händen kreisen Sie nun mehrmals über die Schultern 3. Anschließend wiederholen Sie die Auf-und-ab-Massage wie oben beschrieben.

Feuchtwarmes Tuch: ▶ Bei Nackenverspannung ist die Behandlung besonders wohltuend, wenn Sie abschließend eine feuchtwarme Kompresse mit einem Handtuch machen: die Hälfte des Handtuchs in heißes Wasser tauchen, auswringen, auf die Schulter-Nacken-Partie auflegen, für eine halbe Minute belassen. Eventuell mehrmals wiederholen, dann mit der trockenen Seite abreiben, den Partner einige Minuten ruhen lassen.

Die Marmas von Hals und Kopf

An Kopf und Hals finden wir die größte Zahl an Marmas. Der Kopf selbst als Ganzes gilt als großes, nämlich als Shiro-Marma. Er ist der Sitz des wahrnehmenden und analytischen Bewusstseins. Sthapani, sein Zentrum, ist das Herz des Kopfes, und Adhipati der oberste Herrscher. Nach Nila und Manya am Hals bilden diese die letzten drei der sieben Mahamarmas des Körpers.

Die Erfahrung zeigt, dass die Kopf- und Halsmarmas während einer sanften Behandlung besonders intensiv und wirksam erlebt werden. Obwohl die meisten Punkte hier recht klein sind, können wir sie gut mit Daumen, Zeige-, Mittel- oder Ringfinger erreichen. Aber auch die Behandlung mit dem Handteller, etwa bei der Augentherapie oder der kreisenden Massage der Schläfenmarmas, hat äußerst wohltuende Wirkungen.

Die Marmas am Schädeldach, also Adhipati und Simanta, werden im Ayurveda mit den unterschiedlichsten Kräuterölen behandelt, je nach Konstitutionstyp und Art oder Ursache einer Gesundheitsstörung.

Die Halsmarmas liegen in Weichteilen und müssen daher besonders behutsam behandelt werden. Hier kommen nur flächige Streichungen mit der Hand infrage, die zudem den Vorteil haben, dass wir die Punkte nicht so exakt lokalisieren müssen.

Neben den zwei Energiebahnen zu Armen und Beinen und den sechs Meridianen, die wir bei den Rückenpunkten im Zusammenhang mit den Chakras besprochen haben, werden in der Yogaliteratur weitere sechs Nadis genannt. Sie enden alle am Kopf bei Sthapani und versorgen die Sinnesorgane. Ida links und Pingala rechts steigen von der Basis der Wirbelsäule auf und enden am Dritten Auge, bei Sthapani. Von dort teilen sie sich in vier weitere Bahnen auf, zwei zum rechten und linken Auge (Pusha und Gandhari) und zwei zum rechten und linken Ohr (Payasvini und Shankhini). Dies veranschaulicht erneut die Bedeutung von Sthapani als Hauptmarma des Kopfes.

In den Marmas von Gesicht, Nacken, Hals und Kopf ist unser Ego in besonderer Weise aktiv. Gesichtsausdruck, Freude, Stolz, Angst oder Trauer, das Spiel unserer Mimik, ein offener Blick oder die verschlossene Maske, durch die wir unser Inneres verbergen, werden durch diese Marmas vermittelt. Ihre Behandlung kann tiefsitzende Blockaden lösen und die Schönheit unseres inneren Wesens zum Vorschein bringen.

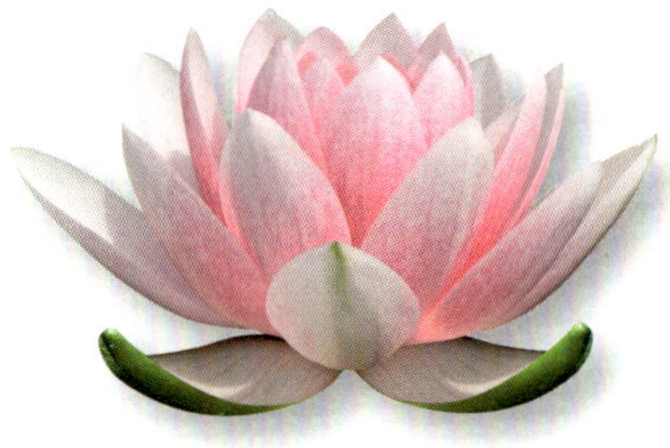

Die sechs Nadis, die zu Sthapani führen

1. **Pingala-Nadi** – Element Feuer und Pitta-Dosha dominieren; steht in Beziehung zum Wurzelchakra und dem Geruchssinn; regiert alle Pitta-Aktivitäten einschließlich Verdauung und analytisch-kritisches Denken; führt Prana zur rechten Nasenöffnung, stimuliert alle Marmas der rechten Körperseite.
Hauptmarma: Phana

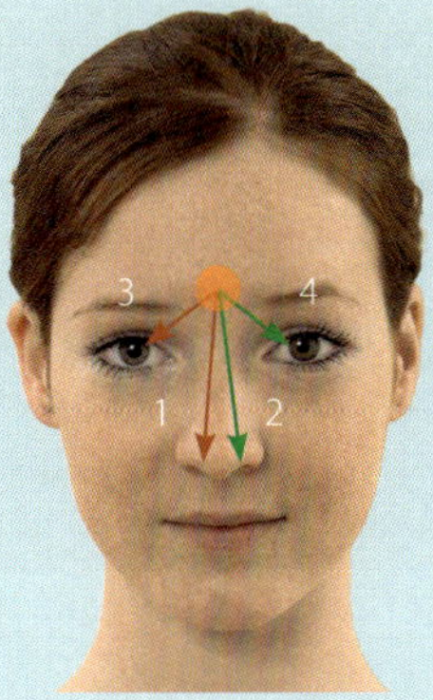

2. **Ida-Nadi** – Element Wasser und Kapha-Dosha dominieren; steht in Beziehung zum Wurzelchakra und Geruchssinn; regiert alle Kapha-Aktivitäten einschließlich Bildung von Körpergewebe, Schlaf und visionäres Denken und Sprechen; führt Prana zur linken Nasenöffnung, stimuliert alle Marmas der linken Körperseite.
Hauptmarma: Phana

3. **Pusha-Nadi** – versorgt das rechte Auge mit Prana; das rechte Auge gilt als Sitz von Atma im Wachzustand; steht in Beziehung zu Alochaka-Pitta und dem Nabel-Chakra.
Hauptmarma: Apanga

4. **Gandhari-Nadi** – versorgt das linke Auge mit Prana; verstärkt Traumerleben, kreative Vision und Imagination; steht in Beziehung zu Alochaka-Pitta und dem Nabel-Chakra.
Hauptmarma: Apanga

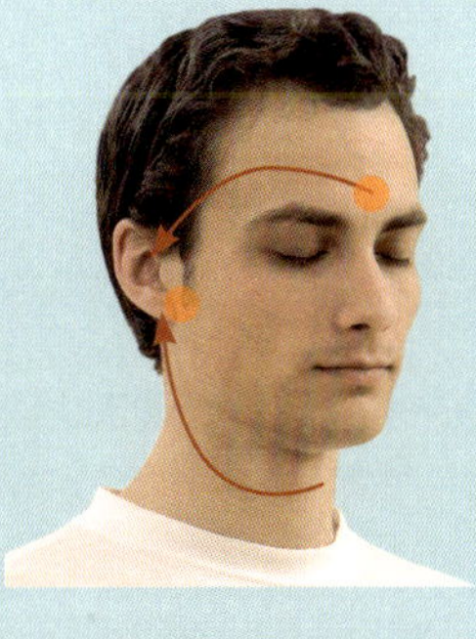

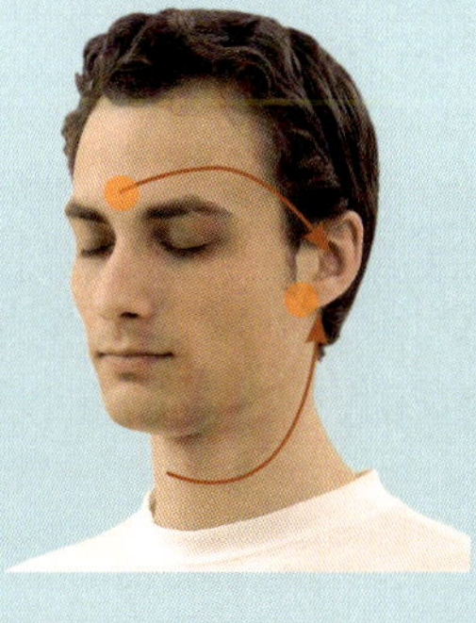

5. **Payasvini-Nadi** – versorgt das rechte Ohr mit Prana; vermittelt die innere Wahrnehmung der Klänge des Veda; steht mit dem Kehl-Chakra in Verbindung, das über den Hörsinn regiert.
Hauptmarma: Vidhura

6. **Shankhini-Nadi** – versorgt das linke Ohr mit Prana; fördert die Hingabe an höhere, göttliche Einflüsse; steht mit dem Kehl-Chakra in Verbindung, das über den Hörsinn regiert.
Hauptmarma: Vidhura

Die Halsmarmas – Nila/Manya und Sira Matrika

Nila heißt »blau«, der Name soll von den blau durchscheinenden Halsvenen kommen. Aber das Hals-Chakra, das von Nila kontrolliert wird, wird ebenfalls mit einer blauen Aura beschrieben. *Manya* heißt »Ehre (die man jemandem gibt, wenn er sprechen darf)«, aber auch »Kiefer«, was die Lokalisation beschreibt. *Sira Matrika* heißt »die Mutter der Blutgefäße«, es ist ein inneres Marma, das die Blutgefäße des Halses regiert und aus vier Arealen auf jeder Halsseite entlang der Halsschlagader besteht.

Anwendung: **Nila: Schilddrüsenerkrankungen, Sprachstörungen, Heiserkeit, Schluckbeschwerden, Kummer, der im Hals steckt, oder Wut, die nicht hinausgeschrien werden konnte oder durfte. Manya: schwere Zunge, Speichelfluss oder trockener Mund, Verdauungsstörungen von Magen, Dickdarm und Dünndarm. Sira Matrika: vegetative Störungen im Halsbereich und Durchblutungsstörungen zum Kopf.**

Bedeutung: ▶ Nila ist das Marma der Sprache, des freien Ausdrucks. Es wacht über all das, was geistig und umgesetzt in Sprache und Handlung von innen nach außen gebracht werden soll: wenn wir Kummer runterschlucken müssen, wenn Wut in der Kehle sitzt, das beengende Gefühl, wenn wir schluchzen. Manya hat demgegenüber die Kontrolle über die Zunge als Geschmacksorgan und die Drüsen, die sie befeuchten. Sira Matrika wacht über die Blutzufuhr zur Schilddrüse und zum Kopf.

Steuerfunktion: ▶ Nila kontrolliert das Kehl-Chakra, die Schilddrüse, die Blutzirkulation zum Gehirn und die Sprache. Es entfacht den Stoffwechsel, regt den Kreislauf an und regelt die Durchblutung der Haut (Brajaka). Über Manya laufen die Meridiane von Magen, Dünndarm und Dickdarm, die dieses Marma neben den Speicheldrüsen kontrolliert. Manya kontrolliert das Wasser-Element und hat vorwiegend Kapha-Funktionen.

Unmittelbare Wirkung: ▶ Entspannung am Nacken, befreiendes Gefühl am Hals, klare Stimme, Befreiung von Schleim im Hals.

So finden Sie die Halsmarmas: ▶ Nila und Manya nehmen große Flächen links und rechts vom Kehlkopf ein. Die beiden Nilas liegen rechts und links etwa über der Schilddrüse und haben eine ähnliche Form wie diese. Manya sitzt etwas höher und außen, im Bereich des Kieferwinkels. Die acht Sira Matrikas liegen zwischen beiden entlang der Halsschlagadern, die Sie mit Ihren Fingern tasten können.

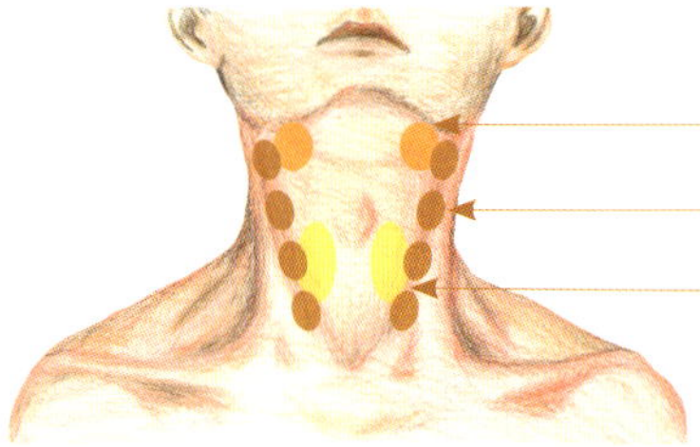

Überblick

Marmatyp: Sira (Gefäßmarma);
Nila: Element: Wasser; Doshas: Pitta, Vata;
Manya: Element: Wasser; Dosha: Kapha;
Sira Matrika: Element: Feuer; Doshas: Vata, Pitta
12 Marmaregionen: je 6 auf jeder Halsseite
Peripheres Marma: Kshipra
Wirkung: kontrollieren das 5. Chakra, Sprache und Atmung (Udana), Speicheldrüse und Geschmackssinn (Bodhaka), Herz-Kreislauf-System (Vyana-Vata), Durchblutung (Brajaka-Pitta), Stoffwechsel (Agni)
Öle: beruhigend wirken Vata-Massageöl, Vata-Aromaöl; bei Hitze, Überfunktion der Schilddrüse und anderen Pitta-Störungen Pitta-Massageöl, Pitta-Aromaöl

Selbstbehandlung

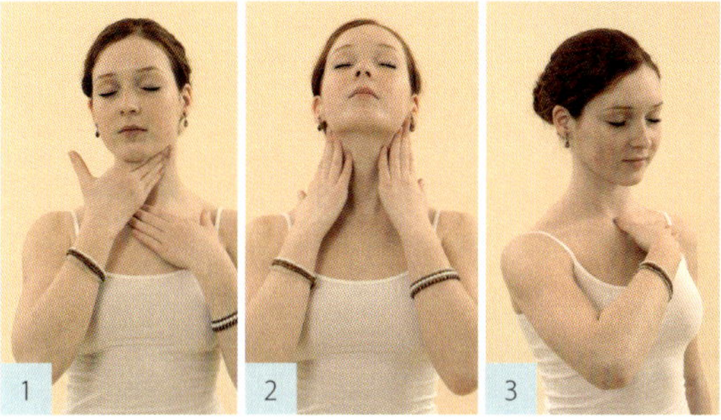

Partnerbehandlung

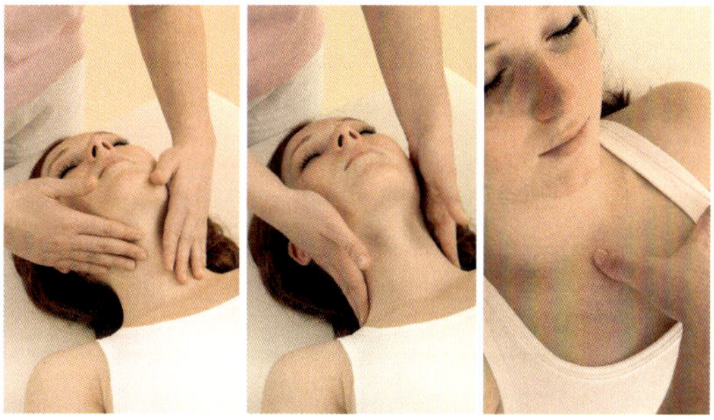

Ausstreichende Massage: ► Der Hals wird bei den ayurvedischen Ölmassagen traditionell von unten nach oben in Richtung Kopf ausstreichend massiert. Auf diese Weise erreichen wir nicht nur die beiden Halsmarmas, sondern auch Sira Matrika, das seitlich der Schilddrüse liegt (Abbildung linke Seite). Sie können aufrecht sitzen oder bequem liegen. Mit beiden Händen in abwechselnder Folge streichen Sie von der Halsgrube bis zum Kiefer 10- bis 15-mal aus 1.

Auf-und-ab-Striche am seitlichen Hals: ► Mit den Fingerspitzen beider Hände streichen Sie nun am seitlichen Hals entlang des Kopfnickermuskels vom Kehlkopf bis hinter die Ohren auf und ab 2. Nehmen Sie sich etwas Zeit dafür, diese Striche sollten sehr ruhig, gefühlvoll und spannungslösend sein. Falls Sie die Berührung am Hals nicht mögen, dann behandeln Sie nur die Halsgrube.

Auf-und-ab-Massage der Halsgrube: ► Legen Sie die rechte Hand auf das Brustbein unterhalb der Halsgrube. Mit dem Daumen der rechten Hand vollführen Sie sehr ruhige und sanfte Auf- und-ab-Massagen in der Halsgrube 3. Das Behandlungsschema 4- bis 8-mal wiederholen.

Behandlungszeit: ► 2 bis 4 Minuten

Massieren Sie analog zur Methode, die für die Selbstmassage angegeben ist. Sie stehen hinter dem Partner, Hände und Finger werden ähnlich angesetzt. Auch und vor allem hier gilt: Wenn die Berührung am Hals nicht toleriert wird, behandeln Sie nur die Halsgrube. Dann ist es aber besser, wenn Ihr Partner liegt.

Kontaktaufnahme: ► Beginnen Sie wie immer mit einer Kontaktaufnahme: Sie stehen rechts vom Partner, linke Hand über dem Nacken, rechte über dem Hals (wenn Ihr Partner sitzt). Beim liegenden Gegenüber nimmt die linke Hand Kontakt mit dem Nabelmarma (Seite 74/75) auf, die rechte ist über dem Hals.

Die Augenmarmas – Avarta und Apanga

Avarta heißt wörtlich »Desaster«, weil der Punkt sehr empfindlich ist. *Apanga* bedeutet »am äußeren Augenwinkel«. Um jedes Auge gibt es noch weitere Marmas, die auch in der TCM als Akupunkturpunkte bekannt sind.

Anwendung: **Überanstrengte Augen, Fehlsichtigkeit, Kopfschmerzen durch überanstrengte Augen, verstopfte Nase.**

Bedeutung: ▶ Die Augenmarmas versorgen das Sehorgan mit Prana, kontrollieren energetisch seine Funktionen. Weitsicht ist eine Eigenschaft des freien Geistes, der es sich leisten kann, der Zukunft ins Auge zu sehen und vorausschauend zu leben und zu handeln. Weitsichtigkeit verhindert das Sehen der aktuellen und nahen Dinge. Kurzsichtigkeit wiederum hat als möglichen Hintergrund die Angst, gesehen und kritisiert zu werden.

Steuerfunktion: ▶ Avarta ist ein Sandhi-Marma, also ein Gelenkmarma, obwohl im strengen Sinne direkt am Punkt kein Gelenk liegt. Aber Marmas umfassen größere Areale, und die Augenhöhle wird von mehreren Schädelknochen gebildet, die feine Bewegungen gegeneinander ermöglichen. Avarta kontrolliert Vata, vor allem Prana für die Sehkraft, und Alochaka, das Subdosha für das innere und äußere Sehen. Aber auch die Nasenatmung wird beeinflusst. Apanga ist ein Blutgefäßmarma, es reguliert die Durchblutung des Auges und ebenfalls die Sehkraft. Sein Zentrum ist der erste Punkt der Energiebahn der Gallenblase. Die Nebenpunkte wirken ebenfalls stärkend auf die Augen, aber auch auf die Nasennebenhöhlen und Verdauungsorgane.

Unmittelbare Wirkung: ▶ Die Behandlung klärt den Blick, entspannt und erfrischt die Augen, beruhigt den Geist, entspannt den Nacken.

So finden Sie die Augenpunkte: ▶ Avarta ist etwa daumenkuppengroß. Sein Zentrum liegt in der Augenbrauenmitte. Dort tasten Sie ein kleines, etwas sensibles Grübchen. Apanga finden Sie am äußeren Augenhöhlenrand, wo sich obere und untere Kante der Augenhöhle schneiden. Die Nebenpunkte liegen jeweils gegenüber, am inneren Augenwinkel beziehungsweise in der Mitte des unteren Augenhöhlenrandes, dort wo ein Grübchen für den Nervenaustritt zu finden ist. Bindu, das Zentrum der Augenmarmas, tasten Sie bei geschlossenen Augen genau über der Pupille.

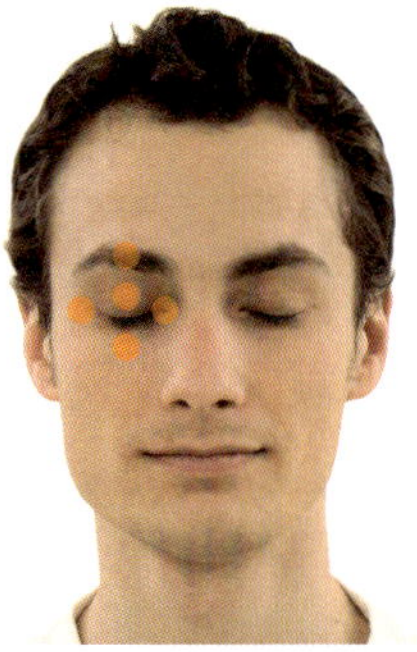

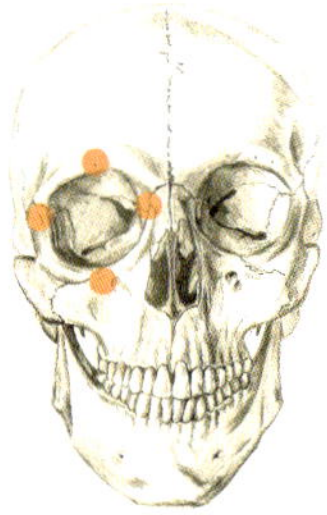

Überblick

Marmatyp: Avarta: Sandhi (Gelenkmarma); Element: Wasser; Doshas: Vata, Pitta
Apanga: Sira (Gefäßmarma);
Element: Wasser; Dosha: Pitta
4 Punkte: je 1 Apanga- und 1 Avarta-Punkt am linken und rechten Auge
Peripheres Marma: Marmas an den Grundgliedern der Finger der Handfläche
Wirkung: Avarta kontrolliert Vata, Prana, Alochaka; Apanga kontrolliert Alochaka und Prana.
Öle: Ghee, Triphala-Ghee, MA 550 Ghrita, Sandelholz, Rose, Pitta-Massageöl (wirken kühlend)

Selbstbehandlung

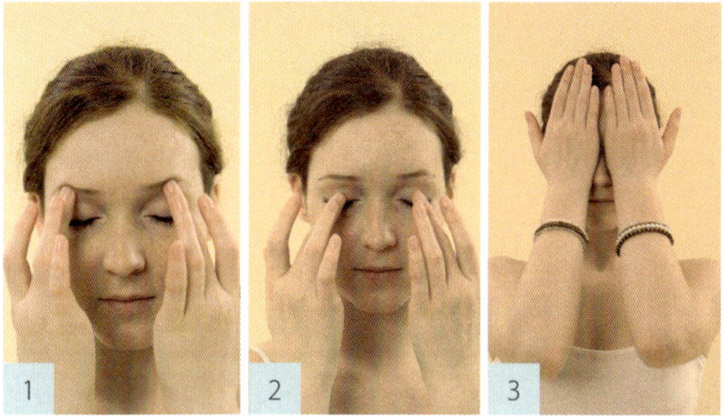

Umkreisen der Augen: ▶ Sitzen Sie aufrecht und bequem, halten Sie während der gesamten Behandlung Ihre Augen geschlossen. Legen Sie Ihre Zeigefinger flach an den Augenwinkeln auf die Apanga-Marmas, und massieren Sie simultan sehr sanft und langsam linke und rechte Seite mit der Kuppe des Mittelfingers um den inneren Rand der Augenhöhle 1. Bei der Umkreisung halten Sie an jedem Punkt mit einem kurzen, leichten Druck an und fahren dann weiter. Massieren Sie so 3-mal rechts und 3-mal links herum.

Kreismassage an den Einzelpunkten: ▶ Bei der Umkreisung halten Sie an jedem Punkt mit einem kurzen, leichten Druck an und fahren dann weiter. Beginnen Sie an den inneren Augenpunkten, fahren Sie fort am oberen Augenpunkt, weiter zum äußeren und enden über dem geschlossenen Auge selbst, genau über der Pupille 2.

Massage mit ganzer Hand: ▶ Behandeln Sie jetzt alle Augenpunkte gleichzeitig mit den flachen Händen. Reiben Sie Ihre Hände kräftig aneinander. Legen Sie sie dann so vor das Auge, dass der Mittelpunkt des Handtellers jeweils über der Pupille zu liegen kommt 3. Die Augen sind dabei nicht ganz geschlossen. Wenn die Hände richtig aufliegen, dann blicken Sie in das Dunkel Ihrer Handteller, die das Augenlid leicht berühren. Mit kleinen Kreisen massieren Sie nun um Ihre Augen, bei Kurzsichtigkeit von innen nach außen, bei Weitsichtigkeit von außen nach innen. Und wenn beide Sehstörungen vorliegen, zunächst einen Zyklus in die eine und den folgenden Zyklus in die andere Richtung.

Handauflegen: ▶ Legen Sie für 1 bis 3 Minuten Ihre Hände ruhig auf die geschlossenen Augen, die Mitte der Handteller über den Augen.

Wattepads mit Rosenwasser: ▶ Abschließend legen Sie mit Rosenwasser getränkte Wattepads auf die Augenlider. Ruhen Sie 10 Minuten.

Partnerbehandlung

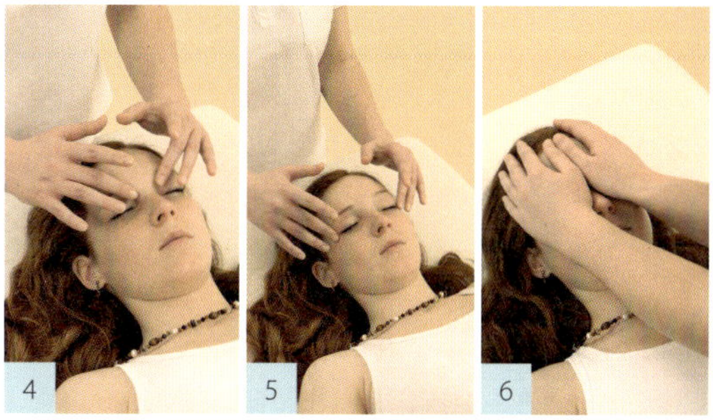

Die Partnerbehandlung wird analog zur Selbstbehandlung durchgeführt. Ihr Partner liegt entspannt auf dem Rücken, Sie stehen hinter ihm 4, 5.

Kontaktaufnahme: ▶ Rechte Hand über dem Nabelmarma (Solarplexus, Stärkung von Agni), linke über den Augen.

Abschluss der Behandlung: ▶ Legen Sie Ihre Handteller auf die Augenhöhlen Ihres Partners, und lassen Sie für 1 bis 2 Minuten Ruhe und Wärme einströmen 6. Abschließend legen Sie mit Rosenwasser getränkte Wattepads auf die Augenlider und lassen damit 10 Minuten ruhen.

Das Ohrmarma – Vidhura

Das Sanskritwort *Vidhura* heißt wörtlich »Schmerz«, der Punkt ist sehr empfindlich. Aber Vidhura ist auch ein berühmter Weiser, Inbegriff von Tugend. In dem berühmten indischen Epos, der »Bhagavad-Gita«, stößt sein weiser Rat bei dem damaligen blinden Herrscher auf *taube Ohren*, und es kommt zum Krieg.

Anwendung: Schwerhörigkeit, Tinnitus, Nackenschmerzen, Ohrenschmerzen (auch durch eine Blockierung des ersten Halswirbels), Angst.

Bedeutung: ▶ Hören ist doppelsinnig: Es meint den akustischen Vorgang der Wahrnehmung unserer Außenwelt durch das Gehör. Wenn wir andererseits nicht hören wollen, nicht zuhören können oder eine Sache oder Person einfach nicht mehr hören können, dann spiegelt das die psychosomatische Seite unseres Hörens wider. Dieses Marma ist eine äußerst wache Radarantenne nach außen und innen.

Steuerfunktion: ▶ Am Ohrmarma enden die beiden großen und wichtigen Nadis (Payasvini und Shankhini). Der Seitenfortsatz des ersten Halswirbels liegt genau unter dem Punkt. Das Marma steuert die Feineinstellung des Kopfes durch die Halsmuskeln gegenüber der Halswirbelsäule für optimales Wahrnehmen und kontrolliert Vata.

Unmittelbare Wirkung: ▶ Bei der Behandlung entsteht das Gefühl, als würde sich das Ohr öffnen, das Gehör wacher werden. Auch wird manchmal ein Energiestrahl zum Dritten Auge und über die Stirn nach oben zum Scheitel empfunden.

So finden Sie Vidhura: ▶ Das Marma liegt hinter dem Ohrläppchen, vor dem Felsenbein. Beim Öffnen des Mundes fällt der Finger in die Grube hinter dem Ohr. Daneben liegt der Ansatz des Kopfnickermuskels am Felsenbein. Vor dem Ohr, über dem Kiefergelenk, liegt ein weiterer ohrwirksamer Marmapunkt (»Sevikuthi«, vorderes Ohrmarma, 3 E 23 der TCM). Sie finden ihn dort, wo Ihr Finger beim Öffnen des Mundes in die Grube des Kiefergelenks fällt.

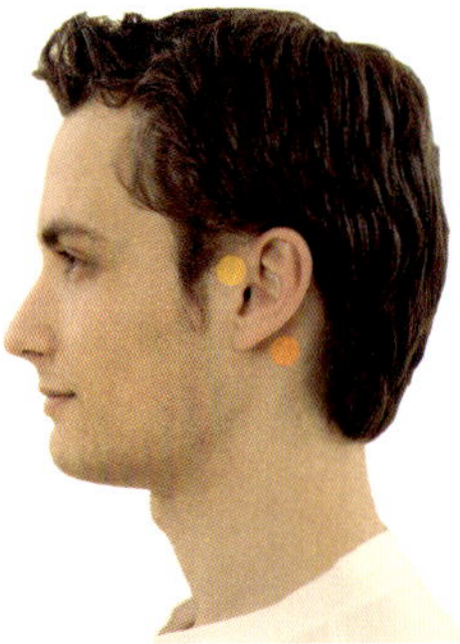

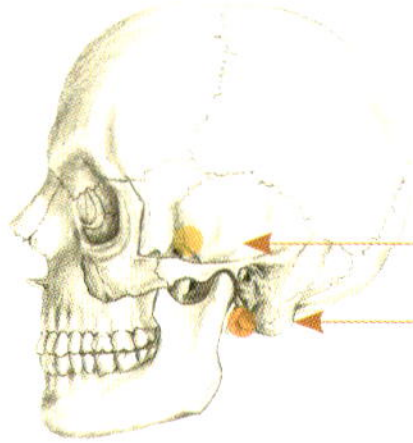

Überblick

Marmatyp: Snayu (Sehnenmarma);
Element: Wasser; Doshas: Vata, Kapha
2 Punkte: je 1 Punkt links und rechts vom Ohr
Peripheres Marma: Kshipra, vor allem der Punkt zwischen vierter und fünfter Zehe (Seite 56/57)
Wirkung: klärt das Gehör, erweckt Prana des Kopfes und der Ohren
Öle: Himmlische Ruhe I, Vata-Massageöl gemischt mit Vata-Aromaöl, Basilikum (beruhigend); klärende Öle, zum Beispiel bei Tubenkatarrh, Schwerhörigkeit: Kapha-Massageöl mit Kapha-Aromaöl, Pinie, Anis, Eukalyptus

Selbstbehandlung

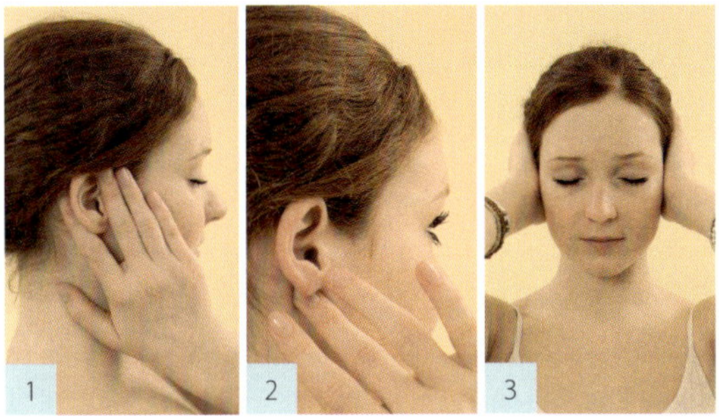

Auf-und-ab-Striche vor und hinter dem Ohr: ▶ Legen Sie eventuell vorhandenen Ohrschmuck ab. Sitzen Sie aufrecht und bequem, und behandeln Sie simultan an beiden Ohren. Mit dem Mittelfinger direkt vor und dem Zeigefinger direkt hinter dem Ohr massieren Sie sanft auf und ab 1. Jeweils am Ende der letzten Abwärtsbewegung eines Zyklus lassen Sie die Mittelfinger über dem ohrwirksamen Vitalpunkt vor dem Ohr und die Zeigefinger über dem Vidhura-Marma für 10 Sekunden oder länger ruhen.

Kreisende Massage am Punkt: ▶ Massieren Sie mit den Kuppen der Mittelfinger sanft die beiden Vidhura-Punkte 2. Das Behandlungsschema mehrmals wiederholen.

Die Ohren mit den Handtellern umkreisen: ▶ Streichen Sie mit den flach angelegten Händen, die Handteller genau über den Ohren, sehr sanft und ruhig im Uhrzeigersinn (bezogen auf das rechte Ohr) 3. Dazwischen lassen Sie Ihre Hände auf dem Ohr für etwa 10 Sekunden ruhen und genießen die Wärme und Entspannung.

Abschluss der Behandlung: ▶ Legen Sie Ihre Handteller auf die Ohren und genießen Sie für 1 bis 2 Minuten die sanfte Wärme und Energie, die aus den Händen einströmt.

Behandlungszeit: ▶ 3 bis 5 Minuten

Partnerbehandlung

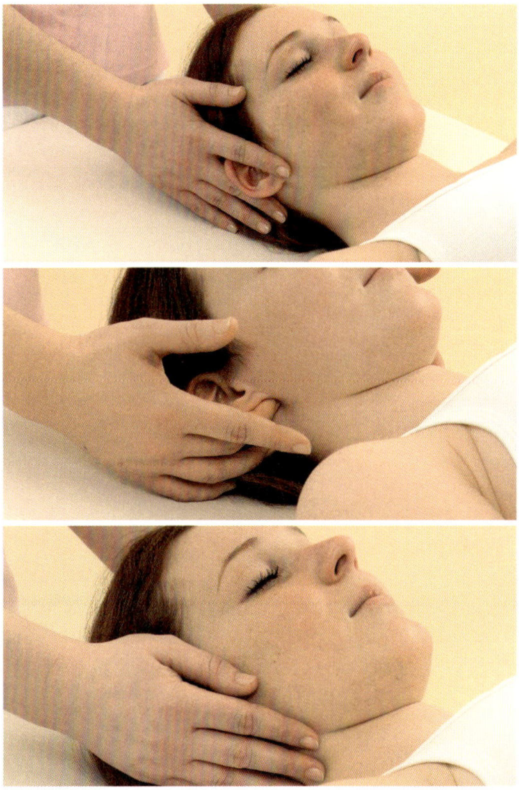

Ihr Gegenüber liegt (ohne Ohrschmuck) entspannt. Gehen Sie wie bei der Selbstbehandlung vor. Es gibt nur die folgenden Unterschiede:

Kontaktaufnahme: ▶ Sie stehen hinter Ihrem Partner, linke und rechte Hand nehmen eine Handbreit über den Ohren Kontakt auf (zwei bis drei Atemzüge lang).

Auf-und-ab-Striche: ▶ Der Zeigfinger ist vor und der Mittelfinger hinter dem Ohr (erste Abbildung oben). Am Ende der letzten Abwärtsbewegung lassen Sie den Zeigefinger über dem Kiefergelenk vor dem Ohr (ohrwirksamer Vitalpunkt) und den Mittelfinger hinter dem Ohr ruhen (etwa 10 Sekunden).

Das Nackenmarma – Krikatika

Das Sanskritwort *Krikatika* heißt wörtlich »Nackengelenk«, es bezeichnet die Verbindung zwischen dem 1. Halswirbel und dem Hinterhaupt (Atlanto-Okzipitalgelenk).

Anwendung: **Nackenverspannung, Nackenschmerzen, steifer Nacken, Blockierung des 1. und 2. Halswirbels, Hinterhauptkopfschmerzen, Angst, Schulterschmerzen.**

Bedeutung: ▶ Krikatika-Marma ist das wachende Bewusstsein am Tor zum Kopf. Es schützt, warnt, steuert und öffnet die Pforten der Wahrnehmung aller Sinne. Die Angst im Nacken sitzt hier, aber auch der Stolz, die Geradlinigkeit des Selbstbewussten. Wegen seiner Schlüsselfunktion aufgrund seiner besonderen Lokalisation ist dieses Marma an fast allen Funktionen der Kopforgane, der Wirbelsäule abwärts und der Körperhaltung beteiligt.

Steuerfunktion: ▶ Am Nacken versammeln sich zahlreiche Vitalpunkte, die links und rechts von der Wirbelsäule zur Energiebahn der Blase gehören. Der paarige Blasenmeridian beginnt an der Nasenwurzel, verläuft über den Schädel die ganze Wirbelsäule hinunter, weiter über die Rückseite der Beine und endet schließlich an der Außenseite der kleinen Zehe. Bei einer Blockierung des Krikatika-Marmas (zum Beispiel durch eine Blockierung im Gelenk des 1. Halswirbels) werden die Funktionen des gesamten Meridians auf der gleichen Seite der Blockierung empfindlich gestört.

Unmittelbare Wirkung: ▶ Entspannung der Nackenmuskeln, Frischegefühl im Kopf, klarerer Blick, Beruhigung des Geistes.

So finden Sie Krikatika: ▶ Die beiden Marmaareale liegen am Übergang von der Halswirbelsäule zum Hinterhaupt, links und rechts, direkt unterhalb der Hinterhauptshöcker. In der Mitte von beiden, am Übergang zum Hinterhaupt, ist der gemeinsame und sehr wichtige Hauptpunkt. In der Siddha-Medizin heißt er Pitari (Nacken)-Marma, die TCM nennt ihn Fengfu (Windpalast). Er liegt gegenüber von Sthapani, dem Dritten Auge, und ist sein Gegenpunkt.

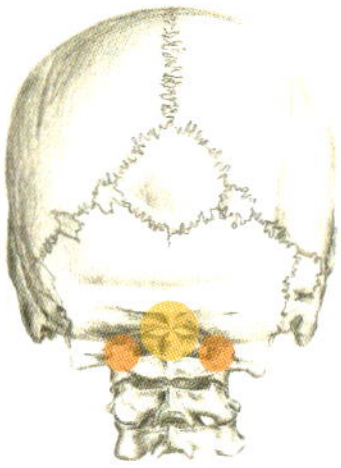

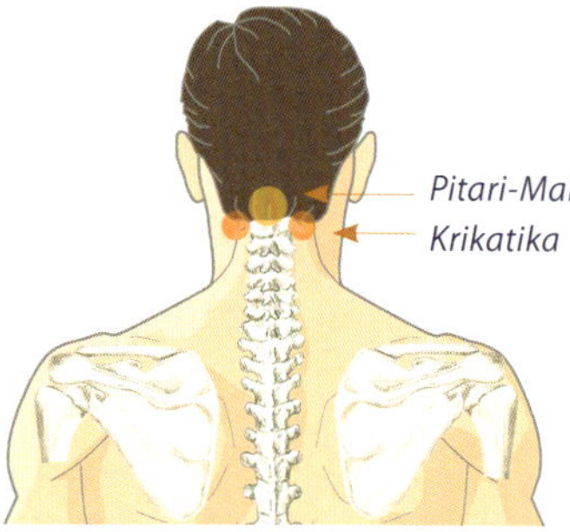

Überblick

Marmatyp: Sandhi (Gelenkmarma);
Element: Wasser; Doshas: Vata, Kapha
2 Punkte: je 1 Punkt links und rechts am Nacken
Korrespondierendes Marma: Nila/Manya
Wirkung: kontrolliert den Energiefluss zum Kopf (Prana), unbewusste Reflexe und Funktionen des Zentralnervensystems und die Nährsubstanzen des Gehirns (Tarpaka); kontrolliert die Körperstellung und überwacht die Aufwärtsbewegung von Vata (Udana)
Öle: Vata-Öl, Mandelöl, Dhanvanatari-Öl, MA 628 Gelenköl (bei Nackenschmerzen), Joint-Sooth-Öl

Selbstbehandlung

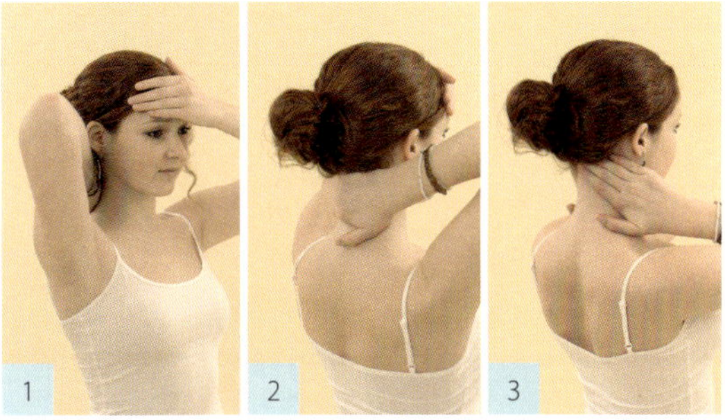

Kreisende Massage mit dem Handteller: ▶ Die Behandlung ist einfach, aber wirkungsvoll, sogar wenn Sie nur mit der »trockenen« Hand ohne Öl massieren. Bei schmerzhaftem oder steifem Nacken oder Nackenkopfschmerzen ist das beste Öl MA 628. In die Behandlung schließen wir auch das Schulter-Nacken-Marma Amsa (Seite 88/89) mit ein, ebenso die kleinen Marmas entlang der Wirbelsäule. Legen Sie die linke Hand an die Stirn, mit der Mitte des Handtellers über dem Marma des Dritten Auges. Es ist der Gegenpunkt zu den beiden Krikatika-Marmas. Massieren Sie im Uhrzeigersinn sanft, ruhig und kreisförmig mit der vollen rechten Hand über den Hinterhauptshöckern 1.

Auf-und-ab-Striche entlang des Nackens mit einer Hand: ▶ Mit der voll auf den Nacken aufgelegten rechten Hand massieren Sie nun auf und ab, vom oberen Nacken bis über das Hinterhaupt 2. Etwa 20-mal oder so oft es angenehm ist.

Kräftiges Reiben: ▶ Bei verspannten Nackenmuskeln nach langem Sitzen und angestrengter Geistesarbeit verteilt schnelles Reiben die angestaute Energie und bringt unmittelbare Erleichterung.

Auf-und-ab-Striche seitlich entlang des Nackens mit beiden Händen: ▶ Massieren Sie mit den flach aufgelegten Händen seitlich der Halswirbelsäule von der Schulter bis hinter die Ohren 7- bis 10-mal auf und ab 3. Auch dieser Teil kann mit stärkerem Druck erfolgen. Es muss einfach nur guttun.

Abschluss der Behandlung: ▶ Bei Nackenschmerzen legen Sie ein feuchtwarmes Tuch auf den Nacken – wiederholen Sie das 2- bis 3-mal.

Behandlungszeit: ▶ 3 bis 5 Minuten

Partnerbehandlung

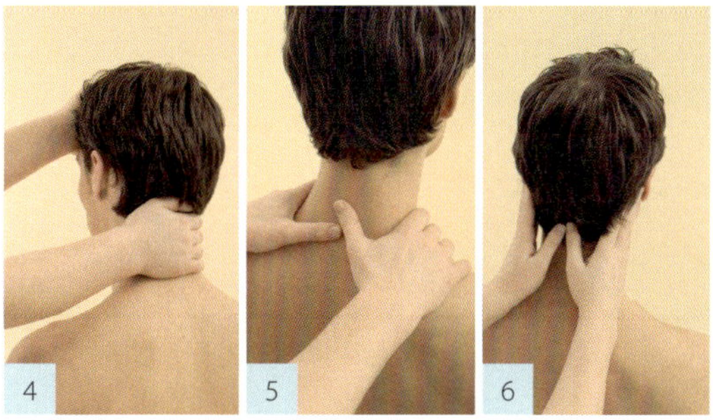

Die Durchführung ist wie bei der Selbstbehandlung, bis auf die folgenden Unterschiede:

Kontaktaufnahme: ▶ Sie stehen links vom Partner. Ihre linke Hand ruht eine Handbreit über dem Marma des Dritten Auges, die rechte über dem Nackenmarma (zwei bis drei Atemzüge) 4.

Auf-und-ab-Striche seitlich entlang des Nackens mit beiden Händen: ▶ Massieren Sie mit den flach aufgelegten Händen seitlich der Halswirbelsäule von der Schulter bis hinter die Ohren 7- bis 10-mal auf und ab. Die Hände sind nicht quer, sondern nach oben gerichtet. Die Finger führen die Bewegung nach oben und folgen ihr nach unten 5, 6.

Abschluss der Behandlung: ▶ Bei Nackenschmerzen legen Sie ein feuchtwarmes Tuch auf den Nacken – wiederholen Sie das 2- bis 3-mal.

Die Schläfenmarmas – Shankha und Utkshepa

Shankha bezeichnet eine Muschelschale, die Form des Schläfenbeins. Das Knochenmarma ist sehr empfindlich. *Utkshepa* heißt »das was nach oben treibt«. Das Sehnenmarma liegt oberhalb des Schläfenmarmas, auf dem Schläfenmuskel.

Anwendung: Schläfenkopfschmerz, Schwindel, Übelkeit, geistige Überanstrengung, Zähneknirschen, Schlafstörung durch Ärger oder Überanstrengung, verstopfte Nase, Schnupfen, überanstrengte Augen, Gallenleiden.

Bedeutung: ► Wenn wir uns geistig sehr anstrengen, uns über etwas den *Kopf zerbrechen,* meldet sich das Schläfenmarma. Shankha-Marma ist das wachende Bewusstsein an der zerbrechlichsten und empfindlichsten Stelle des Schädels. Die Schläfe ist aber auch eine Region von Pitta, von Feuerenergie. Bei Wut pocht das Blut in den Adern der Schläfen. Utkshepa öffnet den Energiefluss nach oben in Richtung Scheitelmarma. Es macht leichter. Während in der »Unterstube«, im Schläfenmarma, die Mühle des anstrengenden Denkens sitzt, lokalisiert sich hier das Bewusstsein des Erhebenden, Leichten.

Steuerfunktion: ► An beiden Marmas kreuzen mehrere Meridiane mit Verbindungen zu Galle, Magen, Augen, Ohren und Nase. Utkshepa ist das Tor für Prana nach oben zum Scheitelmarma.

Unmittelbare Wirkung: ► Beruhigung des Geistes, Entspannung von Gesichts-, vor allem der Kaumuskeln, Abfallen einer seelischen Last; öffnet die Nase, entspannt und erfrischt die Augen (vor allem wenn Ghee verwendet wird).

So finden Sie Shanka und Utkshepa: ► Shanka liegt auf dem Schläfenbein, in der Mitte zwischen äußerem Augenwinkel und dem Ansatz des Ohrs. Wenn Sie hier mit Ihren drei Fingern tasten, können Sie den Puls der Schläfenarterie fühlen. Utkshepa liegt 3 Querfinger oberhalb. Die Stelle ist oft leicht schmerzhaft beim Tasten. Wenn Sie den Mund öffnen und schließen, spüren Sie hier die Anspannung des Schläfenmuskels.

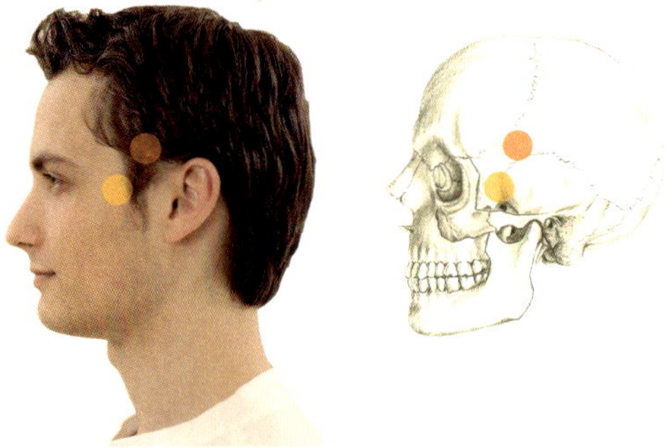

Überblick

Marmatyp:
Shanka: Asthi (Knochenmarma);
Element: Feuer; Doshas: Vata, Kapha, Pitta;
Utkshepa: Snayu (Sehnenmarma);
Element: Luft; Dosha: Vata
4 Punkte: je 2 Punkte an jeder Schläfe
Zentrales Marma: Sthapani, Adhipati
Wirkung: Shanka überwacht emotionales Pitta, Leber und Galle, Apana-Vata im Dickdarm und Prana des Gehirns. In der Großhirnrinde liegt ihm benachbart das Zentrum für den Tastsinn, den es unterstützt. Utkshepa bringt Prana nach oben, hat Einfluss auf Speicheldrüsen (Bodhaka) und Geruchssinn.
Öle: Vata-Öl, Mandelöl, Lavendel, Rose, Himmlische Ruhe I (Vata-beruhigend); Minzöl, Pitta-Öl, Ghee (Pitta-kühlend)

Selbstbehandlung

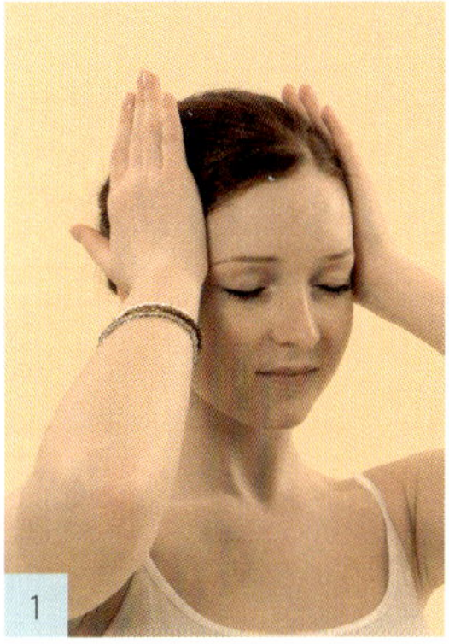
1

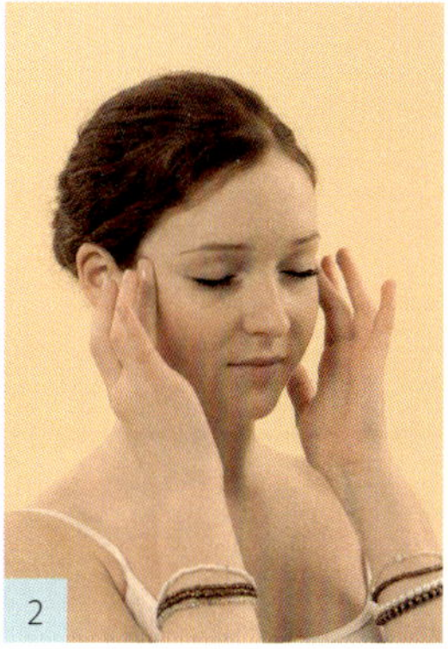
2

Handkreisen über der Schläfe: ▶ Mit und ohne Öl ist die Behandlung sehr erholsam und befreiend. Beschrieben ist die Behandlung von Shanka, Utkshepa wird analog therapiert.
Sitzen Sie aufrecht oder liegen Sie bequem auf dem Rücken. Legen Sie die Hände auf die Schläfen, die Handteller genau über den Punkten, und massieren Sie sehr ruhig und sanft in kreisenden Bewegungen 1. Sie können die Haut über dem Schläfenbein dabei etwas »mitnehmen«, das wirkt in vielen Fällen noch entspannender.
Das Behandlungsschema mehrmals wiederholen.

Massage mit drei Fingern: ▶ Massieren Sie die beiden Punkte mit Zeige-, Mittel- und Ringfinger kreisförmig, sehr sanft und behutsam 2.
Das Behandlungsschema mehrmals wiederholen.

Abschluss der Behandlung: ▶ Legen Sie Ihre Hände für 1 bis 2 Minuten auf die Schläfen und schenken Sie dem Marma Ruhe und Energie.

Behandlungszeit: ▶ 2 bis 3 Minuten

Partnerbehandlung

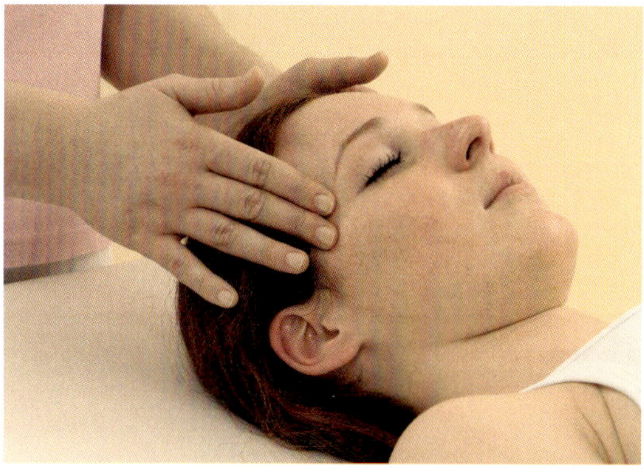

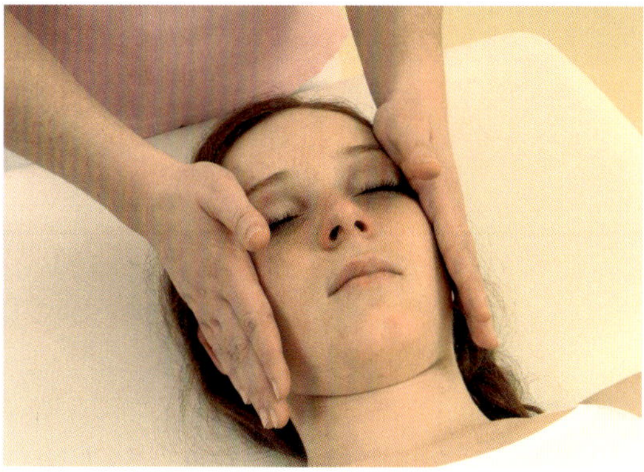

Die Behandlung erfolgt analog zur Selbstbehandlung.

Kontaktaufnahme: ▶ Ihr Gegenüber liegt bequem. Sie stehen oder sitzen hinter ihm. Legen Sie Ihre Hände beruhigend auf die Schläfen Ihres Partners oder halten Sie etwas Abstand.

Das Gaumenmarma – Shringataka

Shringataka bezeichnet die Form eines Geweihs oder einen Platz, an dem sich vier Straßen kreuzen. Es ist der Treffpunkt vier pranischer Energiebahnen für die Wahrnehmung, nämlich von Zunge, Nase, Augen und Ohren. Das Marma umfasst vier Areale am weichen Gaumen.

Anwendung: Nervenschwäche, Geschmacksstörungen der Zunge, Erkrankungen der Speicheldrüsen, Störungen des Sehens, Hörens und Riechens.

Bedeutung: ▶ Der Gaumen ist nach dem Sehen, Riechen, Tasten und Hören die letzte wichtige Kontrollinstanz, bevor Nahrung, Flüssigkeiten, Atemluft und andere Stoffe über den Mund in den Körper gelangen. Dieses Marma hat daher eine überaus wichtige Funktion: Es wacht über die Qualität und Bekömmlichkeit dessen, was wir in den Körper bringen, und stimmt sich hier mit den anderen Sinnen ab. Geschmack zu haben, guten oder schlechten, auch im geistigen Sinne, liegt im Bewusstsein dieses Marmas.

Steuerfunktion: ▶ Aus ayurvedischer Sicht nehmen wir das Prana der Nahrung über den Gaumen und sein Marma auf, das es an die Sinne und Körperorgane weiterleitet. Sogar das Wort *Prana* selbst wird so artikuliert, dass beim *n* die Zunge an den Gaumen gelegt wird (palatinaler Konsonant), womit die Quelle von Prana berührt und belebt wird. Der weiche Gaumen ist außerdem ein wichtiger Punkt für Konzentration und Meditation, der alle Sinne kontrolliert und den Fluss von Soma oder Nektar von und zum Scheitel-Chakra unterstützt. Er wird als Ort des Mondes bezeichnet, der das nährende Soma oder Kapha aufnimmt. Demgegenüber gilt das Nabelmarma als Sitz der Sonne und von Agni, dem Verdauungsfeuer und der Vitalität.

Unmittelbare Wirkung: ▶ Die Stärkung des Marmas belebt und regeneriert, sie ordnet das Denken und lädt alle »Akkus« des Körpers, also alle Marmas auf.

So finden Sie Shringataka: ▶ Legen Sie Ihre Zunge an den Gaumen, das ist das Marma. Zwei korrespondierende Punke liegen außerhalb des Mundes, links und rechts unterhalb des Jochbogens, dort, wo aus einer kleinen Grube der untere Augenhöhlennerv austritt.

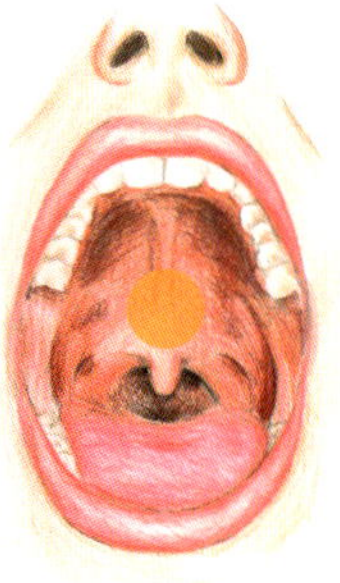

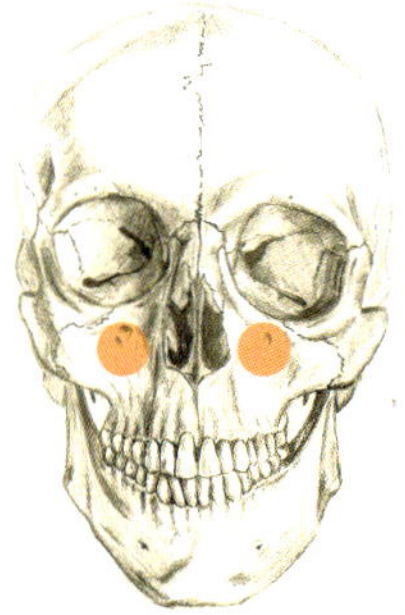

Überblick

Marmatyp: Sira (Gefäßmarma);
Element: Feuer; Doshas: Vata, Pitta, Kapha
4 Areale: am weichen Gaumen
Peripheres Marma: die Kuppen aller fünf Finger
Wirkung: nährt alle Sinne und Organe mit Prana, das aus der Nahrung aufgenommen wird; stärkt den Geschmackssinn und die Speicheldrüsen (Bhodaka), das Nervensystem (Tarpaka); nimmt Ojas auf und führt dieses nährende Fluidum dem Organismus zu
Öle: Zur Stärkung der Nerven Vata- und Brahmi-Öl

Selbstbehandlung

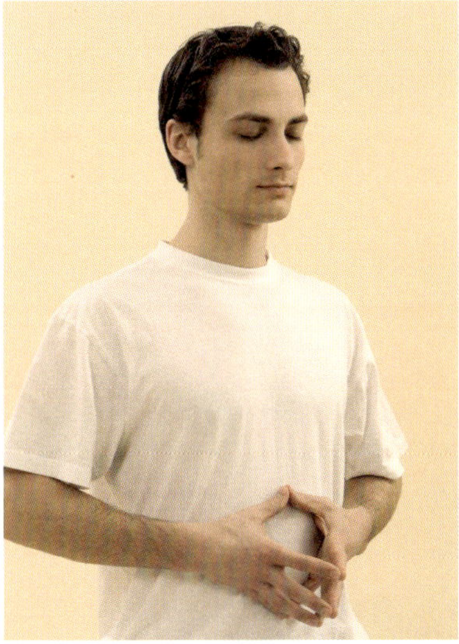

Behandlung mit der Zunge, Stärkung durch Mudra: ▶ Sitzen Sie aufrecht und bequem, schließen Sie die Augen und legen die Zunge an den Gaumen. Die Hände falten Sie gleichzeitig zum Hakini-Mudra vor dem Nabel (siehe Seite 75). Atmen Sie natürlich und ruhig, und richten Sie Ihre Aufmerksamkeit auf Zunge und Gaumen.

Behandlungszeit: ▶ 3 bis 5 Minuten

Partnerbehandlung

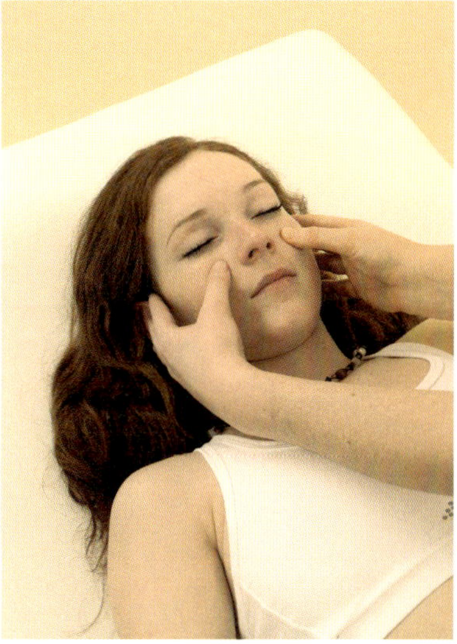

Den Gaumen direkt zu behandeln wird als unangenehm empfunden. Während Ihr Partner aber das Marma innerlich wie bei der Selbstbehandlung belebt und stärkt, können Sie mit den drei Fingern Ihrer Hände den korrespondierenden Punkt an den Wangen durch sanfte, ruhige, kreisende Massage harmonisieren und stärken.
Das Behandlungsschema mehrmals wiederholen.

Behandlungszeit: ▶ 2 bis 5 Minuten

Das Dritte Auge – Sthapani

Sthapani heißt »das, was feststeht, Stärke gibt, stabil ist, die Richtung weist«. Das Dritte Auge ist das Zentrum und das Herz des Kopfes.

Anwendung: **Nervosität, Schlaflosigkeit, hormonelle Störungen, Stirnkopfschmerz, überanstrengte Augen, Sehschwäche, Sorgen, Kummer, Ängste, zu starke Konzentration, Engstirnigkeit, nervöse Herzbeschwerden, Stärkung des Selbstvertrauens.**

Bedeutung: ▶ In Sthapani sitzt das sehende Bewusstsein für innere Erkenntnis, Vision und Analyse. Es ist das Zentrum der Sinne und des Verstands. Es besitzt aber auch die fühlende Einsicht des Herzens (Sadhaka). Wenn wir grübeln, uns Sorgen machen, uns ärgern, geistig nicht loslassen können, dann legen wir die Stirn in Falten, kneifen die Augenbrauen zusammen, als Ausdruck für die emotionale Belastung von Sthapani. Seine Behandlung schenkt inneren Frieden, öffnet das Herz für Liebe und Mitgefühl, stärkt aber auch klares Denken, Mut, Selbstvertrauen, inneres Glück und emotionale Intelligenz und nimmt die Angst, die zu *kurzsichtigen* und daher fehlerhaften Entscheidungen führt.

Steuerfunktion: ▶ Das Dritte Auge kontrolliert das 6. Chakra (Ajna) und die sechs Kopfnadis (Seite 90f.), die aus ihm hervorgehen und Augen, Ohren und Nase mit Prana-Energie versorgen. Es wirkt außerdem auf die Hirnanhangsdrüse. Da die Hypophyse allen anderen Hormondrüsen übergeordnet ist, wirkt dieses Marma grundsätzlich hormonregulierend und hat daher sehr weitreichende Einflüsse auf Körperfunktionen, auch auf die Gemütsverfassung. So ist die Winterdepression auch eine Folge von Mangel an Licht am Marma, denn das Licht der Sonne stimuliert es. Sthapani herrscht über das innere Licht, das Licht des Bewusstseins, und über das Feuer (Agni) des Geistes und der Sinne.

Unmittelbare Wirkung: ▶ Die Stärkung des Marmas beruhigt das Denken, entspannt die Augen, erfrischt den Geist, schenkt unmittelbar Frieden.

So finden Sie Sthapani: ▶ Es liegt leicht oberhalb zwischen den Augenbrauen. Ein weiterer Punkt mit ähnlichen Eigenschaften, das Zentrum des 6. Chakras, liegt in der Stirnmitte (»Netri-Marma«, Marma der Stirnmitte). Sthapani ist mit ihm verbunden. Er wird bei der Behandlung mit einbezogen.

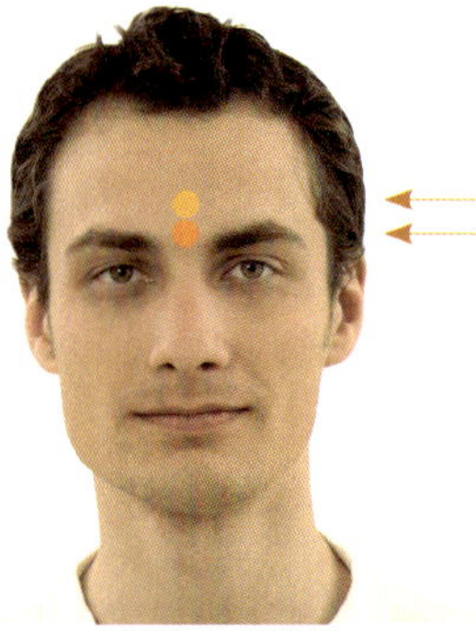

Überblick

Marmatyp: Sira (Gefäßmarma);
Element: Luft; Doshas: Vata, Pitta, Kapha
1 Punkt: zwischen den Augenbrauen
Peripheres Marma: Marma der Daumenkuppe, manifestiert sich beim Gyan-Mudra (Seite 114)
Wirkung: kontrolliert das 6. Chakra (Ajna), Prana, Geist, Sinne und Hypophyse, die sechs Nadis zum Dritten Auge, Sadhaka-Pitta und Tarpaka-Kapha
Öle: Himmlische Ruhe I, Sandelholz, Lotus, Basilikum, Rose (wirken beruhigend, kühlend und öffnend); Safran (hormonregulierend); Minze, Eukalyptus (erfrischend und stärkend)

Selbstbehandlung

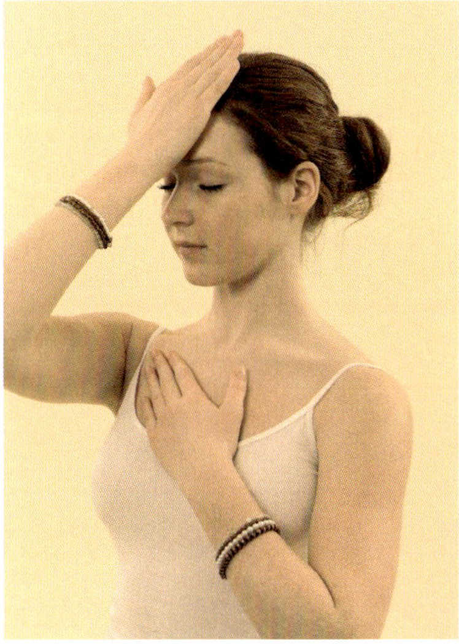

Kreisende Massage mit dem Handteller: ► Sitzen Sie aufrecht und bequem, schließen Sie die Augen, und legen Sie Ihre rechte Hand mit der Mitte des Handtellers auf das Marma, die linke liegt über dem Herzen. Führen Sie eine sanfte, ruhige, kreisende Massage aus Ihrer Sicht entgegen dem Uhrzeigersinn durch (von vorne betrachtet im Uhrzeigersinn).
Das Behandlungsschema mehrmals wiederholen. Am Ende des letzten Zyklus lassen Sie die Hand für einige Atemzüge über dem Punkt liegen und genießen die Ruhe. Entspannen Sie sich anschließend noch für einige Minuten.

Behandlungszeit: ► 3 bis 5 Minuten

Partnerbehandlung

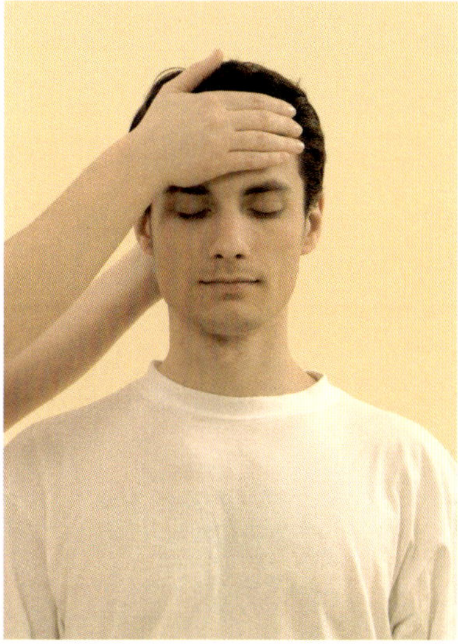

Kontaktaufnahme: ► Stehen Sie rechts vom Partner, die linke Hand über dem Hinterhaupt, die rechte eine Handbreit vor der Stirn. Sie können Stirn und Hinterhaupt berühren oder Abstand halten, je nach Wohlbefinden Ihres Partners. Manchmal, wenn die Stirn durch Stress und Denkarbeit heiß gelaufen ist, tut es gut, zunächst ein feuchtkühles Tuch, am besten mit Rosenwasser getränkt, aufzulegen und die Behandlung erst nach etwas Beruhigung und Abkühlung zu beginnen.
Anschließend behandeln Sie wie unter Selbstbehandlung beschrieben. Mit der linken Hand stützen Sie am Übergang von Hinterkopf und Nacken (Krikatika-Marma) sanft ab.

Behandlungszeit: ► 2 bis 3 Minuten

Das Schädeldachmarma – Simanta

Simanta bedeutet »der Gipfel«, das Schädeldach und seine Nahtverbindungen. Es ist ein Gelenkmarma an den Schädelnähten.

Anwendung: **Nervosität, Schlaflosigkeit, Ängste, Müdigkeit, Kopfschmerzen, Nackenverspannung, Kreislaufschwäche.**

Bedeutung: ► Das Schädelmarma legt sich wie ein schützender Helm über das Gehirn und überwacht in seinen verschiedenen Bereichen und Anteilen. Die Schädelknochen sind an ihren Nahtverbindungen minimal beweglich, diese Gelenke erlauben eine Anpassung an Bewusstseinsvorgänge und körperliche Veränderungen, die auf den Kopf einwirken.

Steuerfunktion: ► Das Schädelmarma kontrolliert das 7. Chakra (Sahasrara), das Nervensystem, Plasma, Blut und Kreislaufsystem und das Denken, ähnlich Adhipati, das in seinem Zentrum liegt und ihm übergeordnet ist.

Unmittelbare Wirkung: ► Die kräftige Massage des Marmas erfrischt und belebt, beseitigt Müdigkeit, klärt den Geist und regt den Kreislauf an. Die sanfte Massage entspannt, leitet mentalen Stress ab und weckt Glücksgefühle.

So finden Sie Simanta: ► Das Marma besteht aus fünf Arealen und hat eine ungewöhnliche Form und Ausdehnung. Es sitzt nämlich an den Verbindungen oder Nähten der Schädelknochen: die lange mittlere Naht, vorne die linke und rechte Seite die Kranznaht, hinten die linke und rechte Seite die Lambdanaht.

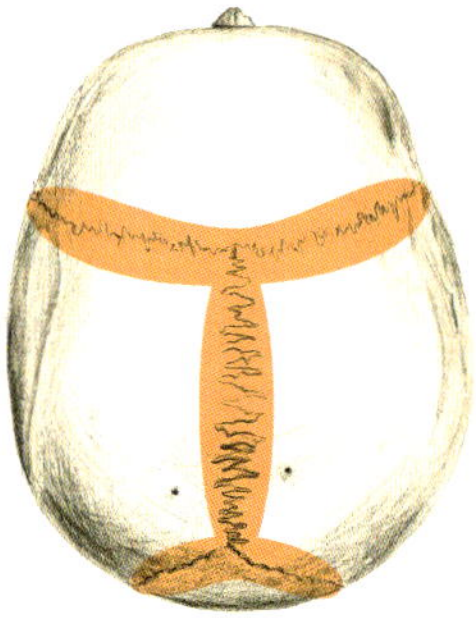

Überblick

Marmatyp: Sandhi (Gelenkmarma);
Elemente: Feuer, Wasser; Doshas: Vata, Kapha
5 Marmaregionen
Peripheres Marma: manifestiert sich an den Fingerkuppen aller Finger, wenn sie zu einem Mudra zusammengeführt werden
Wirkung: kontrolliert das 7. Chakra (Sahasrara), Nervensystem (Tarpaka), Prana und Kreislauf (Vyana)
Öle: beruhigend und nervenstärkend wirken Vata-Massageöl mit Vata-Aromaöl, Brahmi, Lotus, Jasmin, Baldrian

Selbstbehandlung

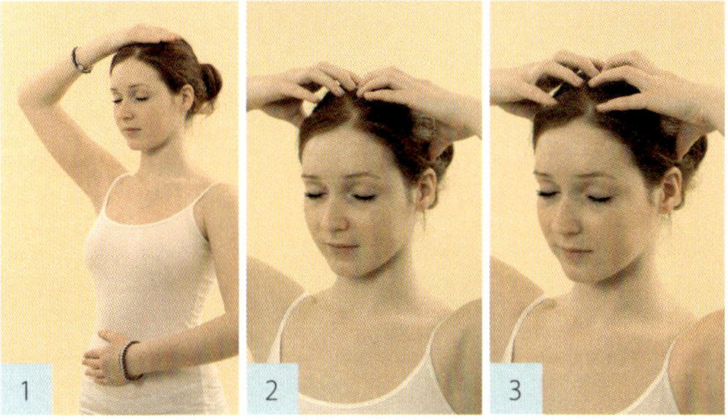

Kreisende Massage mit einer Hand: ▶ Es gibt verschiedene Möglichkeiten, dieses Marma zu behandeln. In Indien ist es meist üblich, den Kopf sehr kräftig zu massieren, da man ihn als Organ von Kapha betrachtet. Sie können das ebenfalls probieren. Hier wenden wir aber wieder die sanfte Methode an, sie wirkt tiefer und vorwiegend auf der Ebene des Bewusstseins. Beginnen Sie wie bei der Behandlung mit Adhipati (Seite 108/109) mit einer sanften, kreisenden Massage über dem Schädeldach 1.
Das Behandlungsschema mehrmals wiederholen.

Längsmassage an der Mittelnaht: ▶ Fahren Sie fort mit der Massage entlang der Längsnaht in der Mitte, indem Sie mit den Fingern beider Hände in der Mittellinie langsam und sanft von hinten nach vorne und zurück massieren 2.
Das Behandlungsschema mehrmals wiederholen.

Kreismassagen an vorderer und hinterer Naht: ▶ Dann massieren Sie den vorderen Schädelanteil kreisend wie beim Haarewaschen. Die Daumen stützen sich dabei an den Schläfen ab. Ähnlich massieren Sie im hinteren Kopfanteil, hier stützen sich die Daumen am besten an den Hinterkopfhöckern ab 3. Gehen Sie nach Ihrem Gefühl und Wohlbefinden, es muss einfach guttun. Wenn Sie Öl verwenden, dann lassen Sie es nach der Massage noch einige Minuten bis zu einer halben Stunde einwirken und gehen anschließend unter die Dusche. Vermeiden Sie nach einer Behandlung mit Öl den Gang ins Freie, wenn es kalt ist.

Behandlungszeit: ▶ 3 bis 5 Minuten

Partnerbehandlung

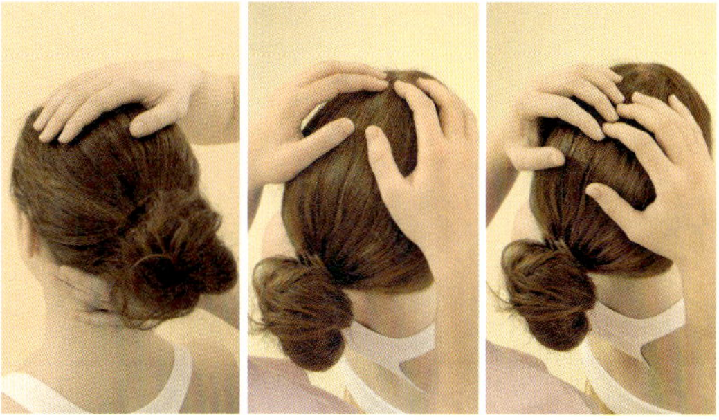

Massieren Sie analog zur Methode, die für die Selbstmassage angegeben ist. Hände und Finger werden natürlich anders angesetzt, wählen Sie die für Sie bequemste Technik.

Kontaktaufnahme: ▶ Sie stehen hinter Ihrem Partner. Beide Hände ruhen mit einer Handbreit Abstand über dem Kopf und umschirmen ihn von oben-seitlich.

Behandlungszeit: ▶ 2 bis 3 Minuten

Das Scheitelmarma – Adhipati

Adhipati heißt »der oberste Herrscher«. Aufgrund seiner Position an oberster Stelle wacht das Marma wie der Präsident eines Landes darüber, dass die Regierung im Sinne der Verfassung für das Volk herrscht.

Anwendung: Nervosität, Schlaflosigkeit, Ängste, Müdigkeit, verwirrte Gedanken, Kopfschmerzen.

Bedeutung: ▶ Über das Scheitelmarma fühlen wir höhere Eingebung und überblicken, wenn es harmonisch funktioniert, das weite Spektrum unserer täglichen Aufgaben und Ziele. Aus der Warte des hohen und wachen Bewusstseins von Adhipati ist es einfach, die Übersicht zu bewahren. Wenn die Ordnung im Bewusstsein dieses Marmas aber gestört ist, verlieren wir uns in der Vielfalt der Welt und werden orientierungslos.

Steuerfunktion: ▶ Das Scheitelmarma kontrolliert das 7. Chakra (Sahasrara), die Zirbeldrüse, das Nervensystem insgesamt, die Lubrikation des Gehirns, die Kraft des Denkens (Prana) und Fühlens (Sadhaka) und die primären Lebenselemente für Gesundheit, Glück und Stärke (Ojas, Agni und Prana).

Unmittelbare Wirkung: ▶ Die Stärkung des Marmas beruhigt das Denken und klärt es, erfrischt den Geist, weckt Gefühle des Friedens und Glücks.

So finden Sie Adhipati: ▶ Es liegt an oberster Stelle des Kopfes, genau in der Mitte des Schädeldachs, und hat etwa die Größe einer Daumenkuppe.

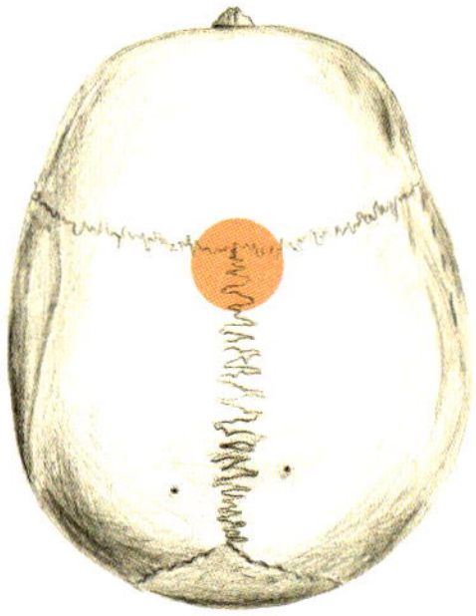

Überblick

Marmatyp: Sandhi (Gelenkmarma);
Element: Feuer; Doshas: Vata, Pitta, Kapha
1 Punkt: an oberster Stelle des Kopfes, im Bereich der Fontanelle
Peripheres Marma: Fingerspitzen von Daumen, Zeige-, Mittel- und Ringfinger in der Stellung des Adhipati-Mudras (siehe Seite 113).
Wirkung: kontrolliert das 7. Chakra (Sahasrara), Zirbeldrüse, Nervensystem (Tarpaka), Prana, Agni und Ojas
Öle: Vata-Öl, Vata-Aromaöl, Sesamöl, Dhanvantari-Öl, Brahmi-Öl

Selbstbehandlung

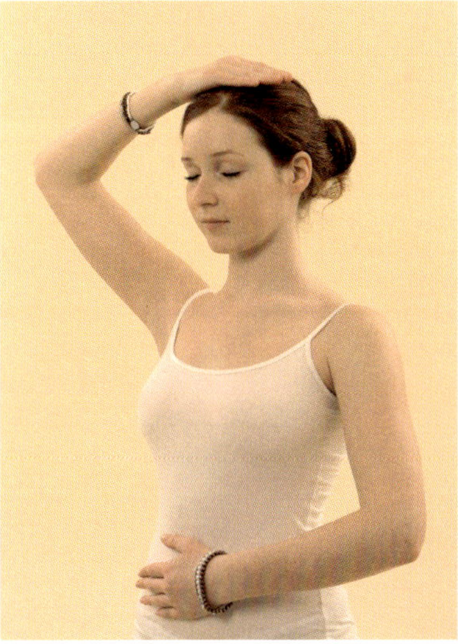

Kreisende Massage mit der flachen Hand: ▶ Sitzen Sie aufrecht und bequem, schließen Sie die Augen, und legen Sie Ihre rechte Hand mit der Mitte des Handtellers auf das Marma, die linke Hand liegt über dem Herzen oder dem Nabel. Führen Sie eine sanfte, ruhige und kreisende Massage aus Ihrer Sicht entgegen dem Uhrzeigersinn durch.
Das Behandlungsschema mehrmals wiederholen. Am Ende des letzten Zyklus lassen Sie die Hand für einige Atemzüge über dem Punkt liegen und genießen die Ruhe. Entspannen Sie sich anschließend noch für einige Minuten.

Behandlungszeit: ▶ 3 bis 5 Minuten

Partnerbehandlung

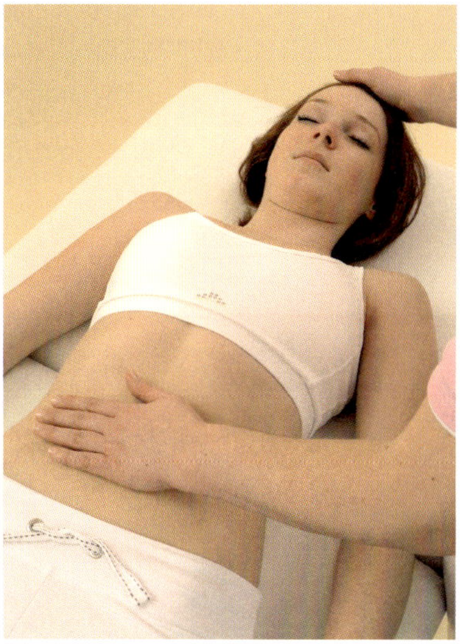

Sie gleicht der Selbstbehandlung. Ihr Partner sitzt aufrecht oder liegt bequem auf dem Rücken.

Kontaktaufnahme: ▶ Wenn Ihr Partner sitzt, dann stehen Sie rechts von ihm, die linke Hand über dem oberen Rücken, in Höhe der Schulterblätter, über dem Brihati-Marma (Seite 84/85). Die rechte Hand ruht über dem Scheitelmarma. Halten Sie hier eine Handbreit Abstand ein, zu nahe wird oft als ungenehmer Druck empfunden. Während der anschließenden Behandlung berühren und unterstützen Sie mit der linken Hand das Brihati-Marma.
Liegt Ihr Gegenüber, dann stehen Sie besser links von ihm, die linke Hand auf dem Nabel, die rechte über dem Scheitelmarma. Mit der rechten Hand behandeln Sie dann wie in der Abbildung gezeigt.

Mudras und Marmas

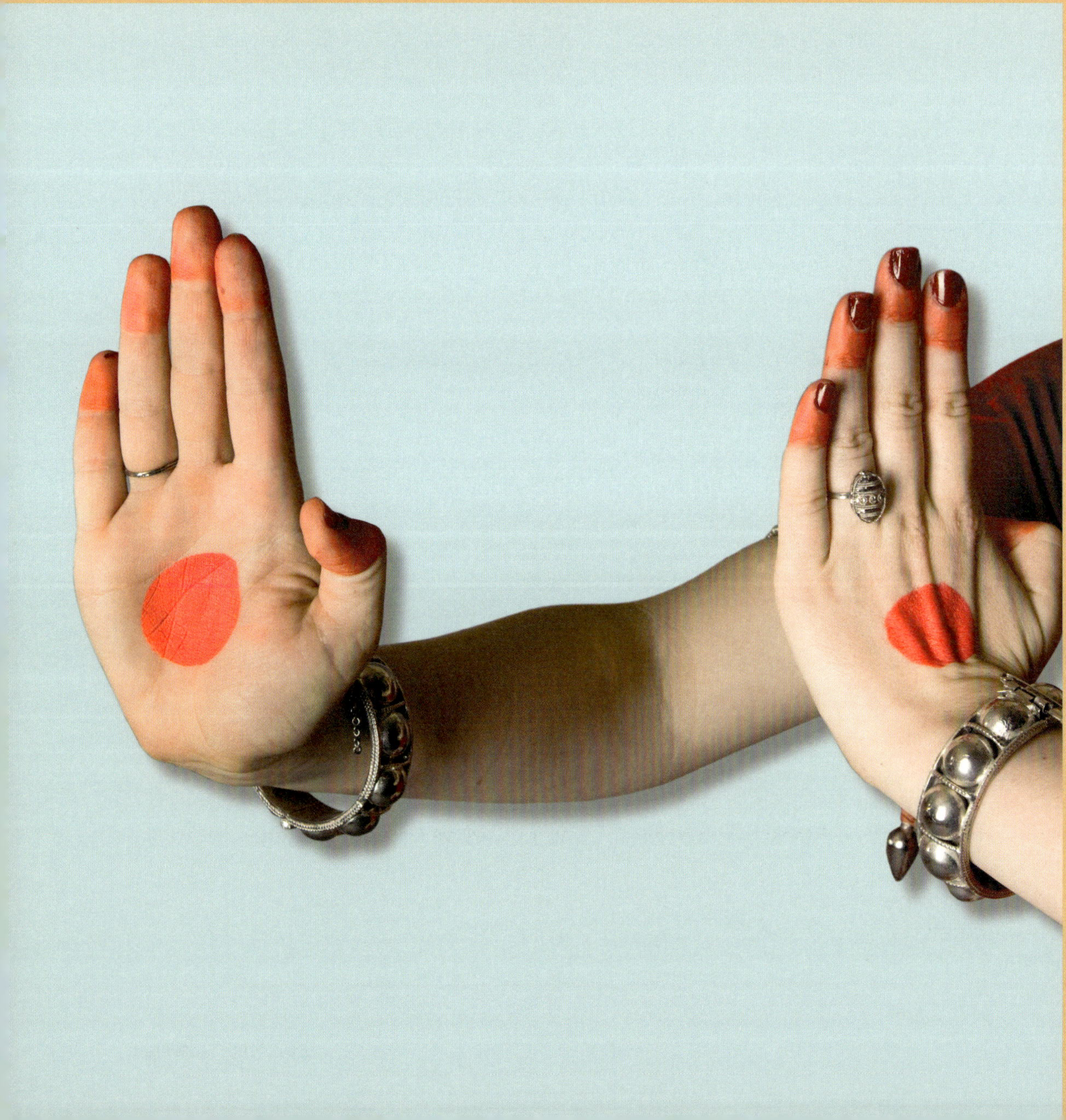

Bewusste Haltungen, die nach innen führen

Mudra bedeutet Zeichen oder Siegel. Ein Mudra ist eine Körperhaltung oder Geste, durch die wir im Alltag spontan unser Empfinden oder einen bestimmten Bewusstseinszustand ausdrücken. Wenn wir Andacht oder Wertschätzung empfinden, falten wir intuitiv die Hände wie zum Gebet. Umgekehrt, wenn wir beten möchten, falten wir die Hände zur Andacht und Sammlung, um unsere Aufmerksamkeit nach innen, zu uns selbst zu führen.

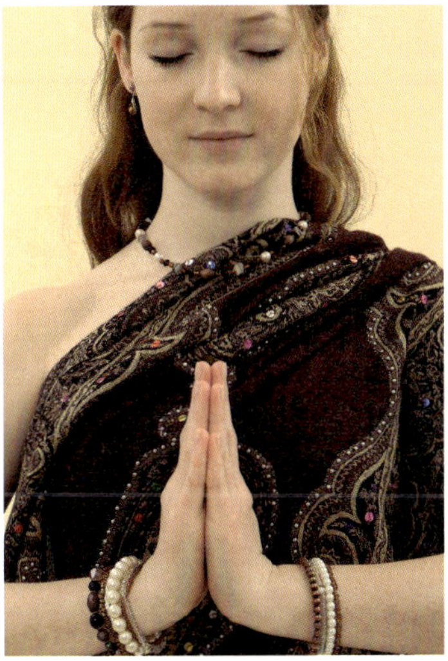

Anjali-Mudra oder Gebetsmudra

Mudras und Marmas sind eng miteinander verbunden. Bewusstsein drückt sich als Mudra aus, und ein Mudra, eine Geste, eine Körperhaltung, die wir bewusst einnehmen, versetzt uns wiederum in diesen Bewusstseinszustand. Durch ein Mudra korrigieren wir Störungen von Marmas oder wir betonen ihre Bedeutung und Wirkung. Wenn wir in bestimmter Weise eine Finger-, Hand- oder Körperstellung einnehmen, werden bestimmte Marmas geordnet, geschützt, belebt oder beruhigt. Wir setzen hier Mudras auch ein, um eine Marmabehandlung zu unterstützen und zu ergänzen.

Aufmerksamkeit verbessert die Wirkung

Um die feinen energetischen Veränderungen im Körper bewusst wahrnehmen zu können, braucht es Ruhe, Sammlung und Aufmerksamkeit. Sitzen Sie aufrecht, aber bequem. Schließen Sie für einen Moment die Augen und atmen Sie einmal tief aus und ein. Dann nehmen Sie das entsprechende Mudra ein und fühlen ohne Erwartung, was in Ihrem Körper passiert oder was sich im Bewusstsein abspielt. Um ein Gefühl für die Besonderheit der Energie einer Fingerstellung zu bekommen, können Sie die Finger für einen Moment leicht aneinanderreiben, so als würden Sie ein Stück Seide auf seine Beschaffenheit prüfen.

Jedes Mudra hat seine Grazie

Jedes Mudra drückt einen besonderen Seinszustand aus und hat seine eigene Grazie. Spüren Sie die bestimmte Qualität, die jedes Mudra im Bewusstsein erzeugt, und die subtilen Veränderungen, die in Ihrem Organismus in Gang kommen. Anfangs mag es etwas Geduld erfordern, um den Fluss der Energie, die ein Mudra bewirkt, im Körper wahrzunehmen. Das erste Anzeichen der richtigen Anwendung ist oft das Gefühl, als würde sich die Nase öffnen, die Atmung freier werden. Prana beginnt zu fließen. Aber selbst wenn Sie nichts merken, hat das Mudra seine Wirkung und wird die gewünschten Änderungen herbeiführen.

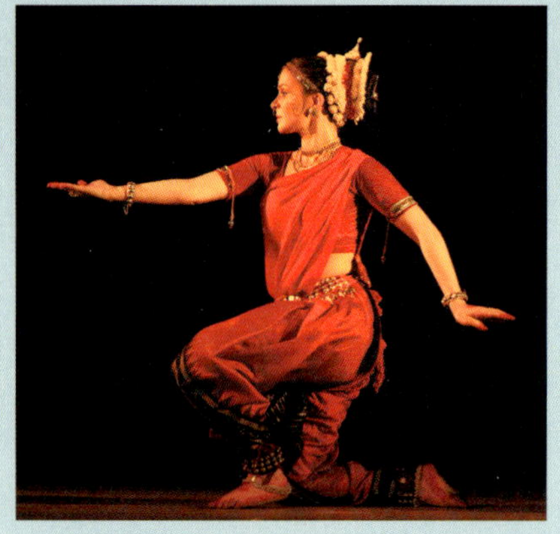

Mudras im traditionellen indischen Tanz

Der klassische indische Tanz geht zurück auf die vedische Kulturepoche und ist Teil von Gandharva-Veda, dem Wissen von der heilenden Wirkung der Klänge und Melodien der Natur. Gandharva-Veda wird als Gesang, mit Musikinstrumenten oder als Tanz wiedergegeben. Im Tanz spielen Gesten, Mudras, eine herausragende Rolle. Die Empfindungen und Inhalte des Tanzes, der immer eine Geschichte aus der großen spirituellen Tradition Indiens erzählt, finden Ausdruck in den Gesten, den ganz spezifischen Mudras des indischen Tanzes.

Die Wirkung der Mudras lässt sich ableiten

Die Wirkung der einzelnen Mudras verstehen wir besser, wenn wir deren Einfluss auf die Marmas, die Energiebahnen, die fünf Elemente, die Doshas und Subdoshas sowie die Reflexzonen der Hände und Füße mit einbeziehen. Am Beispiel des Meditations-Mudras (Gyan-Mudra, Abbildung 1 und Seite 114) lässt sich das einfach veranschaulichen: Die Kuppen des Daumens und des Zeigefingers berühren sich, und die beiden Finger bilden auf diese Weise einen geschlossenen Kreis, in den das Kshipra-Marma (Seite 44/45) einbezogen ist. Die beiden Energiebahnen von Dickdarm und Lunge treffen sich in Kshipra, und die Prana-Energie sammelt sich hier wie in einem Becken und verstärkt dieses Marma. Diesen Zusammenfluss der Energiebahnen, den Sangam, haben wir bereits auf Seite 18 beschrieben. Vergleichbares geschieht mit den verschiedenen anderen Marmas der Hand, etwa dem Talahridaya (Seite 46/47), das durch die Gegenüberstellung von Daumen und Mittelfinger (Abbildung 2) oder Daumen und Ringfinger in den Kreislauf des Energieflusses mit einbezogen wird.

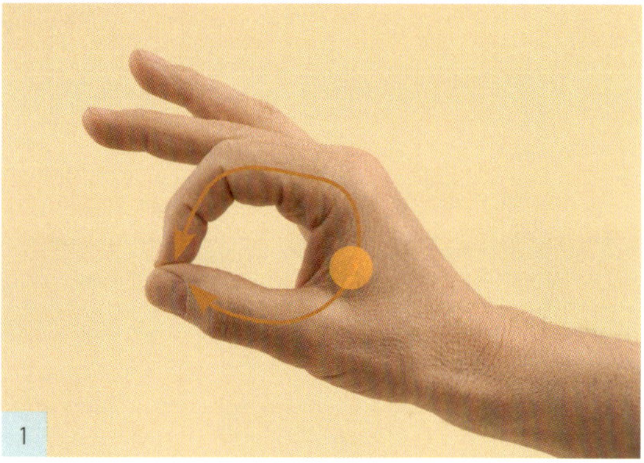

1

Zusammenfluss (Sangam) der Nadis von Dickdarm und Lunge in Kshipra

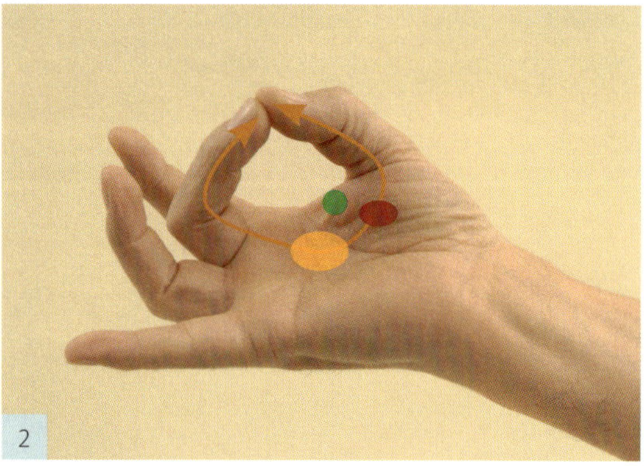

2

Zusammenfluss der Nadis von Kreislauf und Lunge in Talahridaya

Mudras und Doshas

Auch aus der Beziehung der Finger zu den fünf Elementen, *Mahabhutas*, und den drei Doshas können wir die Wirkung eines Mudras ableiten 1. An Zeige-, Mittel- und Ringfinger manifestieren sich die drei Doshas Vata, Pitta und Kapha, abgeleitet aus der Kombination der fünf Elemente. Wie wir mit den »Dosha-Fingern« ein Mudra formen, bestimmt seine Wirkung auf die drei Bioregulatoren und ihre Teilfunktionen, die Subdoshas. Das Prana-Subdosha zum Beispiel ist vor allem in den Fingerkuppen lokalisiert, am meisten aber im Daumen. Wer ein starkes Prana besitzt, hat große Heilkraft in seinen Händen. Prana ist zu spüren als vibrierende Energie der Aura, die wir wahrnehmen, wenn jemand seine Hand unserem Körper nähert und in unsere Aura eindringt.

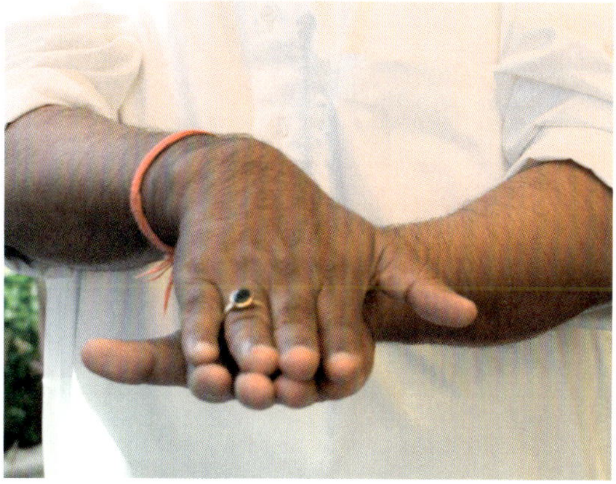

Das Mudra »Der Fisch«

Mudras manifestieren Marmas

Da die Hand den gesamten Körper im Kleinen abbildet, finden wir hier auch Entsprechungen aller anderen Marmas des Körpers, vergleichbar der Abbildung der Körperorgane an den Reflexzonen der Hand. So finden wir eine Entsprechung von Adhipati (Seite 108/109) an der Daumenkuppe. Das Marma manifestiert sich dann, wenn wir Daumen, Zeige-, Mittel- und Ringfinger (die Repräsentanten der drei Doshas), zu einem Mudra formen, dabei den kleinen Finger ausstrecken.

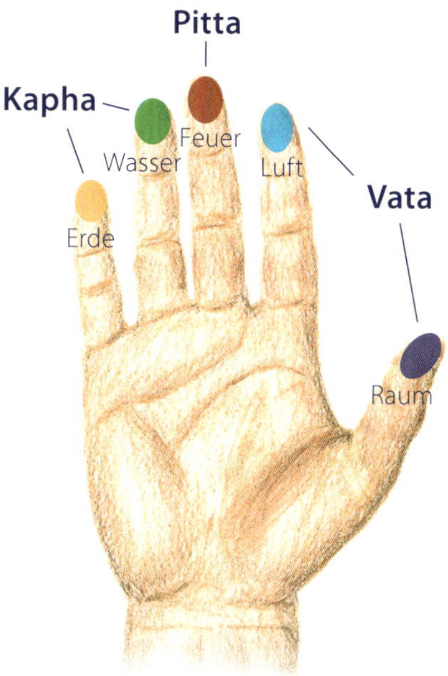

1

Die fünf Elemente und die Doshas an der Hand

Fingermudras

Meditations- oder Gyan-Mudra

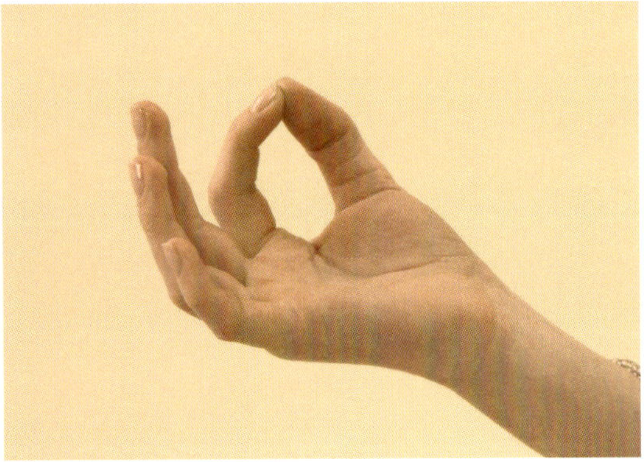

Mit jeder Hand: ▶ Legen Sie die Spitzen von Zeigefinger und Daumen aneinander und halten Sie die Hand nach oben offen.

Wirkung: ▶ Unterstützt Sammlung und Meditation, verleiht Präzision im Denken und Handeln, hilft bei der Wortfindung; stärkt das Verdauungsfeuer (Agni) und schenkt Zufriedenheit im Herzen (Sadhaka); hilft bei Atemwegserkrankungen (Udana).
Die sphärischen Elemente Raum (Akasha) im Daumen und Luft (Vayu) im Zeigefinger dominieren dieses Mudra, weshalb es das Bewusstsein nach oben hebt, die Leichtigkeit im Denken fördert.

Marmas, die involviert und gestärkt werden: ▶ Adhipati (Daumenkuppe), Kshipra (Sangam der Energiebahn von Zeigefinger und Daumen), Kurcha und Kurchashira (Anspannung des Daumenballens).

Gegen Müdigkeit: ▶ Beim Einatmen zusammenpressen, beim Ausatmen entspannen.

Übungszeit: ▶ 5 bis 10 Minuten zweimal täglich

Sonnen- oder Akash-Mudra

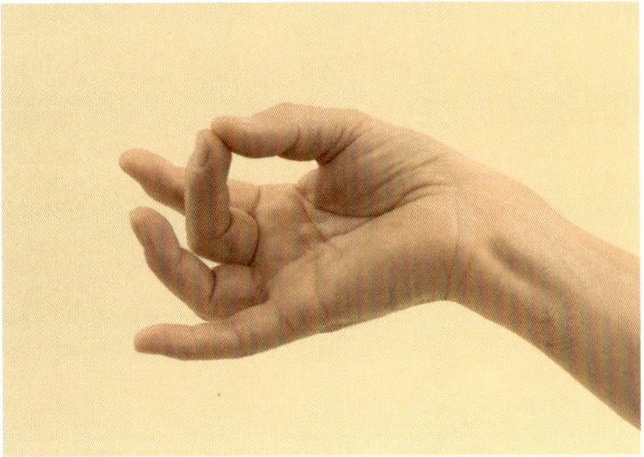

Mit jeder Hand: ▶ Schließen Sie Daumen und Mittelfinger der Hand zu einem Kreis und halten die Hand geöffnet. Die übrigen Finger liegen entspannt.

Wirkung: ▶ Stärkt die Verdauungskraft (Agni); beruhigt den Geist für Meditation und bessert Konzentration und Sammlung (Prana); löst Muskelspasmen, vor allem am Kaumuskel; stärkt Pitta (Betonung des Mittelfingers).

Marmas, die involviert und gestärkt werden: ▶ Sthapani (Daumenkuppe), Talahridaya (im Zusammenfluss der Energiebahnen von Mittelfinger und Daumen), Kurcha und Kurchashira (Anspannung des Daumenballens).

Übungszeit: ▶ 5 bis 10 Minuten zweimal täglich

Lebens- oder Prana-Mudra

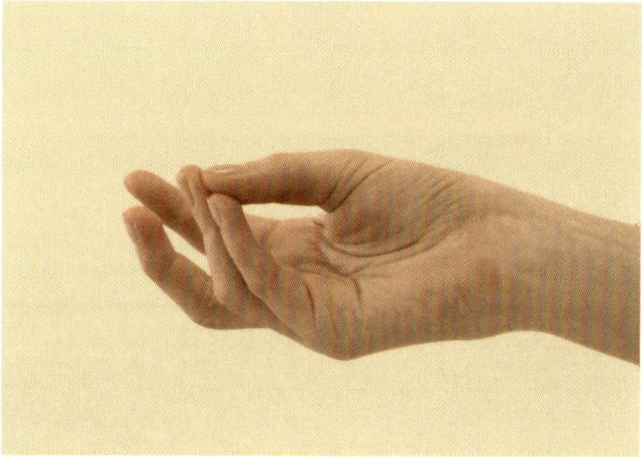

Mit jeder Hand: ► Schließen Sie Daumen, kleinen Finger und Ringfinger zu einem Kreis und lassen die anderen Finger entspannt gestreckt.

Wirkung: ► Die Energien im Wurzelchakra und Sexualchakra sowie Guda- und Basti-Marma werden gestärkt. Das hat verjüngende Wirkung auf das Keimzellgewebe (Shukra). Sehkraft (Alochaka), Vitalität (Bala, Ojas) und Lebensfreude nehmen zu. Die Lenkung von Prana zu den schweren Elementen Wasser (Ringfinger) und Erde (kleiner Finger) erdet bei Kopflastigkeit und beruhigt das Denken bei zu viel Vata im Nervensystem.

Marmas, die involviert und gestärkt werden: ► Adhipati, Sthapani (kleiner Finger und Ringfinger an Daumenkuppe), Talahridaya (Zusammenfluss der Energiebahnen von kleinem Finger und Ringfinger zu Daumen), Kurcha und Kurchashira (Anspannung des Daumenballens), Guda und Basti (Elemente Erde und Wasser) von kleinem Finger und Ringfinger sind involviert, die Daumenwurzel (Guda) angespannt.

Übungszeit: ► 5 bis 10 Minuten zweimal täglich

Mudra für Orientierung

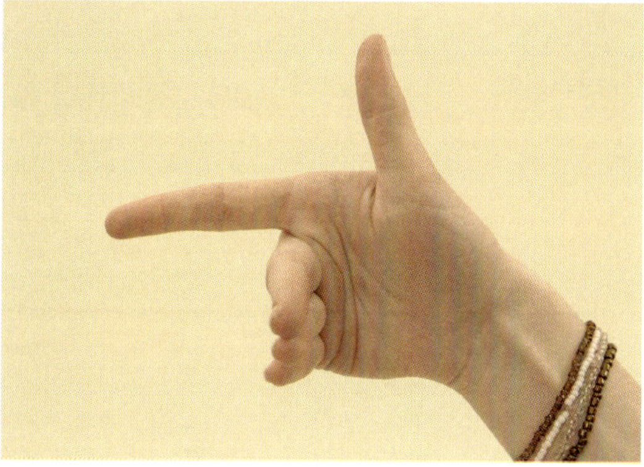

Mit jeder Hand: ► Strecken Sie den Zeigefinger nach vorne und den Daumen nach oben, und beugen Sie die übrigen Finger im rechten Winkel und gestreckt. Die Hand bildet nun die drei Richtungen im Raum ab.

Wirkung: ► Fördert die geistige Entspannung und Konzentration (Prana), richtet das Bewusstsein aus (Sadhaka); stärkt den Rücken (Avalambaka); schenkt Vitalität (Ojas, Bala).

Marmas, die involviert und gestärkt werden: ► Ani (gestreckter Zeigefinger, Reflexzone am Fingerrücken, seine Entsprechung an der Hand), Lohitaksha (gestreckter Daumen und Zeigefinger, in deren gestreckten Beugefalten sitzen ihre Entsprechungen an der Hand).

Übungszeit: ► 5 Minuten zweimal täglich

Die Muschelschale

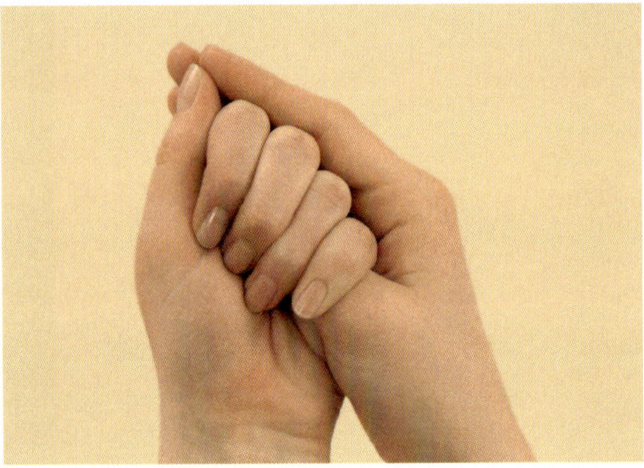

Umfassen Sie mit Ihrer linken Hand den rechten Daumen und berühren mit Ihrem rechten Zeigefinger die Kuppe des linken Daumens.

Wirkung: ► Unterstützt die Behandlung von Schilddrüsenstörungen, bei rauer Stimme, Hals- und Mandelentzündung (Udana); bei Verdauungsschwäche und Magen-Darm-Störungen (Agni); stärkt das Keimzellgewebe (Shukra) und schenkt dem Herzen Frieden (Sadhaka).

Marmas, die involviert und gestärkt werden: ► Talahridaya und alle Kshipras der linken Hand, Kurcha (linke Hand), Kurchashira (rechte Hand).

Übungszeit: ► 5 bis 10 Minuten zweimal täglich

Der gebundene Wind

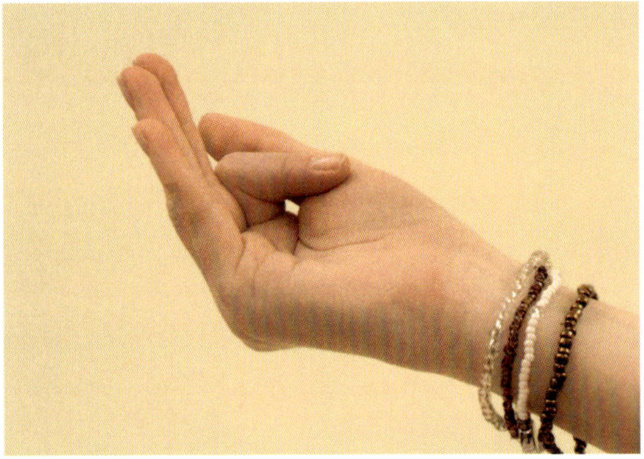

Mit jeder Hand: ► Beugen Sie Ihren Zeigefinger und legen ihn parallel zum Daumen an den Daumenballen. Die übrigen Finger liegen aneinander und werden ausgestreckt, die Hand ist nach oben geöffnet.

Wirkung: ► Im Zeigefinger sitzt der Wind von Vata (Element Luft), der am Daumen gebunden und beruhigt wird. Dieses Mudra beruhigt ausgezeichnet Vata und entspannt es vor allem an seiner Wurzel (Apana). Es erwärmt den Bauch, stärkt das Verdauungsfeuer und harmonisiert die Darmtätigkeit; stärkt Hals, Rachen, Atemwege (Udana) und den Rücken (Avalambaka); fördert Konzentration und Sammlung (Prana); stärkt die Sehkraft (Alochaka).

Marmas, die involviert und gestärkt werden: ► Kurcha (anliegender Zeigefinger), Kshipra (eingebunden in den Schluss von Zeigefinger und Daumen), Nabhi (Schalenform der Hohlhand, die Prana ansammelt).

Übungszeit: ► 5 bis 10 Minuten zweimal täglich

Sieges-Mudra

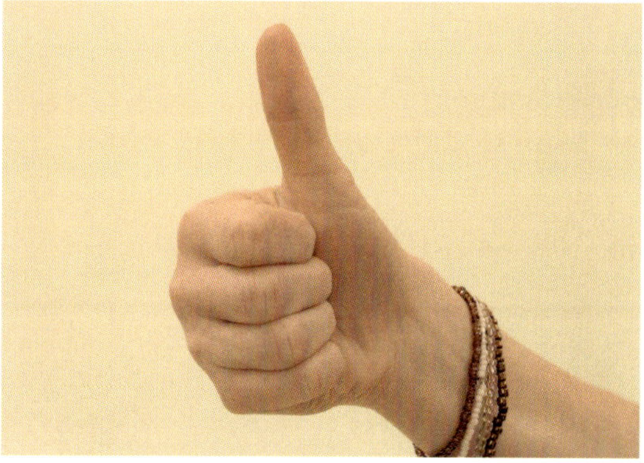

Mit jeder Hand: ► Formen Sie eine ganz enge Faust und strecken Ihren Daumen wie zum Zeichen des Sieges nach oben.

Wirkung: ► Verleiht Stärke und Enthusiasmus (Ojas, Bala), Freude im Herzen, Heiterkeit und Zuversicht (Sadhaka); stärkt den Rücken (Avalambaka); beruhigt bei Angst (Prana); wirkt allgemein erwärmend (Agni).

Marmas, die involviert und gestärkt werden: ► Brihati und Amsaphalaka (aufrechter Daumen, Entsprechungen dieser Marmas am Daumenrücken), Talahridaya (Fingerkuppen in der Hohlhand), Ani (angespannter Zeigefingerrücken, seine Entsprechung), Krikatika (durchgestrecktes Daumenendglied, seine Entsprechung).

Übungszeit: ► 5 bis 10 Minuten zweimal täglich

Die Faust

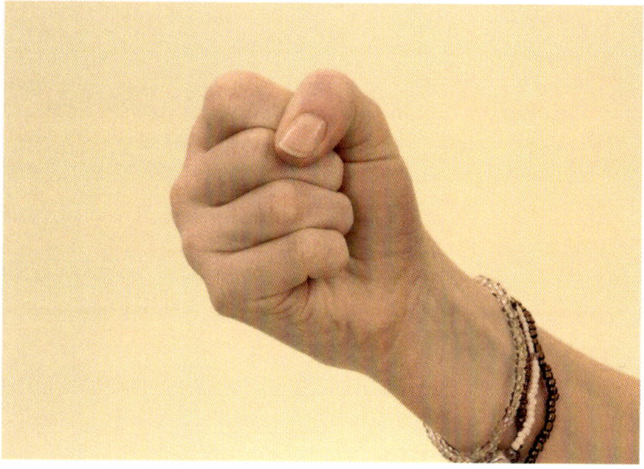

Mit jeder Hand: ► Formen Sie Ihre beiden Hände zu einer lockeren Faust, die Daumen liegen außen auf, vor dem Mittelfinger. Die Fäuste liegen in der Leistenbeuge. Sitzen Sie bequem und aufrecht, schließen Sie die Augen, und spüren Sie die Energie, die von dem Mudra ausgeht.

Wirkung: ► Es ist mit das beste Mudra, um das Wurzelchakra und die Marmas im Beckenraum und den Leisten zu stärken. Die Faust weckt Vitalität und Lebensfreude, regt die Atmung an, belebt Prana im ganzen Organismus und vermehrt die Energie am Kehl-Chakra.

Marmas, die involviert und gestärkt werden: ► Guda, Lohitaksha, Vitapa, Nabhi und die Marmas des unteren Rückens, vor allem Kukundara. In der geballten Faust sind die vitalen Kräfte der unteren Energiezentren gebunden und gehalten. Wenn wir sie in die Leiste legen, legen wir sie dem Körper in den Schoß. Shringataka, Nila und Manya werden ebenfalls stark angesprochen (Innenseite des Daumenendglieds auf der Rückseite des Mittelfingers; Pitta).

Übungszeit: ► 5 bis 10 Minuten zweimal täglich

Rückbindung zum Selbst

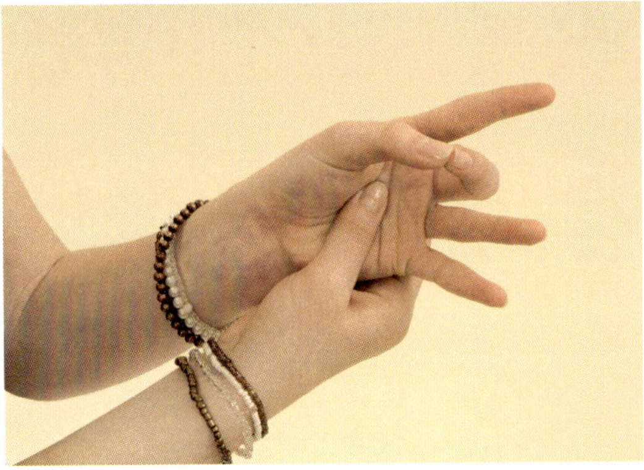

Umfassen Sie Ihre linke Hand so, dass Ihr rechter Daumen mit der Kuppe in der Mitte der Hohlhand liegt. Die übrigen Finger liegen am Handrücken flach und schützend auf. Linker Daumen und Mittelfinger berühren sich und formen einen Ring. Die nicht beteiligten Finger werden entspannt ausgestreckt.

Wirkung: ► Schenkt dem Herzen Ruhe, führt zurück zum Selbst (Atma), entspannt allgemein (Prana, Sadhaka) und regeneriert; stärkt den Solarplexus (Agni, Samana).

Marmas, die involviert und gestärkt werden: ► Talahridaya (die Kuppe des Daumens als Entsprechung des Gehirns ruht im Herzen der Hand, Prana des Denkens wird zurückgeführt zum Selbst). Von Talahridaya ausgehend werden alle Marmas der Hand genährt und gestärkt. Der Mittelfinger (Pitta) auf dem Daumen hält die Dynamik und Transformationskraft von Pitta für Regeneration aufrecht.

Übungszeit: ► 5 bis 10 Minuten zweimal täglich

Mudra für Selbstvertrauen

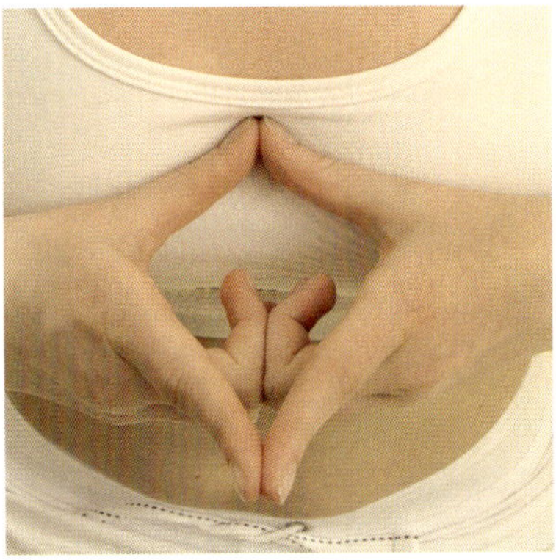

Legen Sie die Kuppen von Daumen und Zeigefingern und die Knöchel der im Mittelfingergelenk rechtwinklig gebeugten übrigen Finger so aneinander, dass von oben betrachtet eine pfeil- und bogenartige Figur entsteht. Sie können den Bogen anspannen, indem Sie Ihre Daumen stärker zu sich strecken. Ihre Zeigefinger weisen nach vorne wie ein Pfeil. Achten Sie darauf, dass die übrigen Finger im Mittelglied genau aneinanderliegen. Mit den Daumenspitzen suchen Sie nun entlang Ihres Brustbeins einen besonders sensiblen Punkt oder Bereich auf. Sie spüren ihn, wenn Sie im unteren Drittel des Brustbeins langsam auf und ab fahren. Hier legen Sie die Daumen an, es ist ein besonderer Punkt im Herzmarma, an dem konzentriert Gefühle gespeichert sind. Sitzen Sie aufrecht und atmen Sie ruhig und natürlich.

Wirkung: ► Wie der Name sagt, stärkt dieses Mudra das Selbstvertrauen. Es berührt aber auch die Gefühle des Herzens und weckt Lebensfreude (Sadhaka), und es stärkt den Rücken (Avalambaka).

Marmas, die involviert und gestärkt werden: ► Hridaya (direkte Berührung), Brihati (sein Gegenüber am Rücken), Amsaphalaka (Aktivierung von Schutzmechanismen am Rücken).

Übungszeit: ► 5 bis 10 Minuten zweimal täglich

Yoga und Marmas

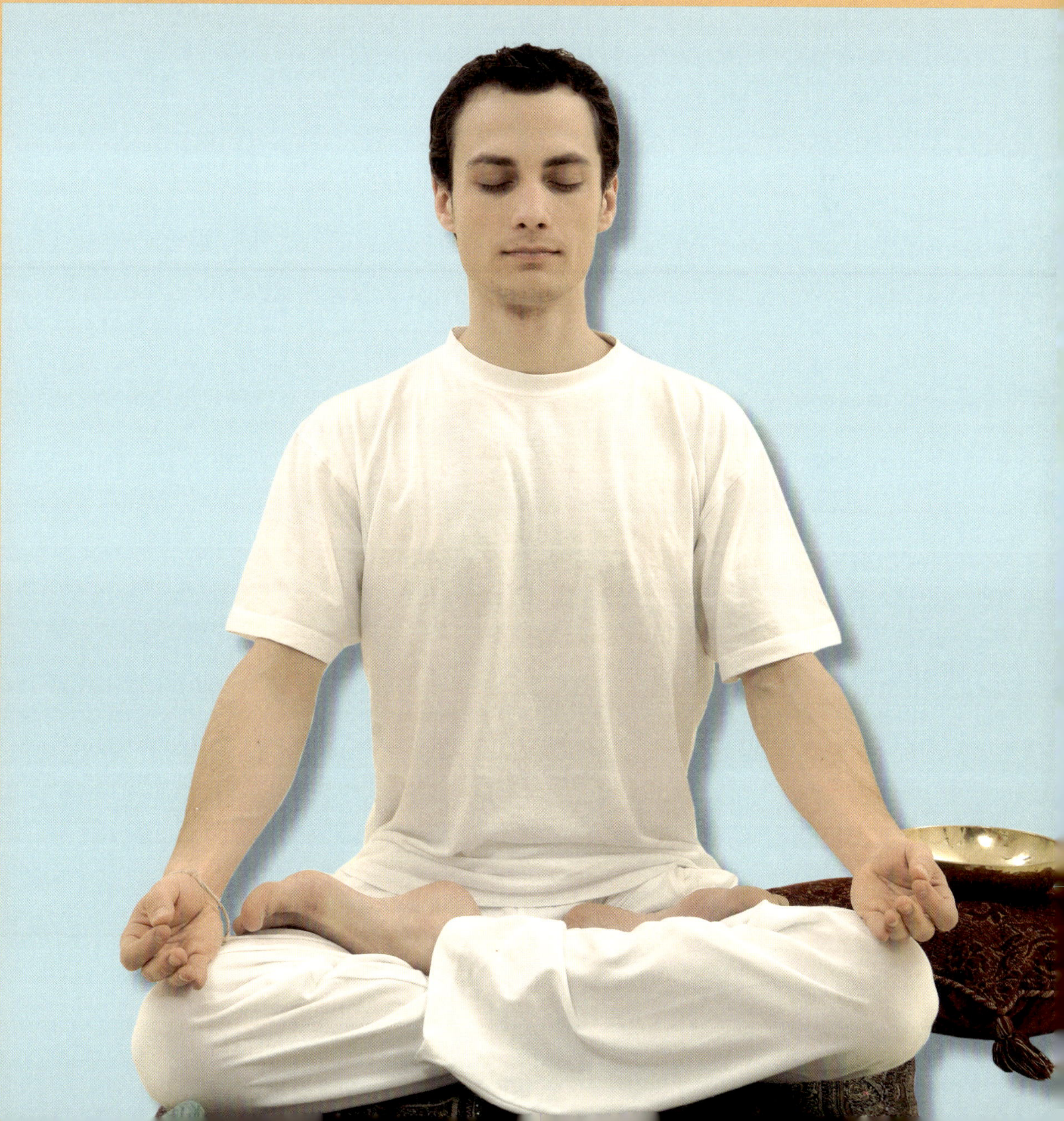

Die Marmas mit richtig ausgeführten Yoga-Asanas stärken

Yoga ist das Zur-Ruhe-Kommen des Geistes in der Stille. Dann erfährt der Seher seine eigene Natur. Ansonsten ist seine wahre Natur überschattet durch die Aktivität des Geistes.

Maharishi Patanjali, Yoga Sutras 2–4

Yoga ist ein jahrtausendealtes philosophisches System, das wie der Ayurveda dem Veda entstammt. Heute stehen, besonders im Westen, die körperlichen Übungen im Vordergrund (Hatha-Yoga). Yoga ist aber ein umfassender Weg zur Selbstfindung und schließt Verhalten, Ernährung, Ethik und Moral und vor allem auch Meditation ein. Durch Meditation, den mentalen Ansatz von Yoga, finden wir direkt über den Geist zur körperlichen Ruhe und zur Stille im Bewusstsein. Durch die Körperübungen des Yogasystems, die Asanas, erfahren wir Ruhe und Sammlung über den Körper und gleichzeitig Stille im Geist. Der Weg des Yoga führt zum Selbst, dem Atma, der Grundlage aller Marmas. Durch Yoga harmonisieren und stärken wir das System der Marmas grundlegend und umfassend. Yoga hält auf diese Weise jung und fit, schenkt uns neue Energien und verfeinert unsere Wahrnehmung für die Energien unseres Geistes und Körpers und der stillen Intelligenz, die der Natur und dem Kosmos zugrunde liegen.

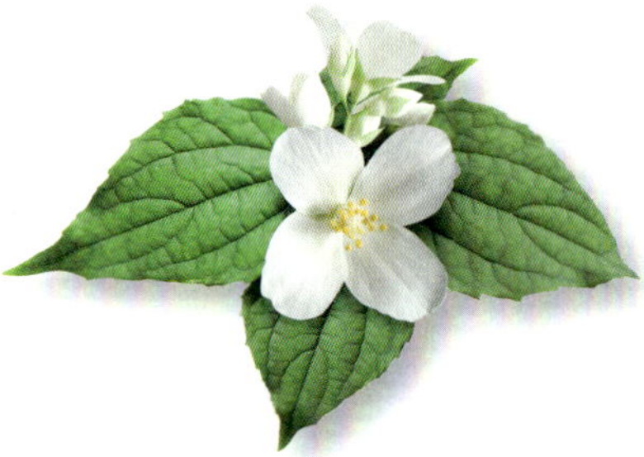

Die beste Zeit für Yoga

Die beste Zeit für Yoga ist dann, wenn Sie sich Ruhe und Zeit dafür reserviert haben. Am besten ist es, morgens vor dem Frühstück oder aber auch abends vor dem Abendessen zu üben.

Es gibt verschiedene Yogaschulen, die oft ganz unterschiedliche Auffassungen über die Auswahl von Asanas, die Art ihrer Ausführung und das Ziel der Übungen haben. Die richtige Ausübung der Asanas stimuliert, öffnet und stärkt Marmas, je nach Körperstellung und Bewegungsablauf. Marmas sind wie Akkus, sie werden durch korrekt ausgeführte Yogastellungen und -übungen aufgeladen. Durch den ruhigen Bewegungsablauf, die sanften Dehnungen und schließlich die in sich ruhende Endhaltung bei jeder Asana wird zudem der natürliche Energiefluss in den feinstofflichen Energiebahnen des Körpers, den Nadis, unterstützt.

Yoga ist keine Gymnastik

Es kommt nicht im Geringsten darauf an, eine bestimmte Endposition, wie sie in Büchern angegeben wird, zu erreichen. Das Ziel von Yoga ist, Ruhe und Ordnung in Geist und Körper durch Sammlung herzustellen, und nicht Akrobatik. Den ersten Fehler, den man daher machen kann – und er wird regelmäßig gemacht und auch von Yogalehrern im Unterricht vermittelt –, ist, mit angestrengter und nachhelfender Dehnung die Endstellung anzustreben. Damit verhindern Sie die gewünschte Wirkung! Diese besteht nämlich darin, die Marmas zu öffnen und sie mit Energien aufzuladen. Schmerzhafte Dehnung verhindert dies aber sofort. Und sie birgt die Gefahr von Verletzungen.

Wohlbefinden ist das Maß des Erfolgs

Der Weg ist der: Gehen Sie langsam und ruhig in die angestrebte Endposition einer Asana. Genau dann, wenn Sie den Punkt erreicht haben, an dem sich das größte Wohlbefinden einstellt, bleiben Sie in dieser Stellung, egal wie weit Sie noch von der theoretisch vorgegebenen Endstellung entfernt sein mögen. Wichtig ist einzig und allein: Es muss guttun, Sie fühlen sich äußerst wohl, wollen diese Position gar nicht mehr verlassen. Bleiben Sie also bei sich, und genießen Sie die Entspannung und die sich sammelnde Energie. Sie fließt in die geöffneten und sanft gedehnten Marmas oder in ihre korrespondierenden Punkte. Atmen Sie immer natürlich, ruhig und gleichmäßig. Achten Sie darauf, alle Bewegungen gleichmäßig, langsam und aus einem Zustand innerer Sammlung und Ruhe heraus durchzuführen. Vermeiden Sie ruckartige Bewegungen!

Locker bleiben

Wenn Sie Anfänger sind und die Asanas erst einmal lernen, dann achten Sie nicht auf alle Details, sondern nur darauf, dass Sie nicht unwillkürlich den Atem anhalten. Üben Sie die Asanas anfangs ruhig »schlampig«. Nach ein paar Tagen, wenn Ihnen der Ablauf vertraut geworden ist, beginnen Sie allmählich, Ihre Atmung zu integrieren. Wenn Sie es richtig machen, dann werden Sie merken, dass Ihr Atem die Bewegung bei den Asanas führt.

Die Wirkung von Yogastellungen auf die Marmas

Wir beschreiben Ihnen am Beispiel von drei typischen Yogastellungen, wie die Asanas Marmas stärken und aufladen. Anschließend empfehlen wir Ihnen ein komplettes, aber einfaches Übungsset, das alle Marmas einschließt und, täglich geübt, Ihre Energieakkus auflädt, Gesundheit, Flexibilität und Fitness bewahrt. Im Handel gibt es gute Yogabücher, in denen die Ausführung der einzelnen Asanas Schritt für Schritt in Bild und Text beschrieben ist (siehe Literaturempfehlungen, Seite 140). Gegebenenfalls lassen Sie sich die Übungen von einem Yogalehrer zeigen.

Diamantsitz – Vajrasana

Der Diamantsitz (siehe Abbildungen Seite 124, 4.) stärkt das Selbstbewusstsein und den Rücken, klärt den Geist, öffnet den Brustkorb und die Atmung. Er nimmt Verspannungen aus der Streckmuskulatur der Beine und erleichtert den Fluss der Energie in den Nadis der Wirbelsäule nach oben zu den Kopfmarmas. Gulpha, das Knöchelmarma am Fuß, wird durch die Dehnung geöffnet und durch den sanften Druck des darauf lastenden Körpers stimuliert. Der Gegenpunkt von Indrabasti an der Streckseite des Unterschenkels wird ebenfalls gedehnt und geöffnet, ebenso das Kniemarma. Talahridaya der Hand liegt auf dem Ani-Marma am Oberschenkel, stärkt und beruhigt es, durch die Dehnung am Knie wird es zusätzlich geöffnet. Die Energie in den Rückenmark-Nadis Ida, Pingala und Sushumna kann frei fließen.

Vorwärtsbeuge im Sitzen – Janu Sirasana

Die Vorwärtsbeuge (siehe Abbildungen Seite 124, 5.) dehnt und entspannt den unteren Rücken, wodurch Energie in den Beckenraum und vor allem in das Wurzelchakra und Guda-Marma einfließt. Im Bewegungsablauf werden von unten nach oben alle Rückenmarmas geöffnet. In der ruhevollen Endstellung fließt die Shushumna-Energie nach oben, sammelt sich in der Hirnanhangsdrüse und am Dritten Auge, also bei Sthapani. Guda wird durch den Druck der Ferse und die Marmas des unteren Rückens durch die Dehnung angesprochen. Es ist eine wohltuende Übung auch für Brihati, das sanft gestreckt und aufgeladen wird. Der Berührungskontakt mit Janu-Marma wirkt beruhigend auf Sthapani und fördert Sammlung und Konzentration in der Ruhestellung.

Drehsitz – Matsyendrasana

Durch die Drehung der Wirbelsäule sowie die Dehnung der gesamten Muskulatur des Rumpfes werden alle Marmas an Rücken, Bauch und Brust, außerdem die Marmas des Armes Manibandha, Indrabasti, Kurpara, Ani, Urvi, Lohitaksha, Kakshadhara beim Abstützen aktiviert. Der Drehsitz (siehe Abbildung Seite 125, 10.) fördert die Elastizität der Wirbelsäule, beugt Ischiasschmerzen vor und kann muskuläre Beschwerden in den Beinen lindern. Innere Organe wie Leber, Bauchspeicheldrüse, Milz, Blase, Nieren und Nebennieren werden komprimiert, massiert und besser durchblutet.

Ein einfaches Übungsset für alle Marmas

1. Bewusstwerdung und Sammlung

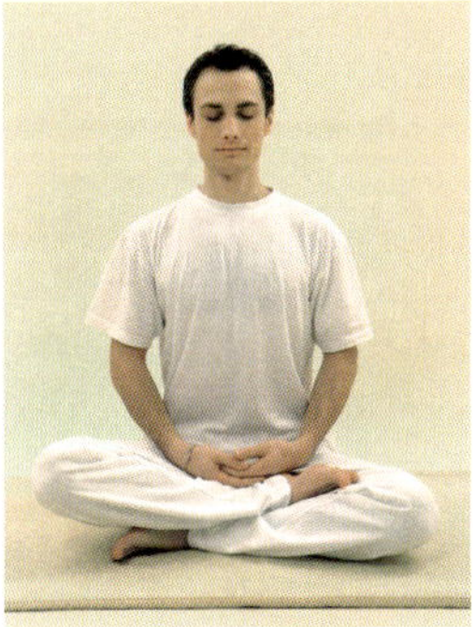

Die Sammlung wirkt beruhigend und ausgleichend auf alle Marmas, und die Nadis kommen in Fluss. Sitzen Sie bequem, richten Sie Ihre Aufmerksamkeit nach innen und lassen Sie Körper und Geist zur Ruhe kommen.

3. Rollübung – Vellan

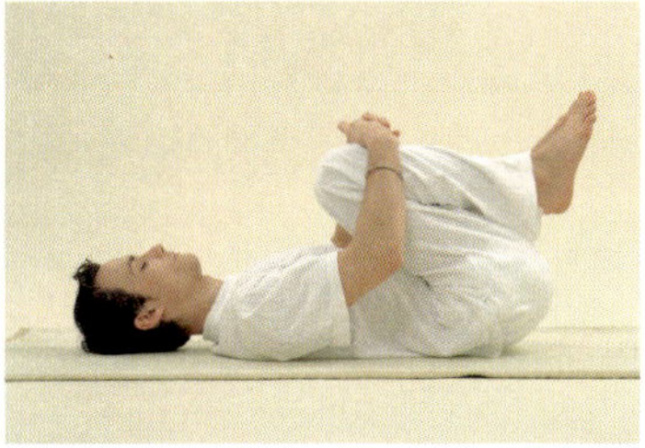

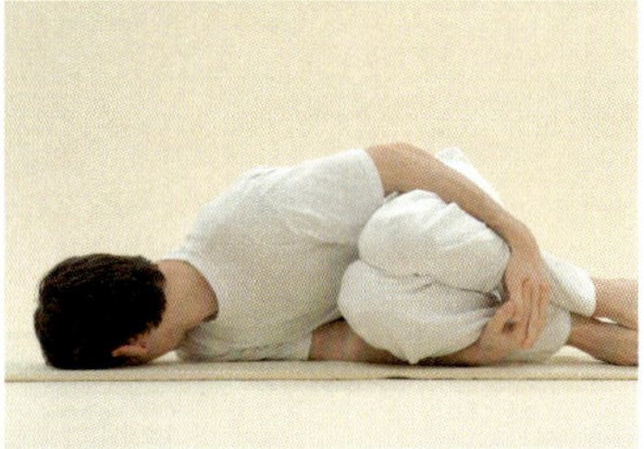

Vellan wirkt entspannend und lockernd, vor allem auf die Marmas der Wirbelsäule, der Schultern und auf die Muskulatur des Rückens. Umfassen Sie mit geschlossenen Händen Ihre Knie und atmen ein. Beim Ausatmen rollen Sie langsam zur Seite und verweilen einen Augenblick. Beim Einatmen rollen Sie zurück, dann ausatmend zur Gegenseite.

2. Belebungsübung – Samvahana

Die Hände und ihre Marmas nehmen Berührungskontakt mit dem gesamten Körper auf und führen Körpersäfte und Energien dem Herzen zu. Fast alle Marmas werden dabei sanft massiert. Die Hände behalten dabei immer Körperkontakt und massieren drückend, schiebend, sanft knetend in Richtung Herzen. Beginnen Sie an Stirn und Gesicht und gehen Sie weiter wie in den Abbilungen gezeigt.

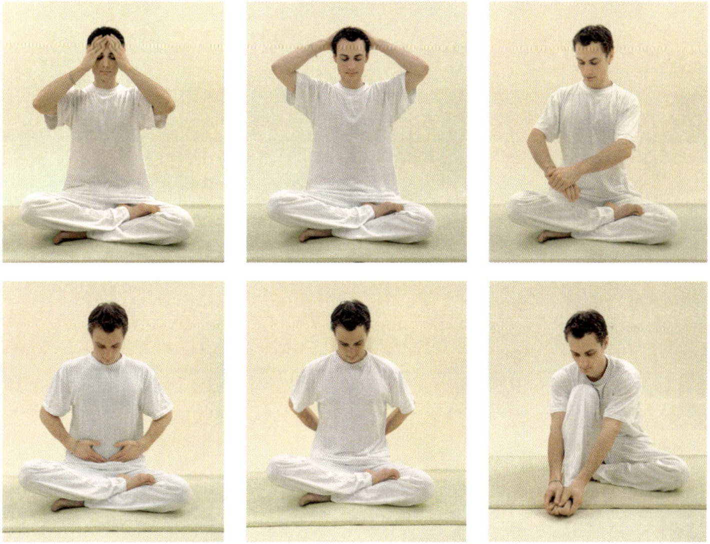

4. Diamantsitz – Vajrasana

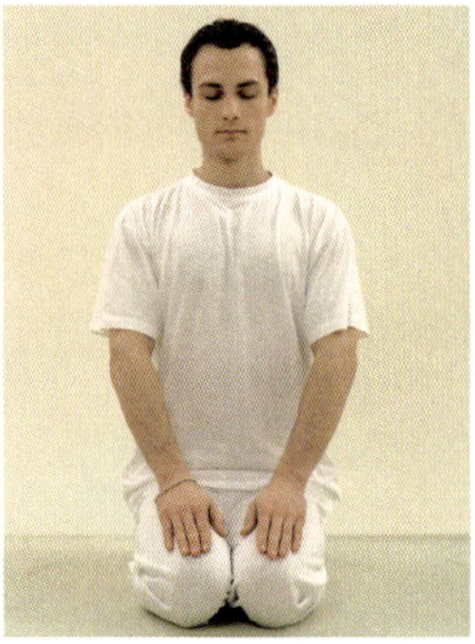

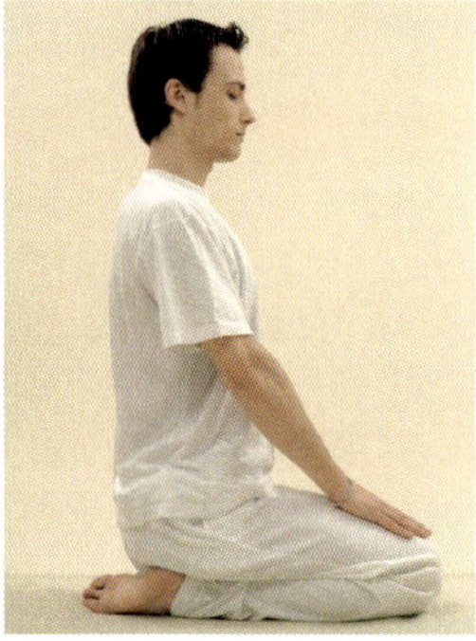

Der Diamantsitz stärkt das Selbstbewusstsein und den Rücken, klärt den Geist, öffnet den Brustkorb und die Atmung und öffnet Gulpha und andere Marmas.

5. Vorwärtsbeuge im Sitzen – Janu Sirasana

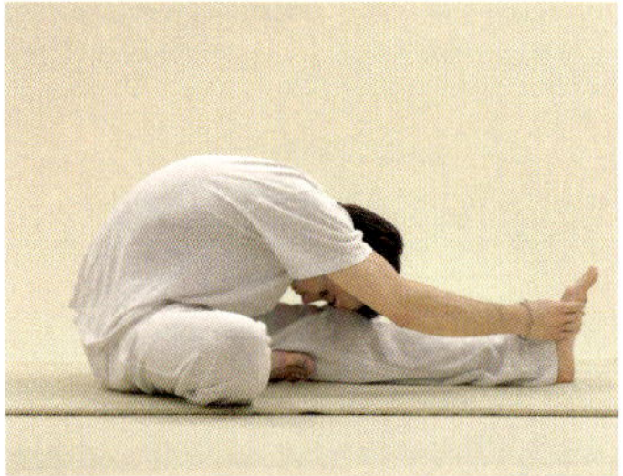

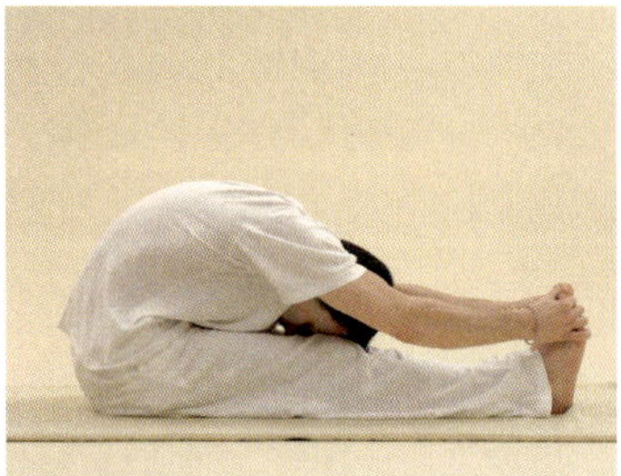

Die Vorwärtsbeuge dehnt und entspannt den unteren Rücken, wodurch Energie in den Beckenraum und vor allem in das Wurzelchakra und Guda einfließt. Alle Rückenmarmas werden geöffnet.

6. Kerze – Sarvangasana

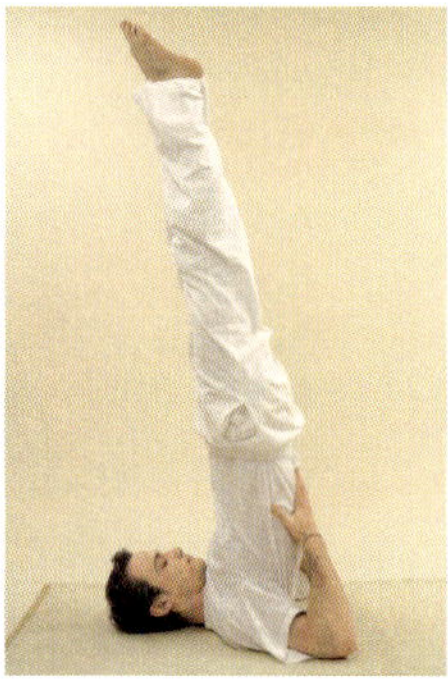

Durch die Kompression der vorderen Halsgegend und den erhöhten Blutdruck im Kopfbereich werden vor allem die Hals- und Kopfmarmas angeregt, Adhipati und Simanta eingeschlossen.

7. Kobra – Bhujangasana

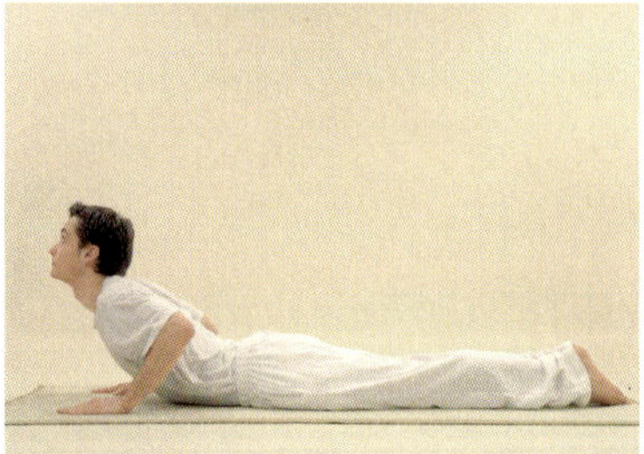

Durch die Streckung des Halses werden die Halsmarmas, durch die Weitung des Brustkorbs Hridaya und die anderen Brustmarmas geöffnet. Die Lenden- und Gesäßmuskeln werden stark angespannt und die Marmas dieser Region daher angeregt.

8. Heuschrecke – Shalabhasana

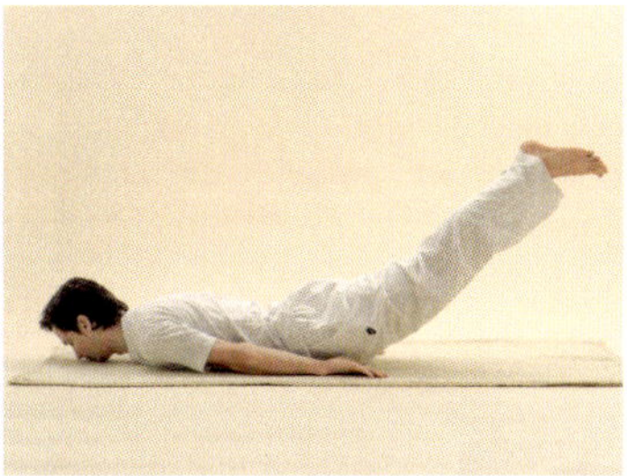

Bei der Heuschrecke werden durch die Dehnung in der Leistengegend vor allem das Lohitaksha- und das Vitapa-Marma geöffnet und vitalisiert. Durch die Anspannung der Gesäß- und Lendenmuskulatur werden alle Marmas des Beckens und unteren Rückens aktiviert.

9. Bogen – Dhanurasana

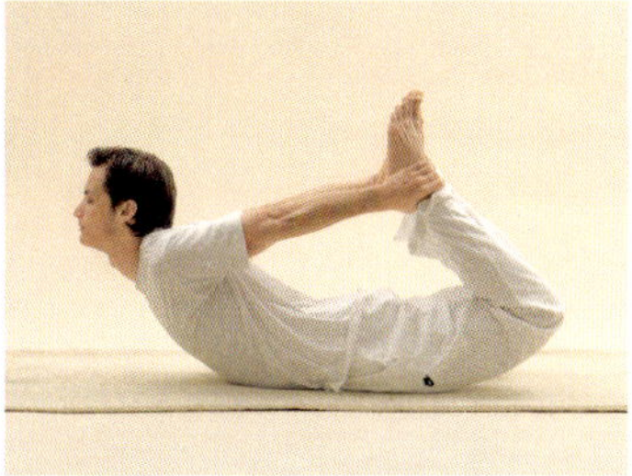

Besonders die Leistenmarmas Lohitaksha und Vitapa werden intensiv gedehnt und von Spannungen befreit. Auch das Knöchelmarma Gulpha und die Oberschenkelmarmas werden geöffnet. Andererseits werden die Marmas des gesamten Rückens durch die muskuläre Anspannung und kraftvolle Haltung der Wirbelsäule gestärkt und die Marmas der Brust durch die Dehnung erweckt. Die Bauchmarmas werden durch das Abrollen auf dem Boden stimuliert.

10. Drehsitz – Matsyendrasana

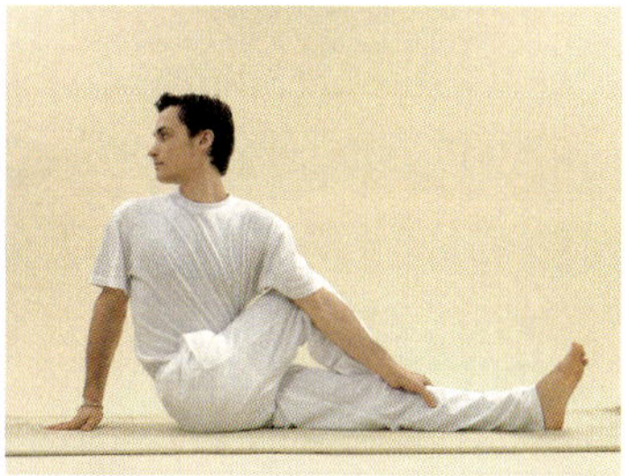

Durch die Drehung der Wirbelsäule sowie die Dehnung der gesamten Muskulatur des Rumpfes und der Massage innerer Organe werden alle Marmas an Rücken, Bauch und Brust, außerdem verschiedene Marmas des Armes beim Abstützen aktiviert.

11. Vorwärtsbeuge im Stehen – Uttanasana

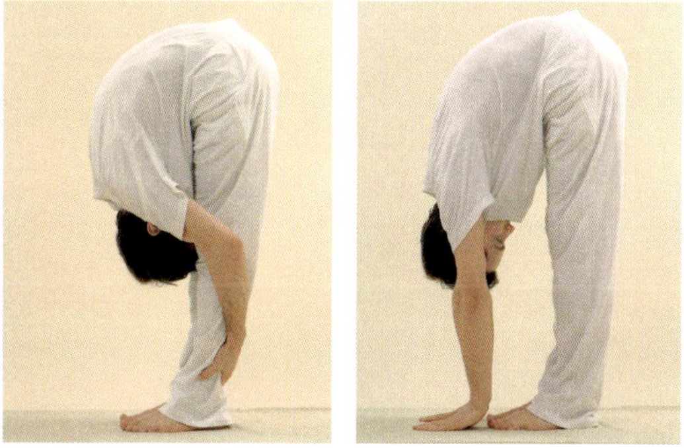

Durch den vermehrten Blutandrang der Vorbeuge zum Kopf werden wieder die Kopfmarmas angesprochen und alle Rückenmarmas gedehnt und geöffnet.

12. Ruhestellung – Savasana

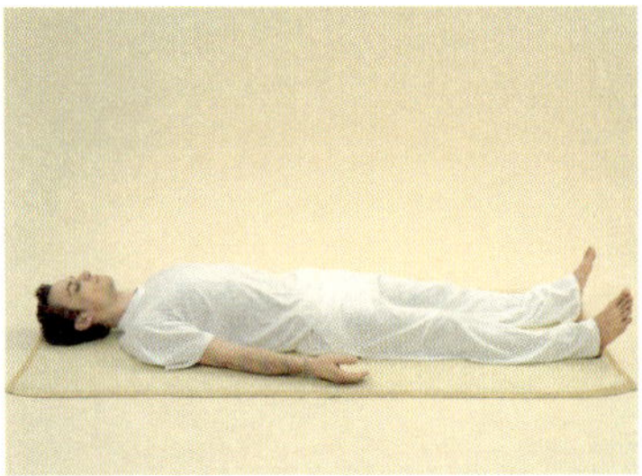

Durch die vorhergehenden Übungen wurden im ganzen Körper Regenerations- und Heilvorgänge in Gang gesetzt. Der Organismus braucht jetzt einige Minuten vollkommener Entspannung und Ruhe, um diese Prozesse zum Abschluss zu bringen. Auch zahlreiche Marmas wurden berührt, geöffnet, komprimiert oder stimuliert, ihre innere Intelligenz belebt. Savasana gleicht alle Marmas aus und lädt sie mit neuer Energie auf.

Pranayama – die sanfte Wechselatmung

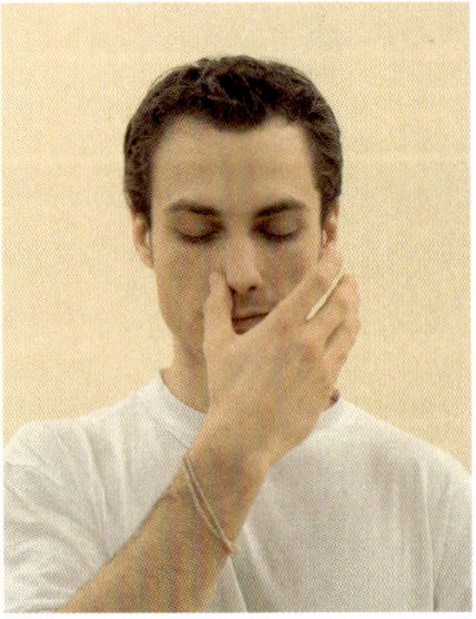

Diese einfache und natürliche Atemübung beruhigt den Körper, harmonisiert das Nervensystem und nährt den Körper und seine Marmas mit Prana. Sie wird Sukha-Pranayama genannt – leichtes Atmen – und schafft einen Ausgleich zwischen linker und rechter Gehirnhälfte und koordiniert so die unterschiedlichen Funktionen von Körper und Geist.
Es ist eine besonders wirksame Technik, Phana, das Nasenmarma, mit seinen zwei Hauptpunkten links und rechts vom Nasenflügel zu behandeln. Phana steuert unter anderem den Geruchssinn, das Kapha im Kopfbereich und die Schleimhäute der Nase und in den Nebenhöhlen. Durch Pranayama beleben wir dieses Marma und führen Prana allen Energiebahnen und Marmas zu. Auch durch die ayurvedische Nasya-Therapie, eine Anwendung von Ölen oder Ghee an der Nasenschleimhaut, wirken wir von innen auf dieses Marma ein. Diese lokale Anwendung können wir auch mit Pranayama kombinieren, indem wir vor der Atemübung etwas ayurvedisches Nasenöl in die Nase einbringen.
Pranayama ist eine gute Einstimmung für Meditation, da es die Aufmerksamkeit nach innen lenkt und den Atem beruhigt. Wenn Sie Pranayama durchführen, werden Sie eine angenehme Leichtigkeit im Körper sowie geistige Klarheit bemerken und spüren, wie sich Ihre Nervenenergien wieder aufladen.

So wird's gemacht: ▶ Sitzen Sie aufrecht und bequem, und legen Sie den Daumen Ihrer rechten Hand an das rechte Phana-Marma, oberhalb des Nasenflügels (siehe Abbildung). Beginnen Sie nun die Atemübung, indem Sie mit dem Daumen zuerst die rechte Nasenöffnung leicht verschließen und durch die linke Nasenöffnung aus- und wieder einatmen. Jetzt verschließen Sie die linke Nasenöffnung mit Mittel- und Ringfinger der rechten Hand und atmen rechts aus und wieder ein. In diesem Rhythmus, immer eine Nasenöffnung während einer Aus- und Einatmung verschließend, atmen Sie nun natürlich und entspannt weiter. Die Haltung Ihrer rechten Hand ist während der Übung die ganze Zeit über entspannt und natürlich. Atmen Sie auf diese Weise etwa fünf Minuten im Wechsel. Atmen Sie ruhig und gleichmäßig, lassen Sie den Atem von alleine kommen und gehen.

Marmatherapie bei Alltagsbeschwerden

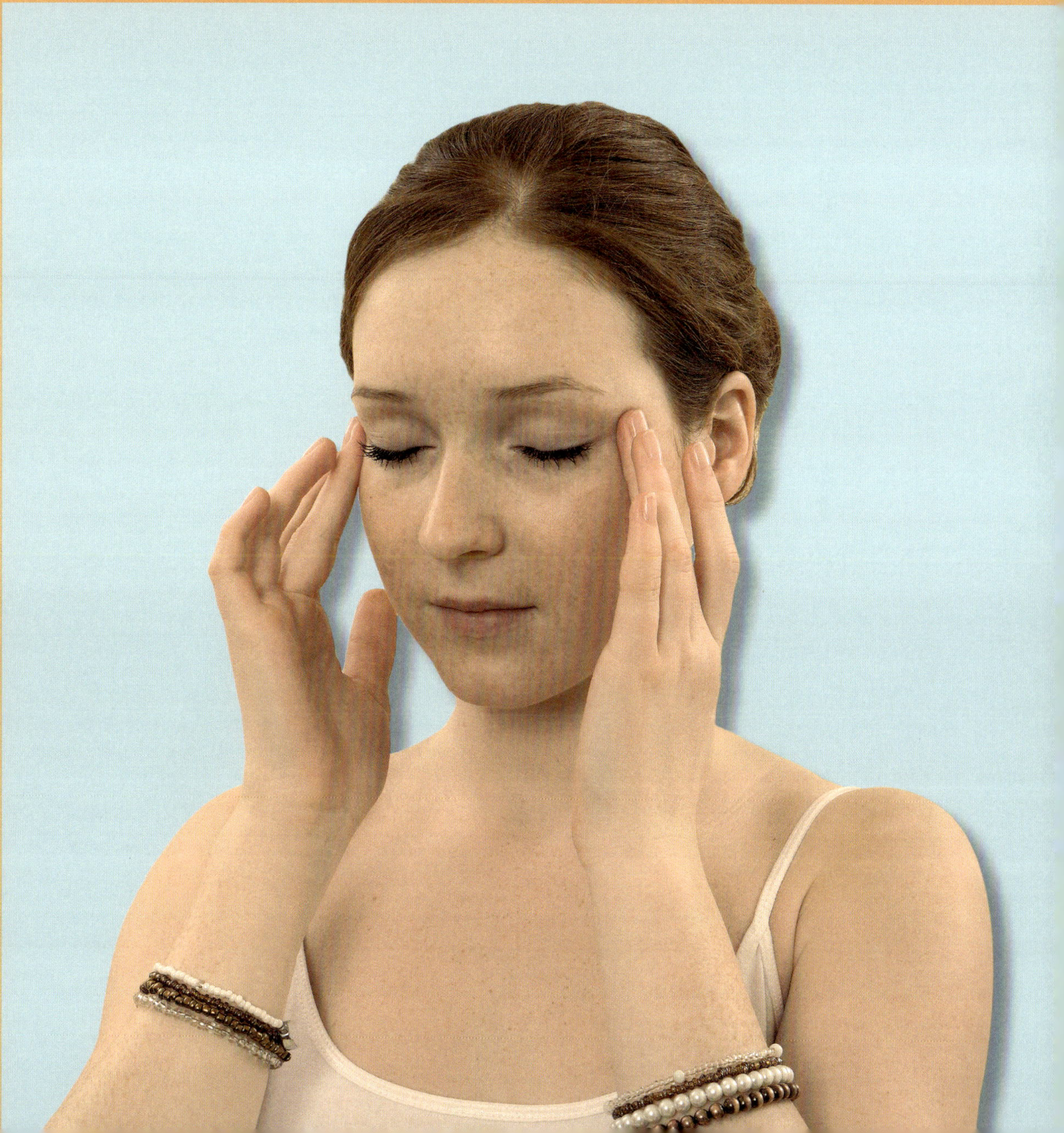

Mit Marmas und Ayurveda die Selbstheilungskräfte unterstützen

Die Marmabehandlung ist eine flexible Methode, die auf unterschiedliche Weise bei den verschiedensten Krankheitsbildern oder Beschwerden des Alltags eingesetzt werden kann. Oft reicht es, ein einzelnes Marma zu behandeln, indem wir es vielleicht nur berühren, ein Öl aufbringen, es sanft massieren, eine Wärmepackung auflegen, mit Licht oder Farbe bestrahlen oder eine geeignete Salbe einreiben. Die medizinische Kunst besteht jedoch darin – vor allem wenn es sich um länger bestehende oder tiefer liegende Störungen handelt –, mehrere Marmas innerhalb einer Behandlung richtig miteinander zu kombinieren.
Wie viele und welche Marmas in eine Behandlung eingeschlossen werden hängt naturgemäß von der Art des körperlichen oder geistigen Ungleichgewichts ab. Grundsätzlich können wir Marmas aber nach verschiedenen Gesichtspunkten wählen:

► Eine Möglichkeit besteht darin, ein zentrales Marma mit seinen peripheren Entsprechungen zu behandeln. Also zum Beispiel das Basti-Marma über der Blase zusammen mit Indrabasti an den Waden und Unterarmen zu kombinieren. Bei Blasenschwäche, Unterleibsbeschwerden, Frauenkrankheiten oder Schwäche im unteren Rücken wäre diese Kombination sinnvoll.

► Wir können aber auch nach den gestörten Doshas auswählen. Vata-Störungen, die mit Ängsten, Schlafstörungen oder mangelnder Stabilität und Standfestigkeit einhergehen, sprechen sehr gut auf die Behandlung der Gelenkmarmas (Gulpha, Janu, Manibandha, Kurpara) in Kombination mit Adhipati und Simanta an.

► Ein erfahrener Therapeut kann auch die Nadis in sein Behandlungskonzept einschließen, zum Beispiel die Kanäle der Atmung und von Prana öffnen und beleben, indem die Kshipra-Marmas an den Händen, Phana, Hridaya und Brihati kombiniert werden.

In diesem Kapitel zeigen wir Ihnen Beispiele, die Ihnen ein Gefühl dafür geben sollen, wie Sie bei einer Selbst- oder Partnerbehandlung von Alltagsbeschwerden vorgehen und wie Sie die Marmabehandlung durch andere ayurvedische Anwendungen ergänzen können.

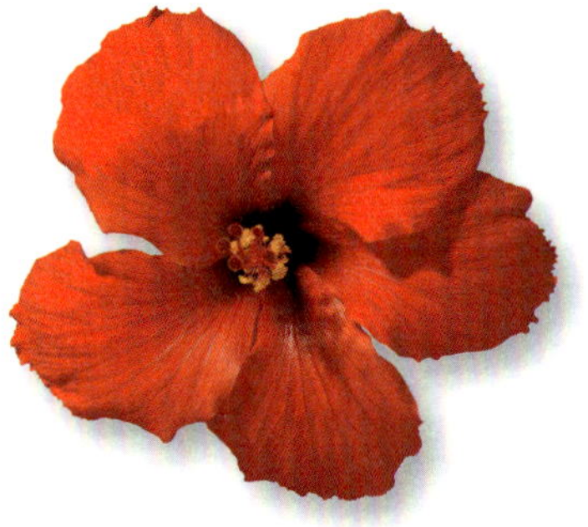

Das ist bei der Marmatherapie wichtig

Ruhe, Sammlung, Atmung:
Bevor Sie beginnen, nehmen Sie sich wenigstens 2 bis 3 Minuten Zeit, um sich zu sammeln, vielleicht sogar das Pranayama, die sanfte Wechselatmung (Seite 126), auszuüben, um Ihr Prana zu stärken (das gilt für Sie selbst und für den Partner).

Zuerst die drei »Superministerien« ansprechen:
Bei einer ausführlicheren Behandlung und immer dann, wenn größere Heilkraft gefordert ist, stellen Sie zuerst den Kontakt zu den drei großen Marmas Herz, Blase und Kopf (Sthapani oder Adhipati) her, die ja über alle anderen Marmas regieren und die größten Energiereservoirs innehaben. Selbst das bloße Auflegen der Hände vertieft schon die Wirkung der Behandlung der übrigen Marmas und stellt den Kontakt auch zu diesen her. Wenn Zeit und Möglichkeit bestehen, dann behandeln Sie diese mit einem Öl.

Die Marmas von Kopf, Hals und Rumpf zuerst behandeln:
Wenn Sie zum Beispiel eine Augenbehandlung durchführen, dann beginnen Sie (nach dem Ansprechen der drei großen Marmas) mit der Massage der Punkte am Kopf und fahren dann fort mit der Behandlung zugehöriger Marmas an Füßen und Händen.

Reihenfolge an Armen und Beinen:
Wenn wir Stress ableiten wollen, dann ist die Reihenfolge von oben nach unten und von innen nach außen. Wir behandeln also zuerst die Marmas am Arm und dann am Bein, die Hand beziehungsweise den Fuß zuletzt. Umgekehrt ist es, wenn wir Energie aufbauen und den zentralen Marmas zuführen möchten. Dann beginnen wir am Fuß und enden am Arm. Bei den Behandlungsbeispielen ist die Reihenfolge jeweils angegeben.

Bitte beachten Sie:
Je nach Fall können auch andere als die in den Beispielen genannten Marmas gewählt werden. Bei den aufgeführten Krankheitsbildern kann ärztlicher Rat und Therapie erforderlich sein. Wir geben hier nur Empfehlungen zur Unterstützung der Selbstheilungskräfte.

Nervöse Herzbeschwerden

Nervöse Beschwerden des Herzens, wie unbestimmtes Druckgefühl, Kummer am Herzen, Herzklopfen schon bei geringer Aufregung, sprechen sehr gut auf die Marmabehandlung an.

Die wichtigsten Marmas

▶ Hridaya (Seite 76/77): beruhigt und stärkt Prana im Herzen
▶ Sthapani (Seite 104/105): bei Kummer, Sorgen
▶ Adhipati (Seite 108/109): beruhigt das Nervensystem
▶ Nila/Manya (Seite 92/93): bei Herzklopfen zum oder am Hals
▶ Talahridaya, Hand (Seite 46/47): Stärkung von Ojas
▶ Manibandha (Seite 48/49): bei Herzklopfen
▶ Kurpara (Seite 52/53): beruhigt, bei Ängsten
▶ Talahridaya, Fuß (Seite 58/59): erdet und beruhigt
▶ Janu (Seite 64/65): bei Angst
▶ Basti (Seite 72/73): bei existenzieller Angst

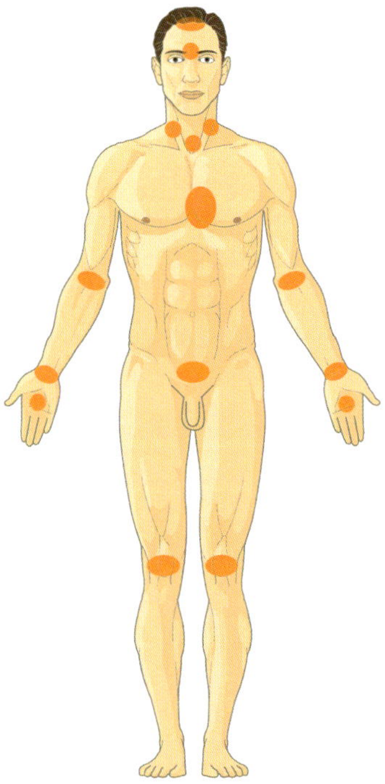

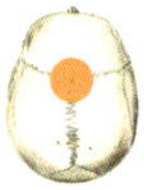

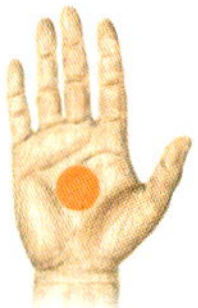

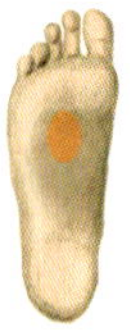

Öle

Worry-free-Öl in Mandelöl: Kummer, Sorgen; Vata-Massageöl: allgemein beruhigend; Rosenöl: tröstet und beruhigt

Mudras

Mudra für Selbstvertrauen (Seite 118), Mudra zur Beruhigung des Herzens (bei Hridaya, Seite 77)

Atemübung und Yoga-Asanas

Pranayama (Seite 126), Sammlung (Seite 123), Drehsitz (Seite 125), Diamantsitz (Seite 124)

Was sonst noch hilft

▶ *Gandharva-Musik:* Täglich 10 Minuten morgens oder abends vor dem Schlafengehen; hat sehr beruhigenden Einfluss auf das vegetative Nervensystem.
▶ *Rosinenwasser:* Eine Handvoll Rosinen über Nacht in einem Glas Wasser einweichen, morgens das Wasser trinken (die Rosinen können zum Beispiel in einem Müsli verwendet werden).
▶ *Magnesium:* Magnesiummangel kann eine Ursache für Herzrhythmusstörungen oder nervöse Herzbeschwerden sein.
▶ *Meditation:* Meditation und Entspannung sind wirksame Maßnahmen bei nervösen Störungen aller Art. Als besonders wirkungsvoll hat sich die Transzendentale Meditation erwiesen.

Schlafstörungen

Häufige Ursache von Schlafstörungen sind Überreizung der Sinne, zu schweres oder zu spätes Abendessen, Konsum von Kaffee oder schwarzem Tee, zu spätes Zubettgehen (nach 22 Uhr beginnt im Biorhythmus eine Energiephase, und es ist dann schwierig einzuschlafen).

Die wichtigsten Marmas

- Adhipati (Seite 108/109) und Simanta (Seite 106/107): beruhigen das Nervensystem
- Sthapani (Seite 104/105): bringt das Denken zur Ruhe
- Talahridaya, Fuß (Seite 58/59): macht müde
- Gulpha (Seite 60/61): schenkt innere Sicherheit
- Manibandha (Seite 48/49): beruhigt und macht abends müde
- Nabhi (Seite 74/75): führt zur Mitte, stärkt das vegetative Nervensystem

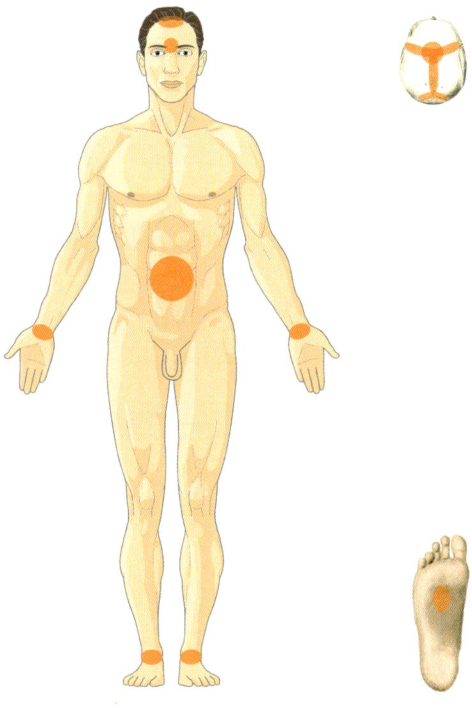

Öle

Worry-free-Öl in Mandelöl: Kummer, Sorgen; Ghee: bei Hitze in den Beinen; Vata-Massageöl mit oder ohne Nidra-Öl: allgemein beruhigend; Baldrian, Johanniskraut, Lavendel: beruhigen und stärken die Nerven

Mudras

Prana-Mudra (Seite 115), Meditations-Mudra (Seite 114), Mudra an Manibandha (bei Manibandha, Seite 49)

Atemübung und Yoga-Asanas

Pranayama (Seite 126), Kerze (Seite 124)

Was sonst noch hilft

- *Gandharva-Musik:* Täglich 10 Minuten abends vor dem Schlafengehen; beruhigt das vegetative Nervensystem.
- *Gewürzmilch:* Je eine Prise Zimt, Ingwer, Kardamom, Kurkuma und Muskat in einer Tasse Milch aufkochen, vor dem Schlafengehen trinken.
- *Vata-Tee:* Eine Tasse abends nach dem Abendessen beruhigt den Geist.
- *Meditation:* Meditation (z. B. Transzendentale Meditation) und Entspannung sind wirksame Maßnahmen bei Schlafstörungen durch Stress und Überarbeitung, Nervosität und Schichtarbeit.

Kopfschmerz und Migräne

Kopfschmerzen können zahlreiche Ursachen haben, die natürlich ärztlich abgeklärt werden müssen. Beim häufigen Spannungskopfschmerz und leichten Formen der Migräne wirken Marmaanwendungen oft rasch lindernd. Wichtig sind Ruhe und Entspannung, indem Sie einfach einige Minuten loslassen und sich selbst zuwenden.

Die wichtigsten Marmas

- Sthapani (Seite 104/105): bei zu starker Fixierung und Konzentration
- Adhipati (Seite 108/109), Simanta (Seite 106/107): beruhigen das Denken, entspannen den Geist
- Shanka, Utkshepa (Seite 100/101): vor allem bei Schläfenkopfschmerz
- Avarta, Apanga (Seite 94/95): bei überanstrengten Augen

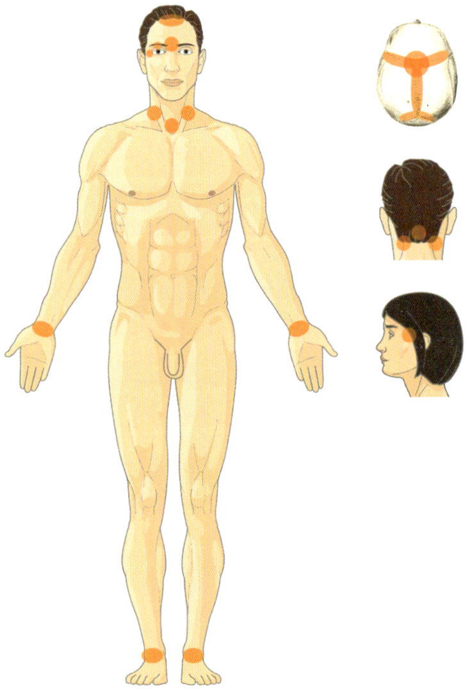

- Nila/Manya, Sira Matrika (Seite 92/93): bei Überanstrengung, Nackenverspannung
- Krikatika (Seite 98/99): wichtigstes Marma bei Nackenkopfschmerz
- Manibandha (Seite 48/49) und Gulpha (Seite 60/61): bei Vata-Störungen, nervlicher Überreizung

Öle

Vata-Massageöl mit Vata-Aromaöl: allgemein beruhigend; Ghee: Migräne, Schläfenkopfschmerz

Yoga, Entspannung, Meditation

Entspannungsübungen, Meditation und Yoga bauen Stress ab, lösen Verspannungen und beugen Kopfschmerz und Migräne vor.

Was sonst noch hilft

- *MP16 Nasya-Öl:* Bei Nasennebenhöhlen-Entzündungen, die Kopfdruck erzeugen täglich mehrmals 2 bis 3 Tropfen in die Nase hochziehen. Befreit auch sonst von Kopfdruck anderer Ursachen.
- *Warmes Fußbad:* gleich zu Beginn von Migräne oder Nackenkopfschmerz.
- *Sandelholzpaste auftragen:* Sandelholzpulver mit Wasser oder Ghee zu einem Brei verrühren, auf Stirn und/oder Schläfen auftragen. Hilft besonders bei Pitta-Kopfschmerz (Verlangen nach kühler Kompresse, pochender, klopfender Schmerz).
- *Milchkompresse:* Kopfschmerzen bei Fieber lassen sich wohltuend lindern, indem Sie einen Waschlappen oder ein Tuch in raumtemperierte Milch tauchen, auswringen und auf die Stirn legen. Mehrmahls wiederholen, um die Hitze abzuleiten.

Weitere Beschwerdebilder und Marmakombinationen

Armschmerzen: ▶ Amsaphalaka, Amsa, Krikatika, Indrabasti außen und innen (Arm), Kurcha und Kurchashira (Hand) als Punktmassage und ableitende Strichmassage vom Schulterblatt zur Hand

Nackenschmerzen: ▶ Krikatika, Amsa, Nila/Manya, Sira Matrika, Brihati

Knieschmerzen: ▶ Janu, Mudra »Der Fuchskopf« (Seite 65), Ani (Bein), Talahridaya (Fuß), Katikataruna, Nitamba, Kukundara

Restless-leg-Syndrom: ▶ Indrabasti (Bein), Talahridaya (Fuß), Gulpha

Bauchschmerzen: ▶ Nabhi, Talahridaya (Hand, Fuß), Kukundara, Parshvasandhi

Menstruationsbeschwerden: ▶ Basti, Lohitaksha (Bein), Parshvasandhi, Kukundara, Urvi und Ani (Bein), Gulpha, Talahridaya (Fuß, Hand)

Augenkrankheiten: ▶ Talahridaya (Fuß, Hand), Kurcha und Kurchashira (Hand), Augenbehandlung (Seite 94/95)

Angst: ▶ Sthapani, Adhipati, Simanta, Nila/Manya, Krikatika, Janu, Gulpha, Parshvasandhi, Kurpara (schmerzhafte Verspannungspunkte am Ellenbogen)

Heiserkeit: ▶ Nila/Manya, Kshipra (Hand), Amsa

Erkältung, Husten, Bronchitis: ▶ Hridaya, Brihati, Phana (siehe Seite 126), Kshipra (Hand)

Hautkrankheiten: ▶ Hridaya, Sthanarohita, Nabhi, Basti, Talahridaya (Hand, Fuß), Kshipra (Fuß)

Tinnitus: ▶ Sthapani, Nila/Manya, Vidhura, Gulpha, Manibandha, Augenbehandlung (Seite 94/95), Shringataka

Klimakterium: ▶ Adhipati, Simanta, Augenbehandlung (Seite 94/95), Nila/Manya, Talahridaya (Hand, Fuß), Shringataka, Phana (siehe Seite 126), Kukundara, Parshvasandhi, Pranayama (siehe Seite 126),

Leber- und Gallenleiden: ▶ Hridaya, Nabhi, Basti, Kshipra und Talahridaya (Fuß), Janu, Amsa, Brihati

Nierenbeschwerden: ▶ Kukundara, Parshvasandhi, Gulpha, Indrabasti, Basti, Hridaya

Obstipation: ▶ Parshvasandhi, Kukundara, Nabhi, Talahridaya (Hand, Fuß), Sthapani

Einnässen bei Kindern: ▶ Sthapani, Basti, Kukundara, Parshvasandhi, Indrabasti (Bein), Talahridaya (Fuß)

Große Augenbehandlung: ▶ Die Augenbehandlung (Seite 94/95), Kurcha rechte, dann linke Hand, Talahridaya rechte, dann linke Hand, Kurcha rechter, dann linker Fuß, Talahridaya rechter, dann linker Fuß. Dann legen Sie mit Rosenöl getränkte Wattepads auf die Augen und ruhen für 5 bis 10 Minuten.

Regelschmerzen: ▶ Basti, Lohitaksha (Bein), Vitapa, Gulpha, Talahridaya (Fuß), Kukundara, Parshvasandhi, Sthapani, Nabhi

Für Selbstvertrauen und Lebensmut: ▶ Sthapani, Adhipati, Amsa, Hridaya, Brihati, Nabhi, Janu Gulpha, Hridaya (wird abschließend wiederholt)

Die komplette Rückenbehandlung

Die sanfte Massage der Rückenmarmas eignet sich vor allem als Partnerbehandlung und gehört zu den wohltuendsten Marmaanwendungen.

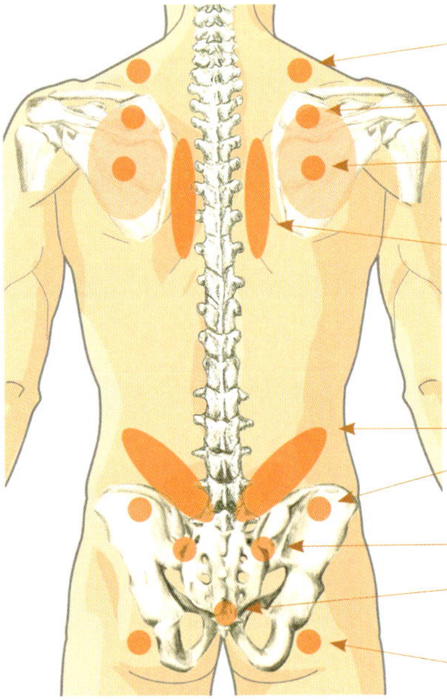

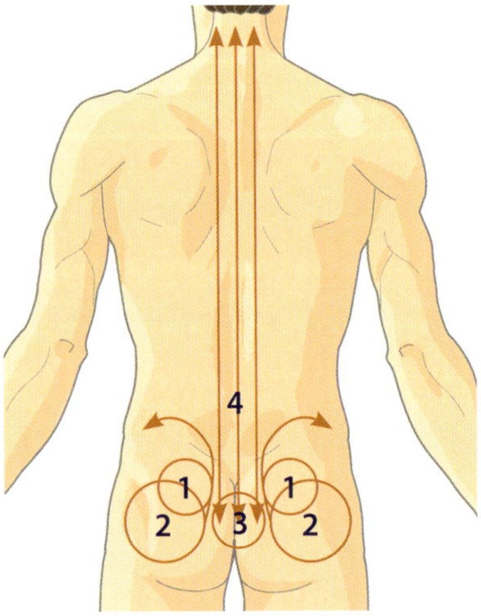

Reihenfolge und Strichführung

Wirkung ▶ Entspannt alle Rückenmuskeln, bringt die Energiekanäle der Wirbelsäule Ida, Pingala und Sushumna zum sanften Fließen. Belebt und erfrischt alle Organe des Körpers, wirkt gegen Übermüdung, Rückenschmerzen, Konzentrationsstörungen, nachlassendes Gedächtnis. Stärkt die Energie in der Wirbelsäule (Tarpaka, Avalambaka), entspannt die Ausscheidungsorgane über die Reflexzonen und Marmas des Rückens (Apana), verbessert die Verdauungskraft (Pachaka, Ranjaka) und reguliert die Darmperistaltik (Samana). Lockert die Nacken-Schulter-Muskulatur (Udana), beruhigt Herz und Kreislauf (Vyana, Sadhaka) und gleicht alle drei Doshas aus.

Öle

Zur Beruhigung und Entspannung Vata-Massageöl mit Vata-Aromaöl, Sesamöl mit Vata-Aromaöl, Mandelöl, Walnussöl; zur Erfrischung Zitronengras, Pinie, Zitrone, Orange

Behandlungsdauer: ▶ 15 bis 20 Minuten

Partnerbehandlung

Ihr Partner liegt bequem und entspannt auf dem Bauch, am besten auf einer Liege. Sie stehen links von ihm. Tragen Sie zuerst Öl in der Mitte der Wirbelsäule und über Kreuzbein, Lende und oberem Gesäßanteil auf.

Behandlungsschema für jeden Massageabschnitt: ▶ 1-3-5-7 (siehe Seite 34), 2- bis 4-mal wiederholen

Kontaktaufnahme: ▶ Die linke Hand liegt über dem Brihati-Marma in der Mitte der Brustwirbelsäule, die rechte über dem Kreuzbein.

1. Kreisende Massage mit den Fingern über den Kreuzdarmbeingelenken

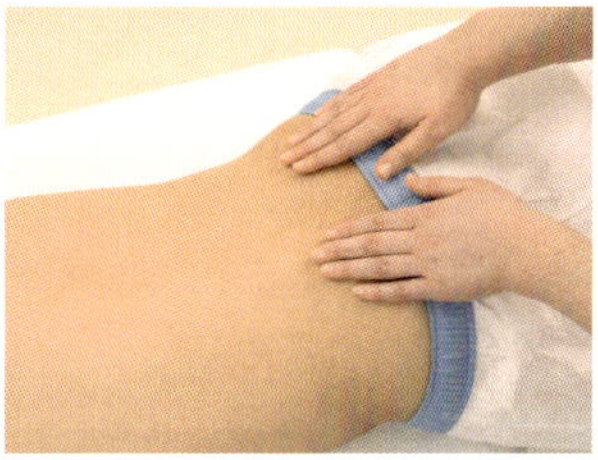

Simultan und symmetrisch mit den flach aufgesetzten Fingern über beiden Kreuzdarmbeingelenken und den Beckengrübchen (Spina iliaca posterior superior), dem Wirkbereich der Kukundara-Marmas, massieren.

2. Massage des oberen äußeren Gesäßanteils

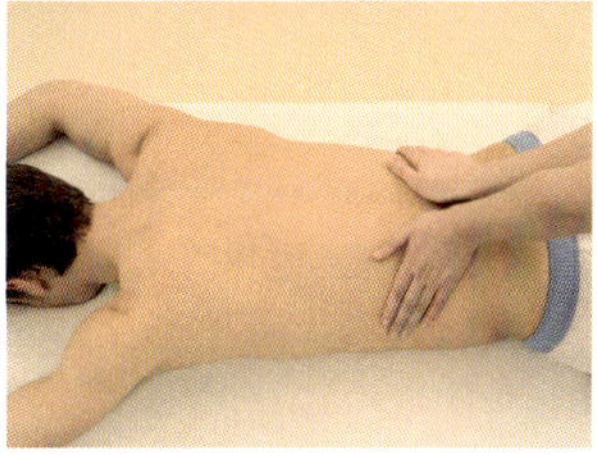

Massieren Sie nun etwas großflächiger über dem oberen und seitlichen Gesäß und in einem Zug nach oben bis zur Flanke. Hier erreichen Sie die Marmas Katikataruna, Kukundara, Nitamba und Parshvasandhi. Das Letztere sitzt links und rechts seitlich der Lendenwirbelsäule, am Übergang zum Kreuzbein, und erstreckt sich in seiner Wirkung und Ausdehnung bis hoch zur Flanke, unterhalb der letzten Rippe. Massieren Sie also hoch bis zur Niere, die Sie durch die Massage über der Flanke mitbehandeln.

3. Massage mit der flachen Hand über dem Kreuzbein

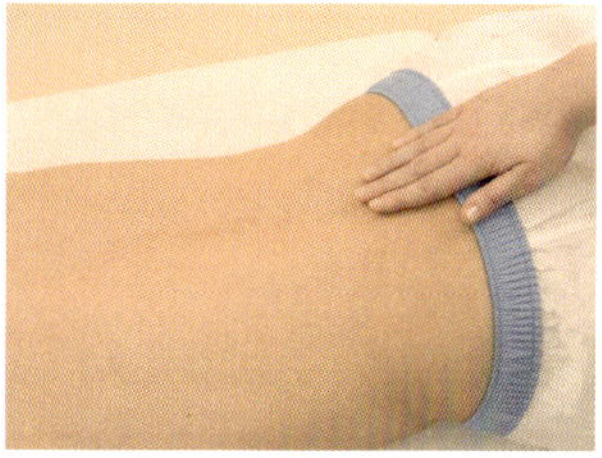

Sanfte kreisende Bewegungen im Uhrzeigersinn. Sie erreichen hier den Referenzpunkt für das Guda-Marma. Er liegt am unteren Ende des Kreuzbeins.

4. Längsstriche entlang der gesamten Wirbelsäule

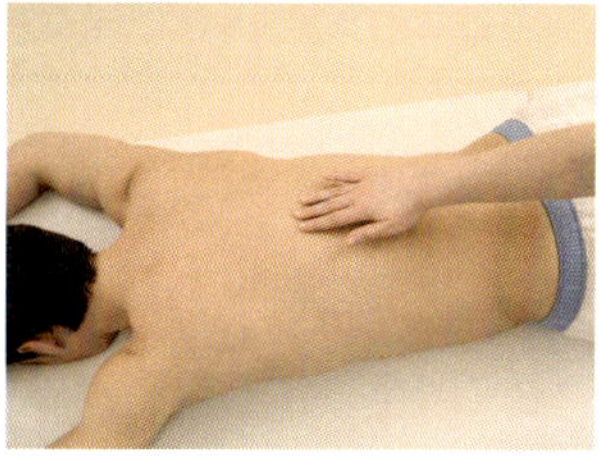

Setzen Sie Zeige-, Mittel- und Ringfinger der rechten Hand so auf, dass der Mittelfinger genau über den Dornfortsätzen in der Mitte der Wirbelsäule zu liegen kommt, der Zeigefinger links und der Ringfinger rechts davon. Vom Kreuzbein ausgehend fahren Sie langsam mit Ihrer Hand die Wirbelsäule entlang über den Nacken, bis zum Ende der Wirbelsäule am Hinterhaupt. Zurück streichen Sie etwas schneller und mit geringerem Druck. Nach jedem Auf-und-abwärts-Strich lassen Sie Ihre Hand über dem Kreuzbein für etwa 10 Sekunden ruhen. Den Vorgang wiederholen Sie 7-mal. Diese Behandlung schließt Parshvasandhi, Brihati, Amsaphalaka, Amsa, Krikatika mit ein.

Abschluss der Behandlung: ► Nach den Längsstrichen wiederholen Sie Punkt 1 bis 3 und enden mit der auf dem Kreuzbein ruhenden Hand.

Die Behandlung des oberen Rückens

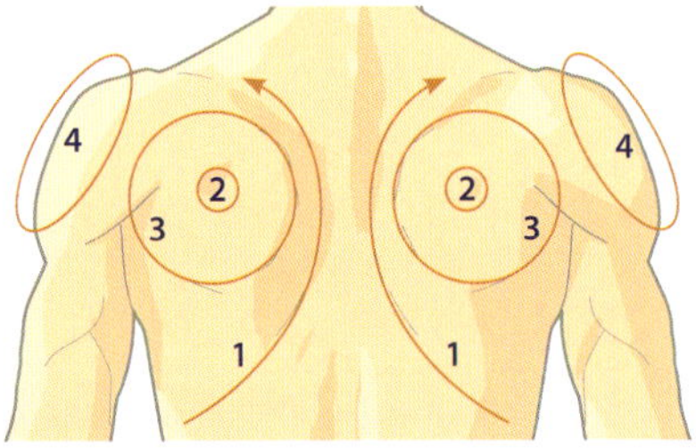

Reihenfolge und Strichführung

Sie können die Rückenbehandlung ergänzen, wenn Sie anschließend den oberen Rücken mit den Marmas Brihati, Amsaphalaka und Amsa massieren, wie auf Seite 84 bis 89 beschrieben.

Selbstbehandlung

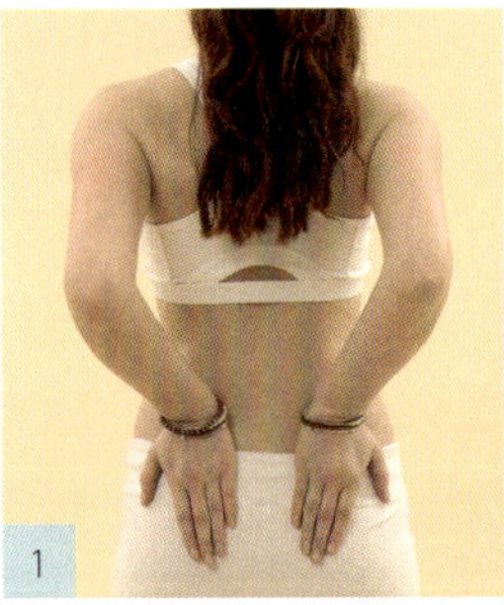

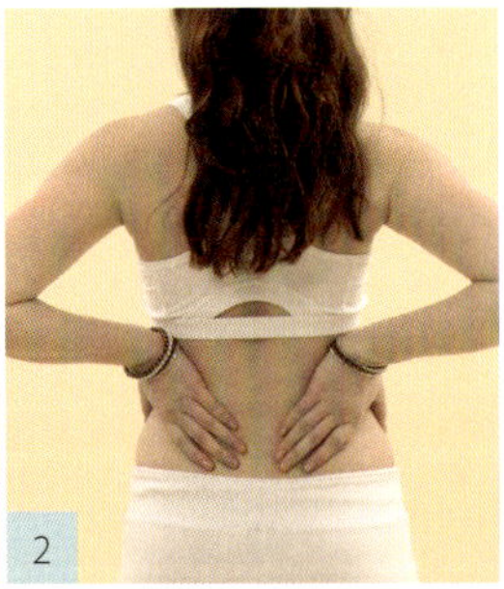

Eine Selbstbehandlung des oberen Rückens ist nur begrenzt möglich. Immerhin können Sie, wie auf Seite 135 für die Partnermassage beschrieben (Punkte 1 bis 3), den unteren Rücken behandeln. Im Stehen oder aufrechten Sitzen erreichen Sie die Marmas von Gesäß und unterem Rücken 1.

Abschließend legen Sie Ihre Hände als Mudra über dem Rücken und den Nieren auf 2. Die Fingerspitzen liegen dabei über den Kreuzdarmbeingelenken und ihren Marmas.

Die Behandlung der Brustpunkte

Wirkung ► Stärkt die Atemorgane und das Herz, wirkt besänftigend auf die Brustorgane bei Husten, Erkältungen, Asthma bronchiale, Kummer und Sorgen, nervösen Störungen und Ängsten, die in der Brust ihren Sitz haben. Belebt und erfrischt alle Organe des Körpers, wirkt gegen Übermüdung, Rückenschmerzen, Konzentrationsstörungen, nachlassendes Gedächtnis. Stärkt den Rücken (Avalambaka), das Nervensystem (Tarpaka), die Ausscheidungsorgane (Apana), Herz und Kreislauf (Vyana, Sadhaka). Harmonisiert die Darmperistaltik (Samana), stärkt das Verdauungsfeuer (Pachaka, Ranjaka) und gleicht alle drei Doshas aus.

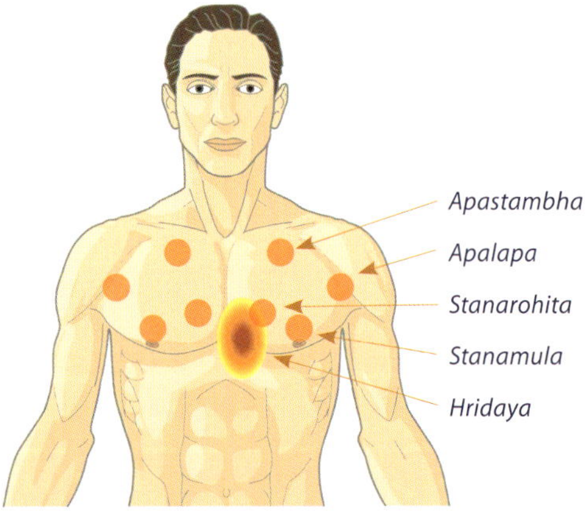

Die Brustmarmas in der Übersicht

Öle

Zur Entspannung und Beruhigung Vata-Massageöl, Rosen-, Sesam- oder Mandelöl; zur Stärkung der Herzenergie Weißdornblütenöl; zum Öffnen der Atemwege Pinie, Basilikum, Eukalyptus oder Kampfer

Behandlungsdauer: ► 5 bis 15 Minuten

Selbstbehandlung

Sie sitzen aufrecht oder liegen bequem. Mit und ohne Öl ist die Selbstbehandlung äußerst wohltuend und heilsam.

1. Kreisende Massage des großen Herzmarmas (siehe Seite 77). Legen Sie Ihre linke Hand auf den Bauch, mit dem Handteller über dem Nabelmarma. Mit Ihrer rechten Hand streichen Sie sanft im Uhrzeigersinn und ovalförmig über dem Brustbein.

2. Kreisende Massage mit den flach aufgelegten Fingern über Apastambha (Seite 79). Die beiden Marmas liegen über den Rippen, links und rechts neben dem Brustbein, etwa in Höhe der Mitte seines oberen Drittels.

3. Kreisende Massage mit den flach aufgelegten Fingern oder Daumen über Stanarohita (Seite 78). Die beiden Punkte liegen näher am Brustbein, links und rechts davon über dem großen Brustmuskel, etwa in der Höhe der Mitte des Brustbeins.

4. Kreisende Massage mit der flachen Hand über Stanamula (Seite 78). Die Handtellermitte liegt über der Brustwarze.

Behandlungsschema: ► 1-3-5-7 (siehe Seite 34), nach Bedarf mehrmals wiederholen

Partnerbehandlung

Die Partnerbehandlung erfolgt analog der Selbstbehandlung. Mit Ausnahme von Punkt 4, Stanamula. Ihr Partner liegt bequem und entspannt auf dem Rücken, am besten auf einer Liege. Sie stehen oder sitzen bequem rechts von ihm. Tragen Sie zuerst Öl über dem Brustbein auf.

Kontaktaufnahme: ► Die linke Hand liegt über der Stirn, dem Sthapani-Marma, die rechte über dem Herzen.

1. Behandlung des großen Herzmarmas

2. Behandlung von Apastambha

3. Punktuelle Behandlung von Stanarohita

4. Massage über Stanamula

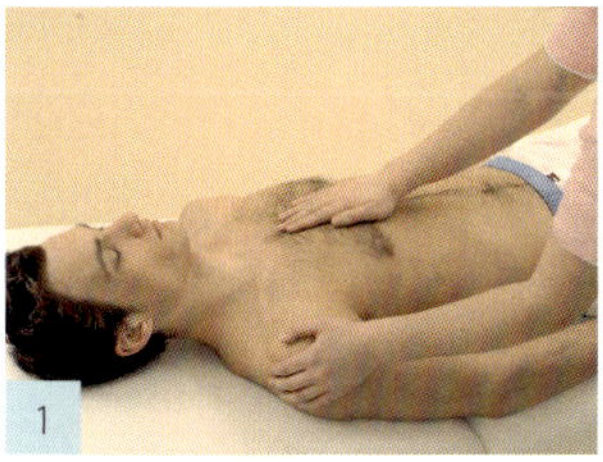

1

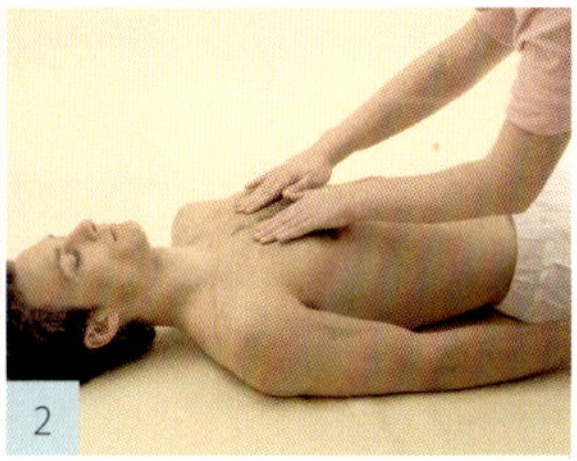

2

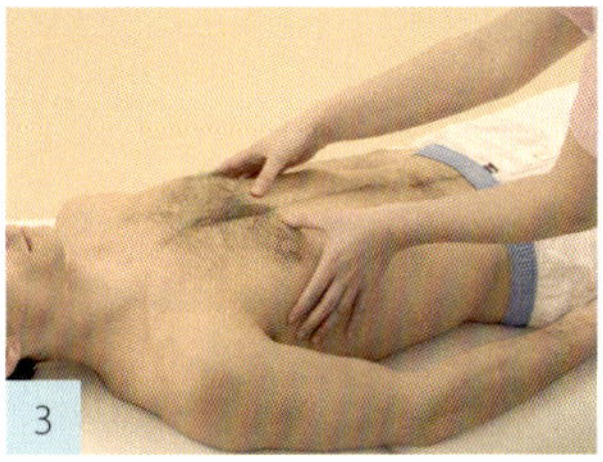

3

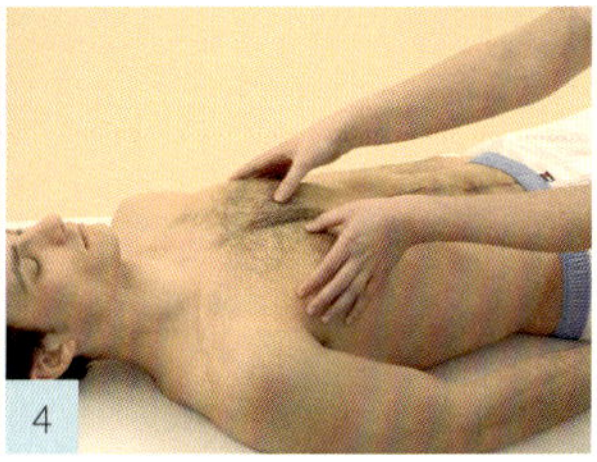

4

Die Behandlung der 15 Marmas des Mondes

In alten Palmschriften der Siddha-Medizin Südindiens wird der Einfluss des Mondes und seiner verschiedenen Phasen auf die Marmas beschrieben. Es werden 15 Hauptmarmas genannt, die vom Mond während der sogenannten Tithis (Mondtage) in definierter Reihenfolge aufgeladen und wieder entladen werden (ein Mondmonat hat 30 Tithis, 15 mit zunehmenden und 15 mit abnehmenden Mond). Bis heute gilt dieses Wissen als mystisch, und die tieferen Zusammenhänge werden geheim gehalten. Die Behandlung der Mondmarmas am betreffenden Tag soll laut den Überlieferungen vor allem die sexuelle Energie vermehren.

Zunehmender Mond – abnehmender Mond

Die erste Hälfte des Mondzyklus beginnt am ersten Tag nach Neumond beim Mann an der rechten großen Zehe, geht dann Tag für Tag und Marma für Marma das rechte Bein hoch, fährt fort in der Mittellinie des Körpers (Linea alba), weiter nach oben über den Hals, dann hoch bis zum Kopf und endet bei Vollmond am Schädeldach, dem Adhipati-Marma. Der zweite Zyklus des jetzt abnehmenden Mondes erfasst die Marmas in umgekehrter Reihenfolge, vom Kopf über den Hals und die Körpermitte zurück über die linke Körperseite bis zur Großzehe – dort endend bei Neumond.
Dieser Umlauf ist bei Frauen genau umgekehrt. Er beginnt an der linken Großzehe und endet an der rechten.

Jedes Mondmarma hat seine besondere Qualität

An jedem Tag, beginnend mit dem ersten Tag nach Neumond, ist also ein bestimmtes Marma an der Reihe. Wenn wir ihm an diesem Tag besondere Aufmerksamkeit schenken, dann entfaltet es seine besten und vollen Qualitäten. Jedes dieser Mondmarmas ist in besonderer Weise gesegnet und erfüllt Sonderaufgaben in unserer Physiologie. Wenn wir es an seinem Mondtag behandeln, kann es sogar dazu beitragen, spezielle Wünsche zu erfüllen. Oder wir nutzen seine Unterstützung für die Behandlung von Schwachstellen unseres Körpers. Am 10. und 20. Tag seines Zyklus zum Beispiel wirkt der Mond besonders auf die Halsmarmas und damit auf Stimme, Lymphorgane des Rachens und Schilddrüse. Wenn wir an diesen Tagen die Halsmarmas behandeln, wirkt die Anwendung besonders wohltuend und heilsam.

Die Mondpunkte selbst behandeln ►

Wagen Sie ein Experiment, und verfolgen Sie einen Monat lang die Wirkung einer Selbstbehandlung dieser besonderen Mondpunkte an ihrem Mondtag. Nehmen Sie sich pro Punkt 3 bis 5 Minuten Zeit, und gehen Sie nach dem 1-3-5-7 Schema (siehe Seite 34) vor. Verwenden Sie ein Öl, das Ihnen an diesem Tag besonders entspricht oder das zu dem Charakter des Marmas am besten passt. Gehen Sie kurz die Liste der Mondmarmas in der Abbildung auf der rechten Seite durch. Bis auf den Solarplexuspunkt, den Sie wie das Nabelmarma behandeln können, sind alle Marmas im Einzelnen ab Seite 41 aufgeführt. Der Punkt an der Mitte des Oberschenkels kann wie das Ani-Marma massiert werden.

Die 15 Mond-Marmas und ihre Lokalisation

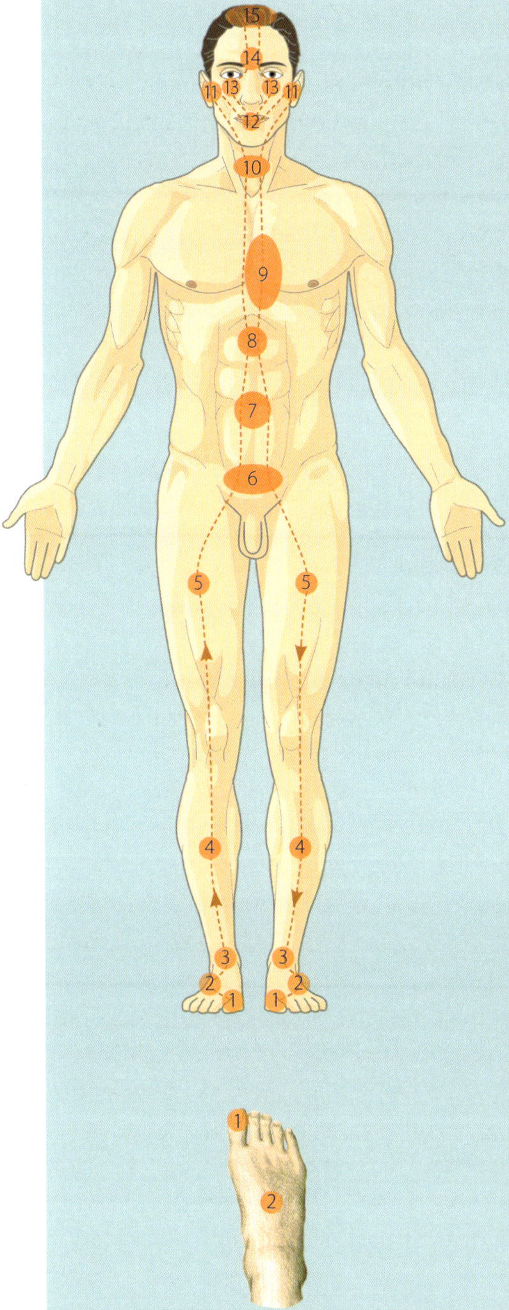

Neumond – zunehmender Mond

1. Tag nach Neumond Marma der großen Zehe (1)
2. Tag Talahridaya am Fußrücken (2)
3. Tag Gulpha (3)
4. Tag Gegenpunkt von Indrabasti an der Unterschenkelvorderseite (4)
5. Tag Mitte des Oberschenkels – Amai-Marma (Siddha-Name) (5)
6. Tag Basti (6)
7. Tag Nabhi (7)
8. Tag Solarplexuspunkt – Urumi-Marma (Siddha-Name) (8)
9. Tag Hridaya (9)
10. Tag Halsgrube, Verbindungspunkt von Nila/Manya (10)
11. Tag vor dem rechten Ohr – vorderer Vidhura-Punkt (11)
12. Tag Gaumen – Shringataka (12)
13. Tag unter dem rechten Auge – einer der Augenpunkte (13)
14. Tag Drittes Auge – Sthapani (14)
15. Tag höchste Stelle am Schädeldach – Adhipati (15)

Vollmond – abnehmender Mond

16. Tag Drittes Auge – Sthapani (14)
17. Tag unter dem linken Auge – einer der Augenpunkte (13)
18. Tag Gaumen – Shringataka (12)
19. Tag vor dem linken Ohr – vorderer Vidhura-Punkt (11)
20. Tag Halsgrube, Verbindungspunkt von Nila/Manya (10)
21. Tag Hridaya (9)
22. Tag Solarplexuspunkt – Urumi-Marma (8)
23. Tag Nabhi (7)
24. Tag Basti (6)
25. Tag Mitte des linken Oberschenkels – Amai-Marma (5)
26. Tag Gegenpunkt von Indrabasti an der Unterschenkelvorderseite (4)
27. Tag Gulpha (3)
28. Tag Talahridaya am Fußrücken (2)
29. Tag Marma der großen Zehe (1)
30. Tag **Neumond**

Weiterführende Literatur und Adressen

Grundlagen zu Ayurveda und praktische Tipps

Dr. med. Ernst Schrott
Ayurveda für jeden Tag
Goldmann, München 2009

Dr. med. Ernst Schrott
Die köstliche Küche des Ayurveda
Goldmann, München 2007

Dr. med. Ernst Schrott
Ayurveda – Die besten Tipps
Goldmann, München 2007

Dr. med. Ernst Schrott
Ayurveda – Das Geheimnis Ihres Typs
Goldmann, München 2006

Dr. med. Ernst Schrott
Ayurveda für Gesundheit, Glück und langes Leben
Goldmann, München 2005

Dr. med. Ernst Schrott
Das Ayurveda Gesundheits- und Verwöhnbuch
Goldmann, München 2005

Meditation und Yoga

Dr. med. Wolfgang Schachinger/
Dr. med. Ernst Schrott
Gesundheit aus dem Selbst – Transzendentale Meditation
Kamphausen-Verlag, Bielefeld 1999

André van Lysebeth
Yoga für Menschen von heute
Goldmann, München 2008

Musiktherapie

Dr. med. Ernst Schrott
Die heilenden Klänge des Ayurveda (mit CD)
Haug, Stuttgart 2001

Veda und menschlicher Körper

Tony Nader, MD, PhD
Human Physiology, Expression of Veda and the Vedic Literature
Maharishi Vedic University, Vlodrop 2001

Mudras

Gertrud Hirschi
Mudras
Goldmann, München 2008

Sabrina Mesko
Heilende Mudras
Goldmann, München 2007

Kim da Silva
Gesundheit in unseren Händen
Knaur, München 2008

Marmas

Dr. David Frawley, Dr. Subhash Ranade,
Dr. Avinash Lele
Ayurveda and Marma Therapy
Lotus Press, Twin Lakes, Wisconsin 2003

Harish Johari
Ayurvedic Massage
Healing Arts Press, Rochester, Vermont 1996

Raakhee Mehra
Significance of Ayurvediya Marma
Readworthy Publications, Neu-Delhi 2008

Ayurveda-Produkte

Maharishi Ayurveda Products Europe B.V.
Postfach 1126, 41845 Wassenberg
Tel.: 02432-24 94, Fax: 02432-93 94 92
map@ayurveda-produkte.de
www.ayurveda-produkte.de

Marmakurse

Deutsche Ayurveda Akademie
Leitung Dr. E. Schrott/Dr. W. Schachinger
Steyrerweg 11, 93173 Regensburg
Tel.: 0941-297080, Fax: 0941-29708-29
info@Ayurveda-Seminare.de
www.Ayurveda-Seminare.de

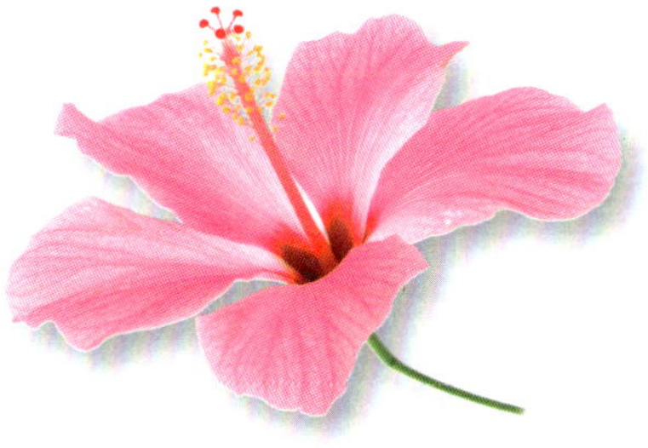

Register

Danksagung

Von Dr. med. Ernst Schrott

Ich danke von Herzen meinen Freunden Dr. M. A. Kumar, Deputy Adviser-Siddha, Neu Delhi, Ministerium für Familie und Gesundheit der indischen Regierung, und Dr. T. Mohana Raj, Marmaexperte, Buchautor und Präsident des A.T. Siddha Vaidya Sangam, Munchirai, Trivandrum. Sie führten mich in Vorbereitung dieses Buches zu den besten Zentren Südindiens für Marmatherapie.
Ebenso danke ich Vaidya Kalyan Chakravarthy, zurzeit Arzt am Maharishi Ayurveda Gesundheitszentrum Bad Ems, der mich in allen grundsätzlichen Fragen zur Theorie der Marmas unterstützt hat. Das gilt auch für Aditya und Harsha Raju. Wann immer es eine Frage gab, wurde sie, meist über Satellit, exzellent beantwortet.
Maria, meiner lieben Tochter, gebührt besondere Anerkennung und Dank. Sie hat trotz Abiturvorbereitung die Illustrationen für unser Buch gezeichnet.
Herzlichen Dank auch an Anja und Natalia! Ihr habt die sanfte Marmatherapie in meiner Praxis am Patienten einfühlsam umgesetzt und seid so zur wichtigsten Quelle unserer praktischen Erfahrung geworden.
Schließlich möchte ich Katrina Tausch, unserem Fotomodell, für ihre Geduld und Ausdauer danken. Ihre Ausstrahlung und Anmut haben unser Buch wesentlich bereichert.

Von allen drei Autoren

Unser besonderer Dank gilt Maharishi Mahesh Yogi (†), der als Erster unserer Zeit das vedische Wissen und den Ayurveda neu und umfassend belebt hat. Er definierte dabei auch die Bedeutung der Marmas als Sitz des Veda und als Verbindungspunkte von Mensch und Kosmos, ganz gemäß den klassischen vedischen Texten. Sein größtes Anliegen war, Marmas zu schützen und absolut sorgsam zu behandeln.

Über die Autoren

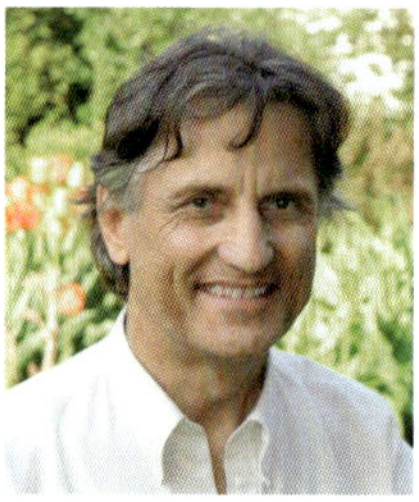

Dr. med. Ernst Schrott ist Arzt für Naturheilkunde und Homöopathie und einer der renommiertesten Ayurveda-Spezialisten Deutschlands. Er ist Vorstand der Deutschen Gesellschaft für Ayurveda, Leiter der Deutschen Ayurveda Akademie und hat zahlreiche Bestseller zum Thema Ayurveda verfasst.

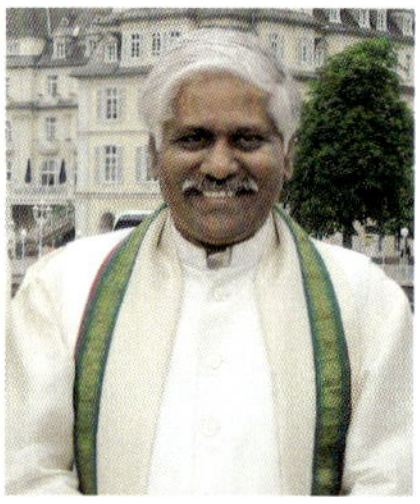

Der international anerkannte Ayurveda-Spezialist ***Vaidya Dr. J. Ramanuja Raju*** ist Chefarzt der Maharishi Ayurveda Klinik in Neu Delhi und Generalsekretär der All India Ayurvedic Graduated Association. Er war Berater des indischen Staatsministeriums für Gesundheit und Familienwohlfahrt und hat weltweit Tausende von Ärzten in Ayurveda ausgebildet. Außerdem ist er Meister in der Kunst der ayurvedischen Pulsdiagnose.

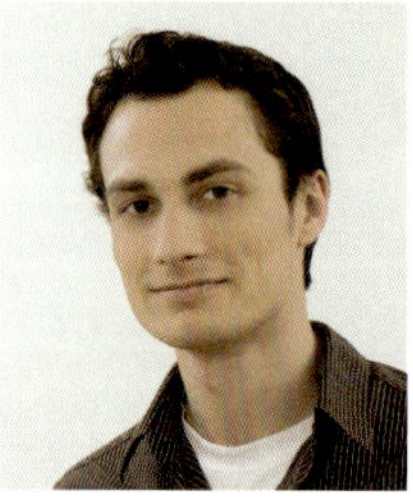

Stefan Schrott, Jahrgang 1981, studierte traditionelle vedische Techniken des Yoga und Meditation an der Maharishi University of Management in Fairfield, Iowa, und erlernte die Marmatherapie bei Vaidya Dr. Hemant Gupta. Er besuchte in München die renommierte Josef-Angerer-Schule zur Ausbildung zum Heilpraktiker und absolvierte die Ausbildung im Maharishi Ayurveda an der Akademie der Deutschen Gesellschaft für Ayurveda.